# MESMÉRISME ET ROMANTISME ALLEMAND (1766-1829)

Collection ***Sciences et Société***
*dirigée par Alain Fuchs, Directeur de Recherche au CNRS - Orsay et Dominique Desjeux*

- Charles HALARY, *Les exilés du savoir. Les migrations scientifiques internationales et leurs mobiles*, 1994.


ISBN : 2-7384-2658-1

Saïd HAMMOUD

# MESMÉRISME ET ROMANTISME ALLEMAND (1766-1829)

Éditions L'Harmattan
5-7, rue de L'École Polytechnique
75005 Paris

# AVERTISSEMENTS

Les dates que nous nous sommes fixées comme limites chronologiques de la présente étude s'entendent comme suit : la première (1766) correspond à l'année où Franz Anton Mesmer a soutenu sa thèse de médecine à l'Université de Vienne. La deuxième (1829), à la publication de la dernière des oeuvres les plus significatives de l'histoire du mesmérisme dans son rapport avec la synthèse romantique : *La Voyante de Prevorst*. Tout au long de la présente étude nous nous référons aux *Oeuvres* de Mesmer, réunies et publiées par Robert Amadou aux éditions Payot en 1971. Cette édition est un précieux instrument de travail, car elle présente la plupart des textes originaux écrits en français par Mesmer lui-même, à l'exception toutefois de l'original du texte latin de la thèse et de l'original allemand de la *Lettre de Mesmer à un médecin étranger*. Ces deux textes s'y trouvent dans leur version française.

*La Voyante de Prevorst* de Justinus Kerner a fait l'objet d'une traduction en français par Dusart (Paris : Lucien Chamuel,1900, coll. "Meilleurs ouvrages étrangers relatifs aux sciences psychiques"). Cependant, il faut préciser que le taducteur n'a pas eu recours, semble-t-il, au texte allemand. Il s'est contenté de le traduire à partir de la version anglaise, donnée par Catherine Crowe en 1845 dont il a également traduit la préface. La traduction française du texte original de *La Voyante de Prevorst* reste donc une lacune à combler.

En raison de leur ampleur, les notes, références et annexes n'ont pu être maintenues ici. Elles auraient donné à cet ouvrage des dimensions incompatibles avec le programme éditorial.

# INTRODUCTION

L'interrogation sur le mesmérisme comme théorie et comme pratique thérapeutiques n'est sans doute pas neuve. Les livres sur le magnétisme sont extrêmement nombreux et les magnétiseurs sont légion. Mais les études sérieuses ou de bonne tenue, prenant appui sur la vie et l'oeuvre du père du magnétisme tout en tenant compte du contexte culturel dans lequel F.A.Mesmer a émis l'hypothèse de l'existence d'un fluide magnétique et de sa fonction thérapeutique, sont relativement rares. En règle générale, on s'est contenté d'approcher le mesmérisme à travers le monocle soit d'adversaires, soit de disciples de grande envergure, mais cela ne devrait point dispenser de faire l'étude de l'homme, de son oeuvre, du contexte culturel. C'est dire que l'oeuvre mesmérienne a souvent figuré comme appendice, presque jamais comme objet central d'une lecture précise et patiente des textes fondateurs du mouvement mesmérien.

Une lecture compréhensive alliant l'analyse et la synthèse, fondée avant tout sur l'oeuvre mesmérienne, interrogeant le contexte culturel qui a vu émerger le mesmérisme et retraçant l'évolution de celui-ci, ressortit à l'histoire des idées, plus spécifiquement à celle de l'anthropologie médicale. Une telle approche se doit d'être sensible non point seulement aux influences et aux filiations, mais aussi aux affinités, aux proximités de pensée, manifestes et latentes, affichées et discrètes. Car tout en s'ignorant, deux hommes peuvent avoir une attitude d'esprit et une démarche intellectuelle semblables. Si le magnétisme animal est une théorie et une pratique thérapeutiques, il sous-entend une vision du monde, une *Weltanschauung* toujours vivante et qui n'a rien perdu de son actualité. L'harmonie de l'homme et de la nature, de l'homme et de l'environnement, la quête d'un accord du rythme biologique et de la marche du ciel et de la terre, voilà des idées que l'on trouve au coeur de la vision mesmérienne du monde et qui, aujourd'hui encore, s'expriment sous des formes diverses. Mais la critique universitaire du mesmérisme qui a dominé tout notre siècle s'est lovée dans cette double alternative : ou bien le mesmérisme ressortit à la pensée magique, ou bien il relève du style de pensée de son siècle, c'est-à-dire de l'esprit de l'*Aufklärung*. Perspective trop étroite pour cerner dans toute sa subtile complexité l'idée d'un fluide magnétique. Il n'est pas difficile de se rendre compte qu'elle se donne pour seul point de repère un seul pôle de l'esprit du XVIIIe siècle : l'*Aufklärung*. La perspective de la critique mesmérienne néglige, volontairement ou involontairement, l'autre pôle de la tension qui a marqué le siècle des Lumières : l'ésotérisme, courant spirituel alors bien vivant et dont on connaît actuellement les contours précis grâce, notamment, aux travaux d'Antoine Faivre. Pour avoir négligé ce pôle spirituel qu'est l'ésotérisme, la critique mesmérienne s'est sans doute trop attardée sur les rives de la polémique. Quand un Werner Leibbrand voit en Mesmer un représentant tardif de la pensée "magique" en plein siècle des "Lumières" , Rudolph Tischner, lui, en fait un véritable homme de celles-ci et qui n'a plus rien d'un magicien tardif ou d'un romantique prématuré .

Il a fallu attendre 1965 pour voir, à l'occasion du 150ème anniversaire de la mort de Mesmer, l'étude du mesmérisme recevoir un autre éclairage, grâce à l'érudition et à la puissance interprétative de l'Allemand Ernst Benz. Grâce à sa hauteur de vue, Benz élargit le champ de vision qui enfermait le mesmérisme dans une perspective réductrice, appauvrissante, propre à accentuer les césures, à distinguer chez le même homme, Mesmer, ce qui ressortit à la pensée "rationnelle" de ce qui ressortit à la pensée "magique". Il faut toujours rappeler que le siècle des Lumières est aussi celui des Illuminés et que le mesmérisme ne saurait être compris que selon cette double dimension d'une époque dans laquelle un Paul Valéry aurait aimé vivre. Aussi bien Ernst Benz ne manque-t-il pas de suggérer que Mesmer symbolise et personnifie la tension propre à celle-ci : "Parce que, pour Mesmer, il s'agissait de l'expérience vécue d'un pouvoir, il éprouvait la difficulté de la cerner en concepts. Il avait même l'impression que les mots restaient loin derrière la chose". Or, de cette "expérience vécue d'un pouvoir" réel, difficilement traduisible en concepts, la critique mesmérienne n'avait, avant Ernst Benz, jamais fait état. Expérience du Moi, pourrait-on dire, mais que Mesmer se sentait en mesure de mettre au service de l'Autre. C'est à partir de cette expérience, en nous situant au coeur du fait mesmérien un peu comme on part du centre d'un cercle vers sa périphérie, que l'on peut, croyons-nous, approcher au mieux l'oeuvre de Mesmer et l'évolution du mesmérisme. En suivant la route, nouvelle mais sûre, éclairée avec pertinence par Ernst Benz, nous nous proposons de nous livrer à cette nouvelle lecture de l'oeuvre de Mesmer. Tâche qui nous a paru urgente, à laquelle est consacrée la première partie du présent travail.

S'il est vrai que Mesmer a souvent hésité à exprimer en concepts la réalité du pouvoir dont il se sentait investi et qu'il a vécu d'expérience, c'est qu'en fait, le lexique épistémologique de la science officielle ne disposait pas de notions suffisamment adéquates pour rendre compte de la réalité mesmérienne. Mesmer ne pouvait se dire porteur d'un charisme ou, pour reprendre ici sa propre expression, d'un "sixième sens artificiel" qu'au risque de passer pour un charlatan, un homme à secret et par antiphrase un Prométhée. Il a fallu, pour que le "sixième sens artificiel" soit rendu intelligible, attendre non seulement la découverte du "somnambulisme artificiel" par un des disciples de Mesmer, le marquis de Puységur, mais une véritable mutation intellectuelle. C'est en Allemagne, et grâce à l'éclosion d'une nouvelle école philosophique et scientifique, que le mesmérisme sera accueilli comme dans une sorte de serre chaude. Nouvel esprit scientifique, la *Naturphilosophie* dont il est convenu de voir en F. W. J. Schelling le fondateur le plus représentatif se propose d'apporter une nouvelle intelligibilité du monde. Appelant de ses voeux une véritable transdisciplinarité, la *Naturphilosophie* entend tenir en échec l'apriorisme épistémologique et le scepticisme de la fin des Lumières qui se transformait peu à peu en agnosticisme matérialiste et matérialisant. Vaste entreprise épistémologique faisant de l'observation et de l'expérimentation une règle nécessaire, mais non suffisante, de savoir. Non suffisante, car le *Naturphilosoph* n'aime pas se voir amputer de la dimension spéculative - que l'homme a en propre - dans sa démarche scientifique et philosophique. Le dessein de la *Naturphilosophie* est d'édifier la grande synthèse du savoir d'où aucun rapport ne sera absent. Qu'il s'agisse du rapport de l'homme à lui-même, de l'homme à la nature ou encore de l'homme à Dieu. Pluralité de rapports et de plans qu'aucune coupe artificielle, fût-elle d'ordre méthodologique, ne vient fragmenter puisqu'au regard du *Naturphilosoph* tout est en un et les lois qui régissent et expliquent un plan sont celles-là mêmes qui régissent et expliquent les autres. Pour le philosophe de la nature comme pour la figure traditionnelle de l'homme, c'est, ainsi que l'écrit Gilbert Durand, "l'unité symbolique repérée dans le monde qui se réverbère dans un moi ressenti comme divers. Pour la pensée traditionnelle, l'unité n'est pas méthode de réduction de l'autre au même, elle est principe, elle est le Principe d'Unicité qui s'éprouve à la fois comme unité du cosmos et pluralité, dualitude au moins, du moi, mais qui se situe au-delà de ces images 'en dignité et en puissance'".

Plus que d'une vaine inflation du moi, c'est d'une vision anthropologique du monde qu'il s'agit. Car la *Naturphilosophie* a avant tout pour dessein d'acquérir une intelligibilité totale du fait humain avec toutes les dimensions que celui-ci recouvre ou peut recouvrir. D'où la sensibilité - qu'on se garderait bien de confondre avec une sensiblerie vaine et oisive - du philosophe de la nature de l'ère romantique aux analogies, aux *homologies* manifestes et latentes qui se tissent entre les divers plans du réel, entre les axes - vertical et horizontal - de la nature et de l'histoire. Fondant sa vision du monde sur un schéma bipolaire, c'est-à-dire sur les tensions, les antagonismes, les oppositions, la *Naturphilosophie* ne saurait faire l'économie du magnétisme qui doit son existence, sa consistance et sa subsistance à une tension permanente, à une polarité. Modèle parmi bien d'autres, comme l'électricité, le processus chimique ou le processus galvanique, le magnétisme est, dans la perspective de saisie globale du réel, un de ces symboles visibles témoignant pour la vie invisible. Dans un élan de synthèse et à la faveur d'une quête permanente de la vie -quête qu'ont en commun la plupart des *Naturphilosophen*- comment ne pas faire référence à Mesmer, au magnétisme animal qui n'est qu'un cas particulier du magnétisme général ? L'épistémologie romantique, si profondément attachée à l'idée de synthèse, conçue comme un espace de confluence de l'un et du tout, procède pour ainsi dire à l'annexion du mesmérisme dans le vaste champ de son savoir, d'autant plus que dans celui-ci la médecine doit figurer au rang de reine des sciences de la nature.

La *Naturphilosophie*, soulignons-le, écartant tout *a priori* épistémologique, ne procède pas par exclusion, par distinction, mais par intégration des plans, des aspects et manifestations de la nature dans son champ de recherches. Sensible aux homologies, aux correspondances et aux résonances des divers plans du réel, le *Naturphilosoph* de l'ère romantique rompt délibérément avec les habitudes intellectuelles héritées des "Lumières", se réfère volontiers au mythe, comme celui de l'âge d'or, à l'illumination poétique en même temps qu'à la physique, l'astrophysique et à la biologie. L'ambition de la grande synthèse - et la synthèse romantique en est une des plus prestigieuses jamais rencontrées dans l'histoire des idées depuis la Renaissance - n'est pas sans impliquer le moi, avec toutes ses dimensions, dans le non-moi. Autant dire que la figure de l'homme romantique choisit ses axes de recherche, ainsi qu'Albert Béguin l'a bien vu, "non pas selon des délimitations préalables, mais selon qu'un pur critère d'émotion personnelle les lui désigne". Parmi les axes de recherche dont l'exploration a été rendue possible à l'ère romantique grâce au somnambulisme artificiel, ce frère naturel de l'hypnose, il y a ce qu'un Gotthilf Heinrich von Schubert appelle la "face nocturne de la science naturelle". Etant persuadé que la période qui nous occupe est une période-clé, parce que de mutation protéiforme dans l'histoire de la pensée et de la civilisation germanique, voire européenne, nous avons cru utile de contribuer à la définir par les relations qu'elle établit entre la vie de conscience et la vie d'inconscience, entre le rêve et la veille, en nous situant sur cette tour d'observation : le magnétisme et ses phénomènes. Aussi la seconde partie de ce travail est-elle consacrée au rôle que le magnétisme animal a joué dans la quête de la synthèse romantique, aux relations que l'époque romantique a instaurées entre la vie extérieure et la vie intérieure.

Ces explorateurs de la nature sont en règle générale si attachés au principe de l'expérimentation qu'ils en font une règle de conduite.

Epiant l'oeuvre de la nature jusqu'en ses opérations les plus secrètes, cherchant à mettre en évidence les rapports de la vie consciente et des états d'inconscience, le médecin de ce type n'hésite pas à faire appel au concours du somnambulisme. Celui-ci intervient chez le médecin mesmérien comme une clé permettant d'ouvrir le temple dans lequel se jouent, se tissent et se trament sous une forme chiffrée, hiéroglyphique ou symbolique les mouvements les plus secrets, les plus subtils mais aussi les plus spirituels de la nature humaine et de son rapport au monde. Pour illustrer ce propos, il nous a semblé que le meilleur choix devait se porter sur le magnétiseur et la somnambule les plus représentatifs de ce courant. Ils se doivent au demeurant, mutuellement la célébrité ; ce qui, dans un contexte magnétique, est tout à fait dans l'ordre des choses ! Il s'agit du poète-médecin romantique Justinus Kerner, biographe de Mesmer et dernier apôtre du magnétisme en Allemagne. La somnambule s'appelle Frédérique Hauffe, née Wanner, la patiente la plus prestigieuse, la plus spéculative et la plus romantique de l'histoire du mesmérisme. Poète et médecin aux accents spéculatifs comme la plupart de ses pairs, Justinus Kerner est, de tous les magnétiseurs romantiques, celui qui a fait l'objet du traitement magnétique le plus précoce, dès l'âge de neuf ans. Observateur et expérimentateur fin et subtil, Kerner a haussé le magnétisme au rang de cette "médecine supérieure" que Schelling avait appelée de ses voeux dès 1803. Par cette expression, il faut entendre surtout une thérapie ouverte sur les horizons de l'esprit, ou, comme le diraient un Friedrich Christoph Oetinger ou un Friedrich von Meyer, sur le "vrai". L'oeuvre majeure de Justinus Kerner publiée en 1829, date de la mort de sa somnambule, est sans doute la synthèse la plus dense et la plus complète parmi celles où se reflète la conjonction du mesmérisme et du romantisme. Nous avons cherché à cerner au plus près les rapports qui, à l'ère romantique, s'établissent entre la vie de conscience et la vie de l'inconscient, entre la vie extérieure et la vie intérieure, entre le monde naturel et le monde spirituel, en nous livrant à une étude systématique de l'oeuvre majeure de Justinus Kerner, oeuvre qui a pour thème central l'expérience vécue de l'univers magnétique. Tel est l'objet de notre troisième partie.

Si le magnétisme a fait l'objet, en ces vingt dernières années, de travaux remarquables dans le cadre de l'histoire de la psychothérapie et dans celle de la littérature, l'importance qu'il a eue dans l'histoire de l'anthropologie et la *Natuphilosophie* romantiques n'avait encore jamais donné lieu à un travail d'ensemble.

Dans son *Mesmer ou la révolution thérapeutique* (Paris : Payot, 1977), Franklin Rausky a suffisamment souligné l'importance du mesmérisme dans l'évolution de la psychologie des profondeurs. Selon lui, le mesmérisme "a ouvert, dans l'essentiel, le chemin qui conduira à l'hypnose, avec Braid ; à la méthode cathartique avec Breuer et Janet ; à la psychanalyse avec Freud. Il constitue donc la première tentative de psychothérapie dans le sens moderne du mot". Il faut faire observer que Rausky passe sous silence le spiritisme et la parapsychologie qui se sont inscrits dans la trajectoire du mesmérisme, notamment avec Justinus Kerner.

En se plaçant dans une optique d'histoire purement littéraire, Maria Tatar a bien montré dans son livre *Spellbound : Studies on Mesmerism and Literature* (Princeton-New Jersey : Princeton University Press, 1978) l'impact du mesmérisme sur des écrivains comme Heinrich von Kleist, E.T.A. Hoffmann, mais aussi Johann Wolfgang von Goethe et Honoré de Balzac, pour ne citer qu'eux. Quelques années auparavant, Jean Decottignies avait consacré un chapitre de sa thèse de Doctorat d'Etat, *Essai sur la poétique du cauchemar en France à l'ère romantique* (Paris : Sorbonne, 1970), aux enseignements du magnétisme et à leur influence sur les écrivains du XIXème siècle. Pour cet auteur, l'initiation -au sens courant du terme- des écrivains de l'ère romantique au magnétisme était inévitable. Il constate que le mesmérisme est, à cette époque, "d'une grande importance pour la poétique, que les délires se trouvent, en quelque sorte, réhabilités, et que des représentations jugées vaines par la médecine et la philosophie se voient assimilées à des 'connaissances sublimes' ; ceci suffirait à motiver les écrivains".

Pour ces deux historiens de la littérature de l'ère romantique, le magnétisme s'infiltre aussitôt dans la littérature et féconde l'imagination des conteurs et des plus grands écrivains, Goethe lui-même ne faisant pas exception à la règle. L'on constate que, aussi bien Maria Tatar que Jean Decottignies, n'ignorent pas Justinus Kerner, mais ils ne lui accordent pas toute l'attention qu'il mérite en tant que poète, auteur romantique d'un des plus admirables contes d'inspiration magnétiste et en tant que magnétiseur. Lacune que Heino Gehrts, en mythocritique, a partiellement comblée avec bonheur dans son article intitulé "Justinus Kerners Märchen 'Goldener', und die Volksmärchen des Goldener-Typs : ein Vergleich" (*Beiträge zur schwäbischen Literatur - und Geistesgeschichte*. Weinsberg : Verlag des Justinus-Kerner-Vereins, 1981, volume I, pages 75-95).

A Justinus Kerner, apôtre du magnétisme pendant toute la première moitié du XIXème siècle, Heinrich Straumann fut le premier, en 1928, à consacrer une étude qui mérite d'être signalée. Faisant de lui un représentant de ce qu'il appelle l'"occultisme", notion si vague et si imprécise qu'il faudrait lui substituer plutôt celle d'"ésotérisme" en tant qu'attitude d'esprit et mode d'intelligibilité globale du monde, Straumann s'est plu à constater chez notre auteur une "absence totale de système", tout en le ravalant au rang de pur "irrationaliste". Jugement partial qui n'est pas resté sans appel et qui semble actuellement faire place à un meilleur accueil du poète et magnétiseur de Weinsberg, ainsi que de son oeuvre.

C'est surtout en 1968 que la critique de Kerner semble accéder à une meilleure compréhension de l'homme et de l'oeuvre, du poète et du médecin. A cette tâche se sont attelés Lee Byron Jennings, Heino Gehrts et Wolfgang Kretschmer dans l'une des livraisons de la revue *Antaios* (numéro 10, 1968). En intitulant son article "Rationale und mystische Züge bei Justinus Kerner : Zum Problem der romantischen Synthese", Kretschmer semble corriger avec raison l'approche que proposait Straumann pour notre auteur, tout en observant que la personnalité et l'oeuvre de celui-ci ne sauraient être examinées qu'en tenant compte de ce double aspect à la fois "rationnel" et "mystique", c'est-à-dire de la tension permanente entre la voie scientifique et la voie poétique qui a marqué toute la vie du poète et médecin de Weinsberg. De fait, ce n'est qu'en tenant le plus grand compte de l'idée de "synthèse romantique" qu'on doit étudier celui-ci, et à travers lui, la plupart des romantiques, tout en évitant de leur appliquer des critères et des jugements qui leur sont étrangers.

Bien qu'on rencontre, aujourd'hui encore, des études faisant peu de cas de cette idée de "synthèse romantique", l'on tend généralement, depuis l'étude de Kretschmer, à la considérer comme principe méthodologique, permettant une juste compréhension des hommes et de l'époque romantiques.

Sans que l'on puisse le ranger, en toute rigueur, dans la classe des Romantiques, Mesmer est, lui aussi, susceptible d'être compris à la lumière de la "synthèse" et de la double voie : scientifique et symbolique. En effet, dans son article "Franz Anton Mesmer und die philosophischen Grundlagen des animalischen Magnetismus" (1977), Ernst Benz remarque que pour accorder à Mesmer la place qui lui revient de droit dans le concert de l'histoire des idées européennes, il ne faut pas perdre de vue l'ensemble de l'évolution de la philosophie de la nature aux XVIIIème et XIXème siècles. D'autre part, remarque Benz, le style de pensée de Mesmer dénote une solidarité des idées et du charisme personnel. Cette remarque intéressante semble actuellement s'imposer de plus en plus dans la critique du mesmérisme, au moment même où celui-ci connaît une véritable renaissance. Renaissance de Mesmer, mais aussi de Kerner !

Vers le milieu des années quatre-vingts de notre siècle, un colloque international a réuni des universitaires à Meersbourg pour célébrer le 250ème anniversaire de la naissance de Mesmer et réfléchir sur ce thème général : *Franz Anton Mesmer und die Geschichte des Mesmerismus* (Stuttgart : Steiner, 1985). La plupart des contributions ont tenté de situer la conception mesmérienne du "magnétisme animal" par référence à la terminologie et aux disciplines scientifiques du XVIIIème siècle, en cernant le vaste champ d'influence du mesmérisme sur d'autres courants d'idées,fussent-elles d'ordre thérapeutique ou non, (physiologie, psychologie, homéopathie, *Naturphilosophie* du romantisme allemand, psychothérapie, spiritisme, parapsychologie, théories socio-politiques de la fin du XVIIIème siècle, psychanalyse, littérature, musique).

Intéressante est la contribution, à ce colloque, de Johanna Geyer-Kordesch, "Die Nachtseite der Naturwissenschaft : Die 'okkulte' Vorgeschichte zu Franz Anton Mesmer". En se situant - consciemment ou non - dans la perspective ouverte par Ernst Benz, Johanna Geyer-Kordesch semble apporter un élément nouveau dans la recherche sur le mesmérisme. Elle étudie l'oeuvre de Johann Conrad Dippel (1673-1734), théologien et figure du monde médical ayant joué un rôle important dans la représentation que se faisait le XVIIIème siècle allemand du rapport du corps et de l'âme. Selon Geyer-Kordesch, Dippel ne voulait adhérer à aucun système ni à aucune école spécifiques. Il avait une large audience notamment dans les milieux piétistes et illuminés. Dippel affirmait le principe de l'unité de l'esprit et de la matière, postulait l'existene de rapports dynamiques régissant la nature et l'esprit et l'influence réciproque de la nature visible et du monde invisible. Le principe de polarité dont les Romantiques feront plus tard le plus grand cas trouve sa formulation chez Dippel dans le jeu de la "sympathie" et de l'"antipathie", de l'"amour" et de la "haine", notions particulièrement importantes dans la vision du monde paracelsienne. Sans conclure à l'affirmation d'une influence que ce théologien et médecin aurait exercée sur Mesmer, Geyer-Kordesch n'en écarte pas la possibilité.

Non moins intéressant est l'exposé de Dietrich von Engelhardt consacré à l'influence du mesmérisme et à son apport à l'épistémologie romantique. Engelhardt dresse pour ainsi dire, dans cet exposé intitulé "Mesmer in der Naturforschung und Medizin der Romantik", la liste des hommes, des oeuvres, mais aussi des thèmes dans lesquels se répercute l'écho du mesmérisme, sous son aspect non seulement thérapeutique, mais aussi philosophique et esthétique. Engelhardt a raison de constater que le mesmérisme n'est pas seulement une psychologie et une thérapeutique spécifiques, qu'il est davantage une théorie globale de médecine et, plus généralement encore, une philosophie de la nature. Voilà qui resitue le mesmérisme dans sa dimension de quête spécifique de synthèse et permet de voir en Mesmer un précurseur du courant romantique. Un grand absent dans ce colloque est sans doute Justinus Kerner, l'un des premiers biographes de Mesmer. Que ce soit sur le plan de l'histoire des idées magnétistes, de l'esthétique du mesmérisme ou de la transformation des idées mesmériennes (somnambulisme, spiritisme et parapsychologie), le magnétiseur de Weinsberg est un homme qui aurait dû figurer en bonne place dans ce colloque. Pleinement conscient de cette absence, l'organisateur, Heinz Schott, s'est donné pour mission d'en organiser un autre, deux ans plus tard, en 1986, pour fêter à Weinsberg le 200ème anniversaire de la mort de Kerner. Les participants eurent alors pour tâche de réfléchir sur ce thème : "Medizin und Romantik : Justinus Kerner als Arzt und Seelenforscher". Même si les actes de ce colloque n'ont pu être publiés jusqu'ici (juillet 1990), il faut saluer en lui l'événement majeur de l'histoire des études critiques entreprises sur Kerner. Cependant, à l'occasion de la publication de la correspondance de celui-ci avec le prince Adalbert de Bavière (Justinus Kerner. *Nur wenn man von Geistern spricht.* Hersg. von Andrea Berger-Fix. Stuttgart : Erdmann, 1986) Heinz Schott s'est livré à une étude sur le thème de l'"occultisme" chez Kerner : "'Der Okkultismus' bei Justinus Kerner : eine medizinhistorische Untersuchung". (*Ibid.*, pp. 71-103). Cette étude est intéressante surtout en ceci qu'elle tient compte de la culture médicale de l'époque romantique et de son imprégnation par les idées mesmériennes. De cette culture, constate Schott, Kerner était profondément imprégné. Bien qu'il ne mette pas assez en évidence la dimension symbolique et poétique, si essentielle chez le magnétiseur de Weinsberg qu'aucune étude ne doit la négliger, Schott se montre, cependant, sensible à l'esprit de "synthèse souveraine" qu'évoquaient Albert Béguin en 1937 à propos du romantisme allemand en général et Kretschmer en 1968, à propos de Kerner en particulier. Dans cette optique et contrairement à Straumann, Schott ne sépare pas chez Kerner, l'homme de science du poète et de l'ésotériste, surtout quand il déclare avec raison : "la triple définition faisant de Kerner un poète, un médecin et un occultiste correspondait parfaitement à l'idéal du médecin de l'époque [...]. Le somnambulisme, le 'sommeil lucide' est pour Kerner la source de cette activité créatrice et salvatrice, état dans lequel s'exprime ce qu'on appelle aujourd'hui l'inconscient".

On ne saurait oublier les efforts déployés, tout au long de ces années quatre vingts, par le Justinus-Kerner-Verein (Weinsberg) fondé en 1905, pour perpétuer et promouvoir l'héritage spirituel de Kerner sous ses aspects pluriels. Des manifestations culturelles (expositions, conférences, lectures de poésies) y sont régulièrement organisées. La recherche scientifique, historique et critique dans les domaines de l'histoire de la littérature et celle de la médecine n'est pas la moindre des préoccupations constantes du Justinus-Kerner-Verein, notamment en ces années quatre vingts. Témoin les quatre volumes publiés jusqu'ici des *Beiträge zur schwäbischen Literatur und Geistesgeschichte* (1981, 1982, 1985, 1987), périodique prenant le relais des *Mitteilungen des Justinus-Kerner-Verein und Frauenvereins Weinsberg* (1964-1979). A ces travaux, nous nous référons dans la présente étude chaque fois qu'il convient.

Bien que les contributions à ces colloques, ainsi que certains travaux moins récents, comme ceux de Ernst Benz par exemple, se soient donnés pour principe - louable il faut l'admettre - la pluridisciplinarité, il n'existe point de synthèse satisfaisante qui se soit proposée de procéder à une étude systématique du mesmérisme, de son évolution et son intégration dans le courant romantique, notamment à la lumière du mythe et du symbole, jalons spécifiques de la pensée ésotérique, cet autre pôle de l'esprit du XVIIIème siècle. La vie et l'oeuvre de Mesmer, autant que celles des figures les plus représentatives du Romantisme séduites par le "magnétisme animal" comme Kerner, nous ont paru renfermer cette double dimension symbolique et mythique, aspects sous lesquels nous avons cherché, dans le présent travail, à en proposer une lecture, sans jamais perdre de vue le repère méthodologique de la "synthèse". Repère qui défend de procéder, chez l'homme romantique -ou pré-romantique comme Mesmer- à des segmentations, à des coupes et à des distinctions entre les différents plans constitutifs de sa personnalité. Ainsi que l'écrit judicieusement Antoine Faivre, "le symbole vécu comme tel, vision analogique - non pas allégorique -, est identité, diversité ; il se présente à la fois sous l'angle du général et du particulier, de la même façon que le mythe, loin de se réduire à une simple explication du monde, se propose à la fois comme explication et non-explication. Mais pour cela peut-être, symbole et mythe font partie du sommet de l'esprit humain". De son côté, Albert Béguin nous a déjà appris que le romantisme se défie des distinctions entre les différents plans de réalité et les différents modes de savoir. Il nous a également fourni la clef permettant d'approcher toute figure romantique aussi bien dans son unité que dans sa diversité anthropologique et culturelle. Cette clef trouve son expression dans cette formule selon laquelle l'"on ne peut que romantiquement parler du romantisme". C'est en faisant nôtre cette démarche, et en nous référant à l'éclairage du mythe et du symbole comme instruments du savoir, que nous nous proposons de mener notre enquête sur le mesmérisme et sur le rôle qu'il a joué dans la synthèse romantique.

# *Mesmer et le mesmérisme*

# CHAPITRE I

# LA FORMATION DU DOCTEUR EN MEDECINE

Le souvenir du Docteur Mesmer est aujourd'hui encore vivant dans bien des mémoires. Le cinq juin 1966, à l'instigation de la ville de Meersburg, une rencontre internationale fut organisée pour célébrer le 150ème anniversaire de la mort du grand magnétiseur du XVIIIème siècle. Médecins, savants, chercheurs, écrivains et académiciens ont pris une part active à cette manifestation. Dans son allocution d'ouverture de ce colloque, l'érudit allemand Ernst Benz avait mis en garde contre l'erreur qui consisterait à séparer chez Mesmer l'homme de l'oeuvre :

> Sans la présence de l'homme, les thèses mesmériennes couchées sur du papier surprendraient par la pâleur de leur aspect.

Remarque bien pertinente il est vrai, car nous n'avons pu, fût-ce pour des impératifs de méthode, distinguer l'homme de l'oeuvre. Le biographe et l'exégète des textes mesmériens doivent constamment s'informer mutuellement, afin de mieux pénétrer le mystère mesmérien et, sans avoir la prétention de le dissiper entièrement, de l'énoncer sous un angle nouveau.

Originaire du pays souabe comme Johannes Kepler (1571-1630), Franz Anton Mesmer naquit le 23 mai 1734 à Iznang, petit village au bord du lac de Constance, non loin de la ville de Meersburg où il revint mourir après de longues péripéties le 5 mars 1815. S'il est vrai que la psychologie a permis grâce à ses méthodes de mettre en lumière bien des destinées, parce que précisément elle recommande de scruter la prime enfance et les jardins secrets, elle nous est malheureusement, dans le cas de Mesmer, d'un secours bien limité. Mesmer a peu écrit sur lui-même, c'est-à-dire sur sa vie privée. Tout ce qu'il a pu écrire concerne, d'une manière ou d'une autre, la doctrine du "magnétisme animal". Cependant les biographes les plus autorisés, comme Schürer-Waldheim par exemple, le font descendre d'une famille modeste et pieuse. Fils d'un garde-chasse, Mesmer allait à l'école des pères jésuites qui l'initiaient au latin et à la musique. La passion de la nature accompagnait chez lui le don de l'observation. En solitaire, il aimait se livrer à des promenades en forêt. Le spectacle de l'eau le fascinait tant qu'il se dirigeait instinctivement, tel un sourcier, vers les cours et points d'eau. Comme il le confia lui-même à son premier disciple allemand,

Wolfart, Mesmer avait dès sa tendre enfance éprouvé sur lui-même un fait étonnant et singulier : en s'approchant d'un malade qu'un chirurgien était en train de saigner, il remarqua que l'écoulement du sang se faisait de plus en plus lent ; à l'inverse, quand il s'éloignait du malade, le débit du sang augmentait. Ce détail, perle rare aux yeux du biographe, s'était probablement gravé dans la mémoire du magnétiseur du XVIIIème siècle.

A l'issue de son séjour au collège des pères jésuites, Mesmer alla poursuivre ses études à l'université de Dillingen. Il étudia la théologie, la philosophie et le droit. Selon Waldheim, Mesmer avait obtenu le titre de docteur en philosophie à l'université d'Ingolstadt. Ce qui est sûr, c'est qu'en 1759, il s'inscrivit régulièrement à la Faculté de médecine de Vienne. Ces études furent menées avec succès et sanctionnées par le diplôme de Docteur en médecine le 27 mai 1766.

## La thèse de médecine

Connue aujourd'hui sous le titre abrégé de *De planetarum influxu*, la thèse de médecine de Mesmer ne semble pas avoir suscité un intérêt démesuré chez les membres du jury composé des personnalités les plus en vue du monde médical, tel Gerard van Swieten (1700-1772), Président de la Faculté de médecine et médecin personnel de l'impératrice Marie-Thérèse. Publiée à Vienne l'année même où elle fut soutenue, *De planetarum influxu* constitue la première pièce authentique de la main de l'auteur, susceptible de nous renseigner sinon sur sa vie, du moins sur le mouvement de sa pensée. Tenue longtemps pour perdue par le public des commentateurs, la thèse de Mesmer, rédigée en latin, n'a été traduite en allemand qu'en 1930 par Waldheim, et seulement de façon partielle. Elle ne sera traduite en français que bien plus tard, par Frank A. Pattie, l'historien du mesmérisme. Rares par conséquent sont les travaux qui, antérieurement à 1930, ont fait état de ce texte fondateur qui aujourd'hui se trouve conservé au Justinus-Kerner-Verein à Weinsberg. L'examen de ce texte est donc pour nous tâche urgente .

"De l'influence des planètes" est un titre qui de prime abord semble situer le propos de l'auteur dans la tradition des traités d'astrologie, art fort ancien et cultivé par la plupart des peuples de la terre. La notion d'astrologie appelle une double remarque. D'une part, l'astrologie désigne une forme de mancie permettant de prédire l'avenir des hommes. A cette forme d'astrologie, art divinatoire par excellence, l'auteur s'en prend avec véhémence. D'autre part, l'astrologie s'applique aussi à un savoir, au sens noble et authentique du terme. Il s'agit, dans ce deuxième cas, d'une gnose qui tend à percer le mystère des rapports invisibles qui relient l'homme microcosme et le monde des astres ou macrocosme. Science des correspondances, l'astrologie est un art hermétique intimement lié à une vision du monde, affirmant la nécessité pour l'homme de se mettre en rapport avec la nature, celle-ci étant conçue comme une totalité dont l'homme est une partie. Totalité organique et englobante, cette nature n'en est pas moins conçue comme une unité. Entrent dans le cadre de cette unité naturelle telle qu'elle est envisagée dans l'Hermétisme, Dieu, la nature et l'homme. L'astrologie, sous-tendue par une vision du monde de type hermétique, vise non pas à faire de l'homme un jouet entre les mains invisibles du destin ou de quelque autre force occulte, mais, bien au contraire, à lui restituer le savoir en même temps que le pouvoir qui furent les siens, quand il ne faisait qu'un avec la nature. Cette forme d'astrologie tend à faire de l'homme un astre parmi les astres. Plus qu'un savoir fermé sur lui-même, l'astrologie de type hermétique est une sagesse qui conduit l'homme à cultiver les sympathies naturelles par lesquelles l'univers est régi et à se mettre en harmonie avec celui-ci. La distance qui sépare l'astrologie "occultiste" et l'astrologie hermétique est semblable à celle qui éloigne l'alchimie purement opératoire ou spagyrie de l'alchimie spirituelle ou spéculative. Et si Mesmer condamne l'astrologie judiciaire ou "occultiste", il ne souffle mot sur l'astrologie des mages et des fils d'Hermès, ce qui complique la tâche de l'exégète et du critique. A ne s'en tenir qu'au texte de la Thèse, il apparaît que le propos du candidat se situe sur un terrain double. Le titre lui-même de la Thèse invite à une double lecture : "Dissertation physico-médicale sur l'influence des planètes", tel est l'intitulé complet de la Thèse de Mesmer. Cela montre à première vue qu'il est dans l'intention de l'auteur de faire un exposé d'astrophysique suivi d'un autre sur la biologie proprement dite. En effet, le projet de l'auteur est d'étudier des phénomènes ressortissant à l'astrophysique et leur influence sur l'économie animale. Mais l'objet de l'astrologie n'est pas autre chose. C'est pourquoi il juge nécessaire de se démarquer, dans l'avertissement, non pas de l'astrologie des mages et des fils d'Hermès, comme Paracelse, les Rose-Croix, Athanase Kircher ou Gockel, mais de l'astrologie commerciale que cultivent ceux qui se vantent, ainsi que l'écrit Mesmer,

> de pouvoir prédire les événements à venir et de connaître les destinées des hommes, et en même temps escroquaient le contenu de leurs bourses grâce à un art consommé du mensonge.

Est-ce à dire que Mesmer souscrit à l'astrologie sapientiale, hermétique et traditionnelle au sens que Gilbert Durand donne à cette épithète ? Seul un examen patient du texte de la Thèse de Mesmer permet de nous en assurer.

## Le fonds théorique de la thèse de médecine

C'est en des termes précis et bien pesés que Mesmer met en évidence une croyance et une vérité ancienne, jadis tenue en honneur par tous les peuples : l'influence des planètes sur les corps organisés. Conscient de l'ancienneté de cette vérité qu'il souhaite justifier et revaloriser à la lumière de la science moderne, l'auteur fonde son argumentation sur l'autorité de l'un des plus grands noms de la physique moderne et contemporaine, Isaac Newton (1642 - 1727). D'autorité incontestée au XVIIIème siècle, la théorie de la gravitation universelle est à même de donner tout son poids à une vérité ancienne. L'auteur fait sienne la théorie du père de la physique moderne, car elle permet, grâce à la rigueur mathématique dont elle se prévaut, de calculer avec précision les distances des planètes les unes par rapport aux autres, leur déplacement, leur course sur leur orbite. En outre, cette théorie permet aussi de rendre compte des phénomènes naturels tels que la pesanteur, le flux et le reflux des océans... Gage de démonstration scientifique, la mécanique céleste d'inspiration newtonienne est interpellée pour servir de levier à une hypothèse métaphysique.

De fait, l'auteur de la Thèse se propose d'illustrer son propos en mettant l'accent sur le phénomène des marées tout en prenant appui sur le "grand Newton", sur qui il fait pleuvoir bien des éloges. L'exemple des marées lui semble à même de rendre compte de l'influence réciproque qui régit l'ensemble de l'univers. De toute évidence, Mesmer fait ici grand cas de la loi d'analogie, si chère à la tradition hermétique, de même que l'idée d'influence réciproque renvoie à la loi des correspondances, elle aussi si caractéristique de la pensée traditionnelle. Analogie et correspondances, c'est en vertu de ces lois que le passage du plan astral au plan humain est assuré. C'est grâce à elles que, dans la Thèse, l'alternance du "flux" et du "reflux" est étendu à l'ensemble de la nature :

> Tous les phénomènes convergent pour prouver que le flux et le reflux ont lieu dans l'air de la même manière que dans l'eau.

Dès lors, il n'y a donc rien qui puisse surprendre si les modifications intervenant en certains corps peuvent se retrouver, voire se répercuter sur d'autres. Tremblements de terre, séismes, typhons, éruptions volcaniques, apparitions de comètes, inondations sont autant de phénomènes qui interviennent à la suite ou en même temps que les changements de saison et donc de la position des planètes et la modification de l'atmosphère. Mesmer écrit :

> Quand on se rend compte de toutes ces choses ainsi, il devient évident qu'il n'y a presque aucun changement qui advienne dans les corps célestes sans qu'il influence les fluides et les solides de notre terre dans un accord. Or, qui nierait, dans ces circonstances, que la machine animale soit agitée également dans une certaine mesure par les mêmes causes ? L'animal est une partie de la terre et se compose de fluides et de solides, et quand la proportion et l'équilibre de ceux-ci sont modifiés dans une certaine mesure, il en proviendra des effets très sensibles. L'air est l'élément dans lequel nous vivons et dont les variations physico-chimiques perturbent l'harmonie du corps organique.

Ce passage, on s'en doute, occupe la place centrale dans l'économie de la Thèse. Y est opérée la transition du cosmologique au biologique grâce à la loi d'analogie.

C'est alors qu'intervient l'évocation d'une force supérieure à celle de la gravitation envisagée jusqu'ici. Pour Mesmer, cette force est répandue dans les vastes espaces des cieux et est à même de s'exercer sur les "parties les plus intérieures de chaque corps matériel". Ainsi est-elle force des forces pourrait-on dire. Selon l'auteur, elle est cause de la gravitation universelle, elle est à l'origine de toutes les propriétés corporelles. En poussant son analyse jusqu'à l'interrogation sur l'origine et sur la cause, Mesmer, en métaphysicien, semble allier l'observation à la spéculation. Dès l'instant que l'astrophysique vient se greffer sur le biologique, la question des causes devient pour lui incontournable. Douée d'une activité infinie, cette force tend, détend et agite la cohésion, l'élasticité, l'irritabilité, le magnétisme et l'électricité. Pour montrer, en fin de compte, qu'elle est à l'oeuvre dans toute la nature, Mesmer l'appelle, faute de mieux, "gravitatis animalis" ou gravité animale.

Cette expression appelle quelques remarques. D'une part, Mesmer semble se séparer de celui qui fut, au début de sa Thèse, le guide le plus sûr. Car là où Newton adopte la prudence et la circonspection, dictées par les exigences des sciences mathématiques et interdisant toute spéculation sur l'origine de la gravitation, Mesmer, lui, n'hésite pas à formuler l'hypothèse d'une force supérieure, "gravité animale", annonciatrice de ce qui, plus tard, sera le "magnétisme animal". Sans doute Newton admettait-il l'existence d'un "éther" ou "esprit universel" mais dans le même mouvement il déclarait que

> l'on n'a pas encore fait un nombre suffisant d'expériences pour pouvoir déterminer exactement les lois selon lesquelles agit cet esprit universel.

Par ailleurs, que l'on se remémore le fameux *hypotheses non fingo* qui s'exprime à travers cette formule du fondateur de la physique moderne :

> Ce qui n'est pas déduit des phénomènes, notait Newton, s'appelle hypothèse, et des hypothèses, qu'elles soient métaphysiques, ou relatives aux qualités occultes ou mécaniques, n'ont pas leur place dans la philosophie expérimentale.

D'autre part, en essayant de définir la sphère d'influence de la "gravité animale", le candidat au Doctorat de médecine la voit particulièrement active surtout dans le système nerveux avec lequel elle a des affinités, des sympathies, bref des rapports réciproques.

Force suprême, l'on ne peut que souligner avec vigueur l'embarras de Mesmer s'appliquant à lui trouver un modèle adéquat. Cela est d'autant plus manifeste que, curieusement, ce n'est pas le magnétisme qui sert de modèle à cette force originelle, mais la lumière ou ce que l'auteur de la Thèse appelle "matière lumineuse". L'influence de cette "puissance" ne saurait se limiter au seul corps, mais elle s'étend aussi, pour Mesmer, à l'esprit. L'hésitation du candidat au doctorat de médecine et l'embarras qu'il éprouve dans sa tentative de détermination de la puissance suprême en question révèle une attitude d'esprit soucieuse de voir figurer dans la nature concrète une puissance absente ou impossible à percevoir. Est-ce à dire que Mesmer est en quête du "symbole" le plus naturel et le plus adéquat de l'absolue puissance dont, enfant, il avait déjà senti la présence en lui ? On peut répondre à cette interrogation par l'affirmative sans crainte de commettre un contre-sens, surtout quand on sait que Mesmer, dont la démarche rappelle celle du philosophe de la nature, a horreur des abstractions. De plus, la théorie de la "gravité animale", du "magnétisme" ou de la "matière lumineuse", étaient les phénomènes les plus discutés par les savants de son temps et il n'était pas étonnant qu'il y referât à son tour, en attendant de trouver laquelle des trois correspondait le mieux à l'intuition qu'il avait de l'absolue puissance.

La "gravité animale" semble donc, sans dire son nom, en frappante analogie avec la notion antique d'"âme du monde" en honneur chez Platon et les stoïciens, et plus proche de Mesmer chez les platoniciens de la Renaissance comme Pic de la Mirandole (1463-1494) et Giordano Bruno (1548-1600). Du vivant même de Mesmer, elle sera réactivée par le chef de file de l'école du Romantisme allemand, F.W.J. Schelling (1775-1854).

La seconde partie de la Thèse, plus concise que la première, est, comme l'a déjà décelé Franklin Rausky, une partie clinique. Elle illustre, grâce à des exemples empruntés à la littérature médicale, la théorie énoncée dans la première partie. L'on apprend que l'économie biologique fait écho à l'économie planétaire, notamment en cas de perturbation. L'hystérie, l'hypocondrie, l'épilepsie, la manie sont autant de maladies à travers lesquelles l'influence des astres se fait le plus sentir. Cette influence ne s'exerce pas seulement en cas de morbidité, mais aussi en cas de santé.

> On ne doit pas, écrit Mesmer, croire que l'influence des astres sur nous concerne uniquement les maladies. L'harmonie établie entre le plan astral et le plan humain doit être admirée tout autant que l'effet ineffable de la gravitation universelle, par laquelle nos corps sont harmonisés, non de façon uniforme et monotone, mais, comme dans un instrument de musique, muni de plusieurs cordes [...].

Mesmer se propose ainsi d'inviter les médecins de son temps à méditer ce qu'il dit être une vérité. Avec Pythagore, Platon et Leibniz, il est convaincu qu'en vertu d'une loi d'harmonie préétablie, les corps célestes tendent à se mettre en accord symphonique avec l'homme. Certes, semblablement à Kepler, un de ses compatriotes souabes, Mesmer, rappelons-le, dénonce les pratiques vulgaires de l'astrologie, apanage des charlatans, sorcières et diseurs de bonne aventure, tout en se gardant de "jeter l'enfant avec l'eau du bain".

L'allusion à la musique permet de préciser la nature de l'harmonie qui se veut plus qualitative que quantitative. Que le rythme du macrocosme puisse se retrouver dans le microcosme et que celui-ci entre continuellement en résonance avec celui-là, voilà le principe auquel Mesmer restera attaché toute sa vie, tant en théorie qu'en pratique. Et c'est cette intuition que le candidat souhaite voir gagner les consciences et s'imposer comme discipline expérimentale.

C'est un trait du caractère de Mesmer que de ne pas se borner à formuler des voeux pieux. Bien au contraire, il mettra tout en oeuvre pour faire entendre son message. Ce que Mesmer tente de faire valoir, dès 1766, c'est, au fond, une vision globale de l'art de guérir. Vision, faut-il le souligner, en rupture avec les conceptions "schizomorphes" de la médecine officielle du XVIIIème siècle. La médecine astro-biologique, médecine de la conciliation de l'homme et du cosmos, est une médecine qui se place volontiers sous le patronage d'Hermès, Dieu du caducée. Soucieuse de la qualité plus que de la quantité, la médecine hermésienne connut ses plus belles heures de gloire entre le XIVème et le XVIIème siècle. Selon Françoise Bonardel, cette

> gloire n'eut rien à envier aux feux de ce qu'on nomme classiquement Renaissance, où est censée s'être originée la figure de l'homme moderne.

L'un des plus illustres représentants de cette tradition médicale est sans doute le pansophe Paracelse (1493-1541), en qui nous pourrions voir l'un des ancêtres de Mesmer dans les Temps Modernes. Ce qui doit retenir ici notre attention, c'est que la vision mesmérienne du monde s'appuie sur la notion de "gravité animale", notion centrale de la

Thèse. Traduction de la théorie, chère aux platoniciens, de l'"âme du monde" dans le langage "physicaliste" du XVIIIème siècle, la "gravité animale" a son homologue chez Paracelse : "l'astrum" ou "Gestirn". Concept fondamental de la *philosophia sagax* du pansophe, l'"astrum" ou "Gestirn" est par conséquent l'âme qui gouverne le monde. Son mode d'expression est, par excellence, le mouvement des astres. Plus rigoureuse, plus explicite et sans doute aussi plus conséquente que la théorie mesmérienne de la "gravité animale", la théorie de l'"astrum" paracelsienne est construite, comme le reste de sa philosophie d'ailleurs, sur le principe de la polarité, principe fécondant, permettant de surmonter tout dualisme stérile. Pour Paracelse, il n'y a pas d'extérieur sans intérieur, pas de corps sans âme, mais à l'inverse, pas d'âme sans corps, pas d'intérieur sans extérieur. L'auteur de la plus vaste "synthèse hermétiste de son temps" adopte une démarche éminemment compréhensive selon laquelle il n'y a pas d'expression sans sens, de même qu'il ne saurait y avoir de sens sans expression. Supposée commune aux astres et aux hommes, la "gravité animale" semble renvoyer à la notion d'"énergie vitale" si chère à la psychologie du XXème siècle issue de Carl Gustav Jung. Elle est censée, selon cette école de psychologie des profondeurs, maintenir en vie l'unité de l'univers en même temps qu'elle est susceptible de restaurer l'équilibre et l'harmonie préétablie. Paracelse ne l'envisageait pas autrement. Ce théoricien de l'"imaginatio vera" conçoit l'"astrum" comme une "force vitale et magique qui, sans cesse, crée, produit et lance dans le monde ses enfants". Transposée sur le terrain de l'acte médical, la théorie de l'"astrum" fait appel, chez Paracelse, à la magie naturelle. Si au XVIème siècle la magie faisait figure de science digne de ce nom, comme l'indique Alexandre Koyré, au XVIIIème, son statut était vilipendé par la science officielle. Et ce sont les représentants de celle-ci que Mesmer s'est évertué à convaincre. Certes, Mesmer condamne, on l'a vu, avec son siècle, la magie sous sa forme vulgaire et dévoyée, mais vis-à-vis de la magie naturelle considérée dans sa corrélation avec la philosophia sagax, Mesmer ne marque pas ses distances.

De ces analyses, il ressort que la pensée mesmérienne se meut dans la sphère de la médecine traditionnelle, hermétiste et paracelsiste. Et Mesmer semble s'annoncer dès la Thèse, comme un des apôtres de l'Hermétisme du XVIIIème siècle. Car la théorie des influences réciproques qu'il développe est une variante de la médecine sympathique, discipline dérivant de la *philosophia sagax*. Il se veut conscient de l'abîme qui sépare les pratiques vulgaires de l'astrologie - qu'il dénonce - de la magie sapientiale. Ce qui n'est pas le cas des tenants de la science officielle qui, eux, confondent les deux types de magie. En un mouvement de conciliation spécifiquement hermésien, Mesmer tente de repenser l'homme de la seconde moitié du XVIIIème siècle en faisant de lui ce membre d'une communauté régie par la loi des sympathies mutuelles. Le haut communie avec le bas dans un concert harmonieux et symphonique. L'organe, ou si l'on préfère l'instrument, à l'oeuvre dans cette communion, est pour l'auteur de la Thèse la "gravité animale", symbole sensible d'une réalité transcendante.

## Mesmer, homme du monde et expérimentateur

Promu Docteur en médecine avec les félicitations du Jury, Mesmer peut prétendre à une situation honorable, notamment sur le plan social. En 1768, il contracte un mariage avec la veuve d'un officier militaire. Maria-Anna von Posh était, semble-t-il, de dix ans plus âgée que lui. Grâce à cette union, Mesmer se voit faciliter l'accès aux milieux privilégiés de la société viennoise. Il s'installe dans une somptueuse propriété et prend le soin particulier d'y installer un laboratoire de physique ainsi qu'un cabinet médical et une petite clinique. Musicien, Mesmer l'est également. On sait qu'il jouait avec maîtrise de l'"harmonica de verre". Une partie de la prestigieuse résidence est aménagée en théâtre privé. C'est sur ses planches qu'est représentée pour la première fois "Bastien et Bastienne", une des toutes premières pièces d'opéra de l'enfant Wolfgang-Amadeus Mozart (1756-1791), alors âgé de douze ans. Se rencontrent dans la propriété des Mesmer de nombreuses personnalités de marque. En plus des Mozart, s'y rendent également des personnages de la cour impériale ainsi que des savants comme le R. P. jésuite Maximilien Hell (1720-1792), directeur de l'observatoire astronomique de Vienne.

En cette période fastueuse que les historiens du mesmérisme appellent volontiers période viennoise, Mesmer intensifie ses recherches en matière de magnétisme minéral. Qu'apporte-t-il de nouveau à la connaissance qu'avait son époque sur le phénomène mystérieux du fer inquiet ? Mesmer avoue qu'il n' avait de l'aimant que les connaissances ordinaires, à savoir qu'il est agité par une double force, l'attraction et la répulsion, sans cependant perdre de vue le sens et l'orientation de sa quête :

> J'avais sur l'aimant les connaissances ordinaires : son action sur le fer, l'aptitude de nos humeurs à recevoir ce minéral et les différents essais faits tant en France qu'en Allemagne et en Angleterre, pour les maux d'estomac et douleurs de dents m'étaient connus.

En effet, dans la Thèse déjà, Mesmer évoquait l'autorité de Kerkring qui aurait extrait un morceau de feraille de l'oeil d'un patient grâce à un aimant. Des feuilles publiques comme le Magazine berlinois (*Berliner Magazin*) et le Journal savant de Berlin (*Berliner gelehrte Zeitung*) rendent compte de ce genre d'exploits réalisés dans les années soixante du XVIIIème siècle. A Vienne, c'est surtout le Père Hell qui, non seulement a, on l'a vu, ses entrées dans la résidence de Mesmer, mais, en plus, se rend célèbre en concevant et en faisant confectionner des pièces aimantées, moulées suivant la forme des différents membres du corps humain. Que le Père Hell procède à l'application de ces pièces aimantées dans un but thérapeutique dès 1761, cela n'est pas sans importance pour l'historien des découvertes scientifiques, et surtout pour l'historien du mesmérisme. Hell semble avoir obtenu, grâce à ce procédé, la guérison d'une dame qui souffrait de crampes d'estomac. Pour Ernst Benz, le Père Hell serait l'initiateur direct de Mesmer .

En 1774, Mesmer est chargé de soigner dans sa clinique privée une jeune fille nommée Oesterline qui, en concertation avec le Père Hell, est traitée grâce à l'application sur son corps de pièces aimantées. Le succès de cette première cure magnétique réalisée par Mesmer suscite un véritable émoi chez les deux hommes. A qui revient le mérite d'avoir délivré de ses crises la jeune Oesterline ? Tel est le problème à propos duquel les deux "magnétiseurs" se brouillent.

Le 4 janvier 1775, dans un article intitulé "Rapport impartial", le Père Hell rend compte des effets mystérieux et salutaires de son procédé thérapeutique. Celui-ci avait rendu possible la guérison, opérée par ses propres soins, d'une courtisane et de la jeune Oesterline, patiente de Mesmer. Au demeurant, le Père Hell n'omet pas de noter que c'est bien lui qui fut à l'origine de la cure magnétique.

### La naissance du magnétisme animal

La notion de "magnétisme animal" doit sa naissance à un malentendu. Quand le Père Hell attribue à l'aimant une vertu curative, Mesmer ne l'entend pas de la même oreille. Car sans la présence du thérapeute, le métal, à lui seul, n'est rien. C'est ce qui semble se dégager de la lettre de Mesmer à un médecin étranger, portant la date du 5 janvier 1775. Ce n'est que trop souvent que les exégètes du mesmérisme oublient de se référer à cette lettre, à nos yeux digne d'intérêt. Importante, cette lettre adressée à Johann Christoph Unzer, médecin à Altona, l'est à plus d'un titre. D'une part, elle marque une étape décisive dans l'histoire de l'élaboration de la théorie mesmérienne. D'autre part, le récit de la cure de la jeune Oesterline, contenu en cette lettre, évoque davantage la cure psychanalytique que la simple application des aimants.

Dans cette lettre, Mesmer rappelle les idées essentielles de la Thèse et se résout à définir avec précision l'agent qui établit le rapport de l'homme et de l'univers :

> J'appelai cette propriété du corps animal qui le rend sensible à l'attraction universelle, *gravitatem* ou *magnetismum animalem*. [...] J'invitai les

médecins à rapporter parmi les causes éloignées des maladies et de leur guérison ce magnétisme animal.

Il convient donc de faire remarquer qu'ici, pour la première fois, apparaît l'expression de "magnétisme animal" ; tout au long de la lettre, elle l'emporte sur celle de "gravité animale". Que Mesmer voie dans cette propriété du corps animal une substance matérielle, cela ne fait aucun doute. Comme Paracelse et comme la plupart des philosophes de la nature, il est attaché au concret et à l'expérience. Aussi emploie-t-il l'expression de "matière magnétique", variante concrète du "magnétisme animal". D'autre part, l'apôtre du "magnétisme animal" fait dériver le substantif "magnétisation" de la notion de "magnétisme" pour rendre compte de l'activité du "magnétisme animal", en même temps que de l'action du magnétisant. La magnétisation est affaire de sympathie, et le mesmérisme se fait l'écho de la tradition issue de la médecine hermétique, fondée sur la théorie des sympathies :

> J'ai remarqué, écrit Mesmer dans cette lettre, que les hommes ne sont pas tous également propres à être magnétisés : de dix personnes qui étaient réunies, il y en eut une qui ne put être magnétisée et qui interrompit la communication du magnétisme.

Le "magnétisme animal" n'est pas le magnétisme minéral. Telle est l'idée centrale de cette Lettre qui tend à lever toute ambiguïté à ce sujet. C'est le thérapeute, doué de "magnétisme animal", et non pas le métal, qui est à l'oeuvre dans le processus de "magnétisation". Mesmer écrit :

> Je ne crois pas que l'aimant ait une vertu spécifique, par laquelle il agit sur les nerfs.

Le lecteur de cette lettre est frappé par l'inflation du pronom personnel de la première personne. C'est qu'il s'agit bien ici de mettre en valeur la personne du thérapeute. En occupant le rôle essentiel dans le processus du magnétisme thérapeutique, Mesmer donne tout son sens à sa théorie et par là même réduit le rôle des pièces aimantées, objet de l'invention du Père Hell. Dès lors, le magnétisme minéral intervient comme simple conducteur du "magnétisme animal". Toute autre substance peut lui suppléer :

> J'ai, écrit Mesmer, rendu magnétique du papier, du pain, de la laine, de la soie, du cuir, des pierres, du verre, l'eau, différents métaux, du bois, des hommes, des chiens, en un mot tout ce que je touchais, au point que ces substances produisaient sur la malade les mêmes effets que l'aimant.

En outre, de même que l'électricité peut être emmagasinée dans la bouteille de Leyde, le "magnétisme animal" ou, si l'on veut, la "matière magnétique", peut elle aussi être emmagasinée. Soumise à la volonté du thérapeute, l'action du "magnétisme animal" peut s'exercer à distance et malgré tout obstacle. Chose troublante que cette médecine de la volonté, qui évoque de loin la médecine de l'"imagination active", ou celle de l'"imaginatio vera" paracelsienne. Cependant, en médecin scrupuleux attaché à une médecine "compréhensive", l'auteur de la lettre accorde une large place à l'expérience concrète.

Pour Mesmer, il n'y a de science que de l'expérience et de l'observation. Le cadre étroit d'une lettre ne retient pas l'auteur de décrire dans le détail la cure magnétique de la jeune Oesterline. Le diagnostic qu'il dresse indique qu'il s'agit, chez la patiente, de troubles nerveux graves. Le rapport que le médecin-magnétiseur entretient avec la patiente intervient, au XVIIIème siècle, comme une véritable révolution dans la pratique médicale ainsi que l'a noté Franklin Rausky. Etant donné la gravité du cas pathologique de la jeune fille, Mesmer la prend en charge dans sa clinique privée. Après avoir épuisé le registre des remèdes "les plus accrédités", sans aucune amélioration sensible, le magnétiseur, ne perdant jamais de vue sa patiente, se propose de susciter chez elle ce qu'il appelle "une marée artificielle", analogue à la marée océanique. Les pièces aimantées permettent de mettre en évidence cette "marée", chère à Mesmer dès la Thèse. Les effets obtenus sont à la mesure des attentes du magnétiseur. Une "douleur brûlante et déchirante" est ressentie par la patiente. En s'apaisant progressivement, cette douleur cède la place à une "chaleur brûlante" comparable au feu. Ce feu est ici représenté sous la forme d'une "vapeur magnétique" qui tend à se concentrer en certains endroits, probablement ceux où sont appliqués les aimants, et à se dissiper en d'autres. En tout cas, il circule dans le corps de la patiente, d'un endroit à l'autre. Le processus de circulation de la "vapeur magnétique" est accompagné d'"une sueur abondante". Devenue insensible à l'action du "magnétisme animal" ayant pour support matériel, dans le cas décrit dans la Lettre, le magnétisme minéral, la patiente est déclarée guérie.

Le récit de la cure magnétique de la jeune Oesterline montre à quel point Mesmer est attentif aux exigences de l'expérience dont il sait tirer les enseignements : la possibilité, les conditions, les règles et les limites de l'emploi du magnétisme principalement animal et secondairement minéral. En raison de sa subtilité extrême et de son analogie avec le fluide nerveux, le "magnétisme animal" est le remède approprié - Mesmer le tient de l'expérience - pour rétablir l'harmonie des nerfs. Ainsi comprend-on pourquoi la psychiatrie dynamique n'hésite pas à faire de Mesmer un de ses pionniers.

La brouille qui sépare les deux amis, le Père Hell et Mesmer, n'en reste pas là, tant s'en faut. Nous avons noté que la raison qui avait conduit à deux publications divergentes, apparemment au sujet du même résultat, à savoir la possibilité de la cure magnétique, était due à un malentendu relatif au droit à la priorité. Il convient à présent de considérer les prolongements de la tension survenue entre Hell et Mesmer.

Dans un article publié le 15 février 1775, le Père Hell adopte, à l'égard de Mesmer, le ton de la polémique. Il récuse les phénomènes décrits par Mesmer. Il affirme que les faits rapportés par celui-ci ne sont

> que de pures constructions imaginaires et l'on sait, ajoute-t-il, ce que les imaginations peuvent produire en de semblables cas de pathologie nerveuse.

La rupture entre les deux hommes est ainsi consommée. Au siècle des "Lumières", l'"imagination" est un délit grave et le Père Hell, sous ce chef d'accusation, fait le procès de Mesmer. Procès perdu d'avance par Mesmer, surtout si l'on tient compte de la renommée et du prestige du Père Hell, reconnu tant par le pouvoir impérial que par le public. Dans un journal hambourgeois, l'on pouvait lire que "le public n'apprécia point l'hostilité déclarée par Mesmer au R. P. Hell qui fut le premier à ouvrir la voie de la cure magnétique".

Pour faire valoir son droit à la priorité de la découverte du "magnétisme animal", Mesmer entreprend deux démarches différentes. D'une part, il prend contact avec le baron Anton von Stoerk (1731-1803). Président de la Faculté de Médecine de Vienne et premier médecin de l'Impératrice Marie-Thérèse, le baron Von Stoerk ne répond à la requête de Mesmer que par des atermoiements. D'autre part, le magnétiseur "visionnaire", ainsi qu'il se nomme lui-même, entreprend d'envoyer à la plupart des Académies européennes une copie de sa Lettre ou de ce qu'on pourrait appeler son "brevet d'invention". Seule l'Académie de Berlin fait savoir sa réponse le 24 mars 1775 en déclarant illusoire la théorie du "magnétisme animal". Elle confond le magnétisme animal et le magnétisme minéral,

> quoique, souligne Mesmer, j'aie toujours persisté dans mes écrits à établir que l'usage de l'aimant, quoique utile, était toujours imparfait sans le secours du magnétisme animal.

Est-ce à dire que Mesmer parle un langage étranger au monde scientifique de son siècle ? Assurément. Et Mesmer ne manquera pas de s'en rendre compte.

Face à ces écueils, Mesmer comprend aussitôt qu'il faut battre en retraite. Faisant figure de "promeneur solitaire", il ne lui reste plus qu'à compter sur ses qualités personnelles : charisme, ambition, persévérance et ténacité dans la poursuite de sa quête. Convaincu que le Père Hell, en association avec d'autres personnalités scientifiques, tel Jan Ingenhousz (1730-1799), sont à l'origine de son échec public, Mesmer se retire de Vienne, sans oublier de nous faire cet aveu plein d'innocence et de candeur :

> Je n'étais pas encore fait à ces sortes de hardiesse ; [...] que je connaissais peu les ressources de l'envie !

# CHAPITRE II

# MESMER ENTRE TRADITION ET MODERNITE

Contraint à observer le silence que lui imposent les autorités universitaires et à travers elles l'esprit de l'*Aufklärung*, Mesmer envisage de quitter Vienne. Comment parvient-il à surmonter cette déception ? C'est ce qu'il convient d'examiner maintenant.

S'il est vrai que l'échec et l'impuissance sont les conditions même de la philosophie, comme le pensait le stoïcien Epictète (1er siècle ap. J.C.), nous verrons un Mesmer semblant s'être imprégné de cette sagesse. Des voyages le conduiront en Bavière, en Suisse et en pays souabe, son pays natal, avant de le ramener à Vienne où il traitera l'une de ses patientes les plus célèbres, Mademoiselle Paradies. Les voyages entrepris interviennent dans la vie du magnétiseur déçu comme une sorte de périple initiatique évoquant les années d'apprentissage d'un Wilhelm Meister, mais aussi les pérégrinations d'un Paracelse. L'auteur des deux *Mémoires* (1779 et 1799) et du *Précis historique* (1781) donne l'impression de ne plus s'encombrer de la référence - obligée au siècle des Lumières - à Newton. Seules ses propres expériences et ses méditations personnelles fondent les écrits postérieurs à 1776.

## Les années de voyage, Mesmer et Gassner

C'est avec une lucidité à laquelle l'apôtre du "magnétisme animal" ne nous a pas habitué jusqu'ici, qu'il semble avoir compris son échec, dû non seulement à sa querelle avec le Père Hell, mais -chose fondamentale pour notre propos- à l'esprit des Lumières. Mesmer écrit :

> Le système qui m'a conduit à la découverte du magnétisme animal n'avait pas été l'ouvrage d'un jour. Les réflexions s'étaient successivement accumulées dans mon esprit ainsi que les heures sur ma tête. Je ne devais qu'à la constance le courage nécessaire pour attaquer les préjugés de la raison et de la philosophie, sans être à mes propres yeux coupable de téménté.

Mesmer ne fustige pas seulement l'astrologie des carrefours et des places publiques, il s'en prend également à l'esprit des Lumières. Au cours de ces "années de voyage", il a l'occasion de méditer sa théorie et, en même temps, de faire des expériences concluantes. Il met fin, dans ses cures magnétiques, à l'usage de l'aimant qui ne lui avait servi jusqu'ici, on l'a vu, que de support du "magnétisme animal", en vertu, faut-il le rappeler, du principe paracelsien de similitude. Mesmer a aussi l'occasion d'obtenir, grâce au seul "magnétisme animal", des guérisons satisfaisantes là où il s'arrête. Invité par les autorités politiques et scientifiques de Munich, il est conduit à se prononcer sur les guérisons "miraculeuses" opérées par l'exorciste Gassner (1727-1779). En effet, ayant établi sa réputation et son efficacité d'exorciste expulsant les forces pernicieuses du Mal où qu'elles se trouvent, Gassner se rend en Bavière et, très vite, suscite l'émoi du public bavarois. Des malades, en nombre, viennent le consulter de tous les coins d'Allemagne où l'on croyait déceler une épidémie de possession démoniaque.

Johann Joseph Gassner, n'est pour maint historien qu'un enthousiaste, un imposteur qui répandit un voile d'obscurantisme sur l'Allemagne de la fin du XVIIIème siècle. Une étude récente de Hans Grassl permet de se faire une idée équitable du célèbre exorciste. Né à Brez, petit village du Voralberg, Gassner est ordonné prêtre en 1750 à Klösterle, localité suisse non loin de la frontière autrichienne. Retenons seulement ici un détail qui est à l'origine de la carrière du prêtre exorciste. Toutes les fois qu'il s'apprête à officier, il semble en proie à des maux de tête d'autant plus vifs qu'il les attribue à la présence en lui de l'esprit du Mal. Mais à l'aide de prières et de formules, il parvient à retrouver santé et vitalité. Fort de cette expérience d'auto-exorcisme, il se croit dès lors investi d'une mission, celle de sauveur de l'humanité souffrante. Une guérison obtenue à la suite de l'exorcisme d'une personnalité de marque, la comtesse Maria Bernardine von Wolfegg, garantit la célébrité du prêtre dès 1774. Dans une brochure publiée cette même année, il enseigne que les maladies sont causées par les forces du Mal. Ne peut remédier à celles-ci que la foi active en Jésus, renforcée par la prière et la dévotion. Gassner discerne curieusement deux types de maladies. D'une part, les visibles ou naturelles, qu'il conviendrait d'appeler organiques, relèvent de la compétence de la médecine officielle. D'autre part, les maladies dans lesquelles il soupçonne l'oeuvre du Malin, celles qu'on appellerait volontiers fonctionnelles, exigent, selon lui, le recours à l'exorcisme. L'historien de la psychiatrie dynamique, J.-F. Ellenberger voit en Gassner un psychothérapeute avant la lettre :

> Il conjurait alors solennellement le démon de provoquer les symptômes de la maladie. Si ces symptômes se manifestaient, Gassner y voyait la preuve de l'action du démon et entreprenait alors de l'expulser. Mais si aucun symptôme ne se manifestait, il envoyait le malade à un médecin.

Que peuvent penser des cures gassnériennes ceux qu'anime l'esprit de l'*Aufklärung* ? Une multitude de brochures, gravures et papiers publics circulent en tous sens à travers l'Allemagne des années 1770, faisant ainsi de Gassner l'objet d'une véritable campagne médiatique. L'émotion est vive et gagne les consciences, tant dans le monde médical que dans celui de l'Eglise, sans épargner le monde politique. Les autorités judiciaires ne restent pas étrangères à ce phénomène de société orchestré par Gassner, susceptible -craint-on- de susciter une "psychose collective". Le père jésuite réussit un véritable coup d'éclat. Un de ses adversaires ne décompte pas moins de 13 000 patients traités par exorcisme en l'espace de neuf mois seulement à Ellwangen, ville où il officiait avant de venir s'installer en Bavière. Le théologien munichois, Don Ferdinand Sterzinger, tenant de l'*Aufklärung* religieuse et membre de l'Académie des Sciences de Bavière, cristallise avec zèle et détermination l'opposition à Gassner. L'année même où Mesmer soutient sa thèse de médecine, Sterzinger s'en prend, non sans virulence, aux sorcières et à toute forme d'exorcisme. En défenseur passionné de l'Aufklärung, Sterzinger dénonce les pratiques "obscurantistes" de Gassner et le déclare même hérétique. Prétextant un "manichéisme" qui serait au fond de la conception du Mal selon Gassner, Sterzinger proclame l'urgence de suspendre de ses fonctions ce ministre du culte.

Soucieux de préserver l'image de marque de l'Académie des Sciences de Munich qu'il avait fondée en 1759, le Prince-Electeur Max Joseph III - qui régna de 1745 à 1777 - prend intérêt au débat sur ces cures d'exorcisme. Il formule le voeu de voir faite toute la lumière sur les prodiges du prêtre autrichien. Dans ce dessein, on procède d'abord à l'interdiction de toutes les publications de et sur Gassner. Vers la fin de l'année 1775, le Prince-Electeur nomme une commission chargée d'examiner ces cures. Présidée par Peter von Osterwald, celle-ci compte parmi ses membres l'apôtre du magnétisme qui, sous les yeux de personnalités scientifiques, procède à des essais magnétiques. Ces personnalités concluent que Mesmer n'use ni d'imposture, ni de tout autre moyen qui ne soit dans la nature. Ils admettent qu'il n'est que l'"agent" de la nature, car il produit des effets ou, si l'on préfère, des "symptômes", chez plus d'un sujet ; il excite et arrête, autant qu'il le veut, un tic convulsif chez une personne de l'assistance. Il s'agit ici de la première, et sans doute aussi de la dernière fois, que Mesmer a le bonheur de voir reconnaître officiellement et publiquement le "magnétisme animal". C'est alors qu'il se voit attribuer le titre de membre de l'Académie des Sciences de Munich.

Le verdict de la commission dénonce l'exorcisme de Gassner. Celui-ci doit cesser toute activité, non seulement sur l'ordre du Prince-Electeur, mais aussi selon l'ordonnance du Pape Pie VI qui frappe d'interdit les oeuvres de Gassner. Les archevêques de Prague et de Salzbourg émettent des lettres pastorales s'indignant des procédés gassnériens qu'ils n'hésitent pas à qualifier de "jongleries et attouchements divers pratiqués sur des malades sans distinction de sexe [...]".

Si Mesmer s'associe à ses collègues bavarois de l'Académie des Sciences, ce n'est pas là une manière d'accabler le prêtre-exorciste ou, ce qui revient au même, de flatter le monde politique et scientifique, dont, au demeurant, il ne tarde pas à se séparer. En réalité, Mesmer et les Académiciens n'appréhendent point de la même manière les phénomènes, celui de l'exorcisme n'étant qu'un cas particulier. Leurs critères d'appréciation sont différents, de même que leur langage. Si l'Académicien ne peut admettre la réalité de l'exorcisme et sait seulement la refuser, Mesmer, lui, estime réels les succès thérapeutiques du prêtre. Qui mieux est, au lieu de les attribuer à un ordre surnaturel, il les juge conformes aux lois de la nature. Ni rejet systématique, ni adhésion inconditionnelle et enthousiaste à la croyance en l'exorcisme, c'est dans l'équilibre de cette tension que se situe la position de Mesmer. En 1779, année de la mort de Gassner, il écrit :

> [La] réputation [de Gassner] s'étendit jusqu'à Vienne, où la société était divisée en deux parties ; l'un traitait ces effets d'impostures et de supercherie, tandis que l'autre les regardait comme des merveilles opérées par la puissance divine. L'un et l'autre cependant étaient dans l'erreur ; et mon expérience m'avait appris dès lors que cet homme n'était en cela que l'instrument de la Nature. Ce n'était que parce que sa profession, secondée du hasard, déterminait près de lui certaines combinaisons naturelles, qu'il renouvelait les symptômes périodiques des maladies sans en connaître la cause.

L'on comprend qu'en une période où l'esprit de l'*Aufklärung* scientifique, politique et religieuse tend à chausser les escarpins du militantisme, ni Mesmer, ni l'Académie ne peuvent s'accorder. Ni sceptique, ni adepte du surnaturel, Mesmer est convaincu que tout phénomène, aussi mystérieux que puisse en être le ressort, repose sur un fond naturel. La théorie du "magnétisme animal" est alors en passe de s'élever au rang d'une théorie naturelle des pouvoirs de l'homme. L'exorcisme de Gassner, en revanche, procède d'une vision religieuse de la nature. Le démon, incarnation du mal par excellence et sous toutes ses formes, est pour Gassner une réalité religieuse : tous les maux dont l'homme peut être affecté ne sont rien d'autre que l'oeuvre du diable. L'acte thérapeutique consiste pour Gassner en un acte d'exorcisme. Lui-même se déclare volontiers incompétent face aux maladies naturelles, c'est-à-dire organiques. Sa seule compétence consiste à s'attaquer aux troubles "surnaturels" qui se déclarent par suite d'une action sensible du diable. A un diagnostic simple correspond une thérapeutique également simple : Gassner procède à des prières, à l'usage de l'eau bénite, du crucifix et de l'onction.

Tout autre est la disposition d'esprit du docteur Mesmer, diplômé de la Faculté de Médecine de Vienne. Loin de se situer dans une perspective religieuse, Mesmer déclare dès 1766 que la pensée scientifique de son temps est bien sur la voie de procurer le bonheur et le salut de l'humanité. En même temps, il n'hésite pas à penser que sous le fatras des anciennes superstitions peuvent être cachées de belles vérités. Aussi l'attitude mesmérienne se refuse-t-elle à toute compromission avec le surnaturel et, en cela Mesmer se montre comme un fils des Lumières. De même, il s'élève contre tout préjugé de la raison, ce qui lui vaut d'être taxé de penseur "mystique" et de "visionnaire" :

> La philosophie, souligne-t-il, a quelquefois fait des efforts pour se dégager des erreurs et des préjugés ; mais, en renversant ces édifices avec trop de chaleur, elle en a recouvert les ruines avec mépris, sans fixer son attention sur ce qu'elles renfermaient de précieux.

Cette position permet de situer d'une certaine manière l'attitude d'esprit de l'apôtre du "magnétisme animal". La notion de philosophie qu'il emploie ici ne renvoie pas à autre chose qu'à la philosophie des "Lumières", contre les préjugés et l'autoritarisme de laquelle il s'est de tout temps insurgé. L'édifice de la tradition ne mérite pas, pour Mesmer, d'être démoli, car il renferme une sagesse précieuse, susceptible de déboucher sur des découvertes prometteuses. Le "magnétisme animal" en est un exemple. En conciliateur, Mesmer a tendance à justifier le charisme de l'exorciste Gassner. Le statut de celui-ci est "compris" ici non pas en fonction d'une représentation théologique du monde, mais d'une vision naturaliste. C'est la raison pour laquelle Gassner reçoit, chez Mesmer, le titre d'"instrument de la Nature", titre que, au demeurant, celui-ci s'attribue lui-même. La lecture du grand livre de la Nature fait dire à Mesmer que Gassner, manifestement lecteur du livre de la Révélation, dispose du "magnétisme animal" en grande quantité, sans le savoir. Il semble que les historiens et exégètes du mesmérisme n'aient point fait à l'aspect "conciliateur" de Mesmer la part qui pourtant lui revient de droit.

S'il y a divergence de style, de pensée et, si l'on ose dire, de mentalité, entre l'exorciste Gassner et le magnétiseur Mesmer, il n'en demeure pas moins que sur le plan de la pratique thérapeutique les deux hommes tendent à se rejoindre. Gassner comme Mesmer sont tous deux en quête du remède universel, ils croient profondément en un "principe universellement agissant". Pour l'un comme pour l'autre, il s'agit avant tout d'oeuvrer pour le salut de leurs patients en empruntant une voie autre que celle de la médecine officielle. Si, pour Gassner, le processus morbide est ramené à une seule cause, le démon, il ne peut être arrêté que grâce à un moyen de salut unique, la prière. Si, pour Mesmer, l'"harmonie des corps organisés" est troublée à la suite d'une mauvaise circulation du "fluide subtil", elle ne peut être rétablie que grâce à l'"Agent Général", autre dénomination du "fluide subtil". Dans le contexte culturel imprégné par l'esprit de l'Aufklärung, les deux hommes sont tenus pour des provocateurs et des fauteurs de trouble public. Les exorcismes de Gassner ont été interdits et toutes les publications à son sujet censurées. Mesmer, quant à lui, a pu tirer son épingle du jeu de la Raison, précisément parce qu'il s'est placé d'emblée sur le même terrain qu'elle. L'on ne saurait parler ici d'une stratégie qui aurait été soigneusement préméditée par le fondateur du "magnétisme animal", car on sait qu'il a bu à la source de la médecine du XVIIIème siècle, médecine résolument profane construite sur le modèle de la mécanique de Newton.

En ce siècle de la Raison, tout autant que Mesmer, Gassner fait figure de héros du salut de l'humanité souffrante. Le combat qu'il livre contre le Mal ne vise pas autre chose que de replacer le patient dans une situation exemplaire. En homme de foi dont la source d'inspiration est avant tout la Bible, Gassner met en oeuvre l'image vécue du chrétien modèle. Imitant le Christ, il a pour mission de recréer chez le patient l'image archétypale de l'homme. Dès lors, l'image qui sert de véhicule au pouvoir charismatique et salutaire vécu par l'exorciste lui-même obtient le statut d'exigence existentielle. A l'abstraction statique des concepts de la médecine d'école, Gassner substitue le langage plastique de l'imaginaire dont l'efficace est reconnue par Mesmer. Les cérémonies d'exorcisme du père Gassner visent à réactualiser le "temps mythique" des origines, origine du monde et origine de l'homme. La notion de mythe ne doit pas être entendue ici au sens banal, mais au sens le plus fort et le plus riche en significations, au sens d'expérience vécue, car comme on l'a dit plus haut de l'image, il s'agit avant tout d'une exigence existentielle. Gilbert Durand et l'école qui s'en réclame nous aident à mieux nous imprégner de la fonction salutaire du mythe. Pour l'anthropologue, le mythe est

> recherche du temps perdu, et surtout effort compréhensif de réconciliation avec un temps euphémisé et avec la mort vaincue ou transmuée en aventure paradisiaque.

Le lecteur de la Bible qu'est Gassner doit avoir en vue lors d'une séance d'exorcisme, c'est-à-dire dans sa lutte contre le diable, le souci de réconciliation du patient avec l'ange de prévarication et, par là même, celui de la représentation symbolique des "temps mythiques". En ces temps antérieurs à la chute de l'homme adamique, l'ange de feu et de lumière n'avait point de raison d'être l'ennemi de l'homme. L'exorcisme de Gassner vise à resituer symboliquement le patient dans le contexte de la création, des origines. En effet, selon Mircea Eliade, en redevenant symboliquement le contemporain de la création, on réintègre la plénitude primordiale. Le malade guérit parce qu'il recommence sa vie avec une somme intacte d'énergie.

Pour opérer le salut, Gassner ne peut se passer de la médiation de la nature concrète, sans oublier pour autant d'en faire valoir la dimension symbolique. L'espace dans lequel le prêtre-exorciste remplit son office d'exorciste est occupé, au centre, par une table supportant une croix. Plus tard, le "baquet" de Mesmer, dont nous traiterons plus loin, occupera lui aussi une place centrale dans la "salle des traitements". Symbole de la vie qui doit l'emporter sur la mort, ce n'est pas un hasard que la croix se trouve placée au centre du "cabinet" de Gassner. Prières et formules incantatoires viennent renforcer la vertu symboliquement euphémisante de la croix. Les formules utilisées par Gassner, puisées dans le *Rituale Romanum*, sont rendues caduques par les autorités religieuses, sans doute à cause de l'esprit de l'*Aufklärung* qui les anime. En faisant jouer à plein le symbolisme dont l'une des terres d'élection est le sacré, Gassner arrache le patient de sa situation quotidienne et particulière et l'invite à repenser son existence temporelle pour la situer dans une dimension spirituelle, éternelle et universelle. Méthode compréhensive s'il en est, au sens plein du terme, car le patient retrouve ainsi la voie du centre, de la création, des origines, des "temps mythiques". Méthode mettant à profit le symbole dont la fonction majeure, eu égard à l'exorcisme de Gassner, est avant tout sotériologique. L'historien des religions Mircea Eliade est sensible à la vertu thérapeutique et sotériologique du symbole quand il souligne :

> C'est grâce aux symboles que l'homme sort de sa situation particulière et s'"ouvre" vers le général et l'universel. Les symboles éveillent l'expérience individuelle et la transmuent en acte spirituel, en saisie métaphysique du monde.

Cette vertu du symbole a pour fonction d'abolir l'oeuvre du temps dont la maladie est un des aspects. Cette abolition ne signifie pas seulement immersion dans le néant, mais, comme dans un mouvement dialectique, elle doit simultanément s'accompagner de l'ouverture du patient sur d'autres horizons plus élevés que ceux de son existence quotidienne. Il doit s'ouvrir à des horizons spirituels, exemplaires. Car il s'agit pour lui de réactualiser symboliquement les heures archétypales de la splendeur aurorale de l'humanité glorieuse, celle de la création, de la vie.

Ainsi défini, l'exorcisme gassnérien semble s'identifier à l'oeuvre de "régénération", notion chère à l'ésotérisme qui a connu au XVIIIème siècle une de ses périodes de gloire, notamment en Allemagne et en

France. Quelle est l'attitude de Mesmer face à la méthode thérapeutique de Gassner ? De toute évidence, les deux hommes puisent à deux sources d'inspiration différentes. Celle de Gassner est la Bible, en même temps qu'une expérience vécue du sacré. Le sacré et les instruments qui lui servent de véhicule dans le monde naturel, à savoir le mythe, le symbole et le rite, "in-forment" la nature et agissent en elle. La source d'inspiration de Mesmer est le livre de la nature. C'est de la nature qu'il faut partir, c'est en elle qu'il s'agit de trouver la voie thérapeutique universelle. Voie naturelle, qui exclut l'ordre surnaturel. Précisément, la théorie du "magnétisme animal" est une théorie naturelle -ou supposée telle- des pouvoirs charismatiques de l'homme, jalonnée par l'oeuvre de l'imagination active, productrice et symbolique. La théorie du "magnétisme animal" rend sciemment justice à l'action magique de l'imagination symbolique sans référer à l'ordre surnaturel. "La Nature, écrit Mesmer, a parfaitement pourvu à tout pour l'existence de l'individu". Dès lors, le magnétiseur du XVIIIème siècle pourrait être regardé comme le fils spirituel de son ancêtre Paracelse, ce réformateur de la conscience médicale de son temps, pour qui "la magie est naturelle parce que la nature est magique". Comme Paracelse, Mesmer se fait l'apôtre de la conciliation de l'ancien et du moderne. Et le rôle de Mesmer en tant que conciliateur apparaît au grand jour quand il formule à nouveau, en 1781, son jugement sur Gassner. Il affirme :

> J'ai dit dans un de mes écrits, en désignant M. le curé Gassner, qu'il opérait des effets réels, mais qu'il en ignorait la cause. Je le répète ici.

En considérant le schéma thérapeutique selon la perspective gassnérienne, l'on s'aperçoit qu'il s'articule sur trois facteurs, comme l'ont vu Hans Grassl et Ernst Benz. Ces facteurs s'énoncent dans l'ordre suivant : Dieu, ou si l'on préfère la Surnature ; le prêtre ; le pêcheur. Ce schéma fait place, dans la conception mesmérienne, au ternaire que voici : Nature ou "Agent Général" ; magnétiseur ; patient. De la confrontation des schémas thérapeutiques des deux hommes, l'on ne peut que conclure avec Ernst Benz que l'idée de Dieu, conçu comme puissance transcendante de salut, se transforme chez Mesmer en idée de puissance naturelle salutaire, maîtrisée et canalisée par le médecin.

L'attitude de Mesmer à l'égard du succès thérapeutique du père jésuite, que nous avons qualifiée de compréhensive, est d'une importance capitale dans l'histoire du mesmérisme. Elle sépare moins Mesmer de Gassner que du scepticisme érigé en dogme par la science officielle. Quoique nimbé de surnaturel, l'exorcisme du père Gassner est appelé à se fondre dans la théorie naturelle du "magnétisme animal", théorie justifiant l'action magique de l'imagination symbolique. C'est que Mesmer, que l'on a indûment fait passer pour le liquidateur de l'exorcisme gassnérien, est à même d'assumer, en ce XVIIIème siècle finissant, le rôle de conciliateur de la tradition et de la modernité. Le portrait type que dresse Gilbert Durand de l'"homme traditionnel" nous semble correspondre d'une certaine manière à la figure mesmérienne, "homme traditionnel" en mal d'originalité :

> Le premier caractère distinctif semble résider en ce que la figure de l'homme traditionnel ne distingue, ne veut pas distinguer le moi du non-moi, le monde de l'homme, alors que toute la pédagogie de la civilisation occidentale s'évertue à couper le monde de l'homme, à séparer par un double souci d'angélisme et d'objectivité le "je pense" des choses pensées. Ce dualisme est la grande structure "schizomorphe" de l'intelligence occidentale, il est d'ailleurs toujours lié au totalitarisme et à l'intolérance d'une idéologie moniste et monopolisante.

## Le modèle de la cure mesmérienne

Dans le mesmérisme, la théorie est inséparable de la pratique. Comme nous venons d'envisager les aspects théoriques du mesmérisme, il convient à présent d'en étudier le processus thérapeutique. Le processus fondateur de ce dernier est précisément celui à la faveur duquel sont mis en scène Mesmer et Mademoiselle Paradis, le thérapeute et le patient. Ainsi que nous le verrons, ce processus fondateur -modèle de la cure mesmérienne- occupe une place centrale non seulement dans l'évolution du mesmérisme mais aussi dans la vie de l'homme.

Dès le milieu des années 1770, les cures magnétiques du Docteur Mesmer occupent le premier plan dans les salons viennois. D'autant plus que Mesmer, peu après son retour à Vienne en 1776, est sollicité d'intervenir dans le cas d'une jeune fille célèbre. Il s'agit de Marie-Thérèse Paradis (1759-1824), figure bien connue dans l'histoire du mesmérisme pour le rôle qu'elle a joué dans la carrière, mais aussi dans la vie du magnétiseur, comme cela apparaît à travers quelques pages du *Mémoire sur la découverte du magnétisme animal* (1779). Le matin du 4 décembre 1762, les Paradis se rendent compte que leur fille unique a perdu subitement la vue. De nombreux spécialistes sont alors consultés pour déterminer les raisons de cet accident et, le cas échéant, prescrire les remèdes appropriés. L'"humeur répercutée" - vraisemblablement l'ancêtre de l'inhibition - ou la "frayeur subite" sont avancées comme facteurs étiologiques. Tous les moyens sont employés, en vain. Les techniques les plus récentes, notamment l'électricité, sont également appliquées : Quelques 3000 électrochocs semblent avoir été administrés à Mademoiselle Paradis ! Un des grands noms de l'ophtalmologie du XVIIIème siècle, le baron von Wenzel, en exercice à Paris, est invité par l'Impératrice Marie-Thérèse pour examiner la petite fille. Il déclare son cas irréversible. A la suite de son accident, Marie-Thérèse Paradis fait preuve d'une grande passion pour la musique, ce qui lui vaut la gracieuse protection de l'Impératrice. Avec un talent rare, elle compose et joue des pièces de musique. Sa renommée de pianiste dépasse très vite les frontières autrichiennes. Source inépuisable de réconfort et de paix intérieure, moyen sûr d'extase au sens courant du terme, la musique lui permet de supporter ses souffrances physiques et psychiques.

Après avoir épuisé en vain toutes les ressources de la médecine classique, les parents de la demoiselle se tournent vers Mesmer le 20 janvier 1777. Le magnétiseur du XVIIIème siècle, comme celui d'aujourd'hui d'ailleurs, est le plus souvent un recours ultime consulté par des laissés-pour-compte, des cas jugés désespérés, de la médecine classique. Après s'être enquis des antécédents pathologiques et thérapeutiques de sa pensionnaire, Mesmer établit le diagnostic suivant :

> C'était une goutte sereine parfaite, avec des convulsions dans les yeux. Elle était de plus attaquée d'une mélancolie, accompagnée d'obstructions à la rate et au foie, qui la jetaient souvent dans des accès de délire et de fureur propres à persuader qu'elle était d'une folie consommée.

De cet examen étiologique, il ressort que le magnétiseur est particulièrement attentif aux troubles d'origine nerveuse qui accompagnent le traumatisme visuel de sa patiente. D'autre part, Mesmer ne cache point son inquiétude quant à l'usage exagéré de l'électricité par les médecins consultés jusqu'ici. En une dizaine d'années, la demoiselle Paradis aurait fait, rappelons-le, l'objet de trois milles électrochocs. Ce qui, à l'évidence, semble avoir mis son système nerveux à rude épreuve. En peu de temps, Mesmer parvient à faire disparaître les symptômes accompagnant la maladie ainsi que les douleurs qui en découlent. De nombreux témoins authentifient le succès du magnétiseur, d'autres, au contraire, pour la plupart des médecins, émettent des réserves. Il semble que la demoiselle Paradis ne voit qu'en présence du magnétiseur. On peut comprendre qu'une telle "guérison" dont Mesmer semble se féliciter, doit être regardée, sinon comme une provocation, du moins comme une invitation pour les médecins à remettre en question leur conception de l'art médical. Ces derniers, soucieux de préserver leurs dogmes et leurs techniques, suggèrent au sieur Paradis de mettre tout en oeuvre pour retirer sa fille de la clinique de Mesmer. Cette démarche ne se fait pas sans incidents, occasionnant à la jeune fille "une rechute fâcheuse". L'épisode mettant aux prises le magnétiseur et les parents de la patiente s'achève par une fin dramatique que ni le médecin ni la patiente n'oublieront jamais. Monsieur Paradis fait irruption chez Mesmer pour réclamer sa fille, non sans violence. Le 2 mai 1777, Mesmer est invité par la haute autorité médicale à mettre un terme à sa "supercherie" et à remettre la jeune pianiste à ses parents, sans que sa vue soit totalement rétablie. Marie-Thérèse Paradis reste aveugle toute sa vie, mais c'est en virtuose qu'elle donne des concerts de piano dans plusieurs villes européennes.

La cure proprement mesmérienne, celle qui place le magnétisant et le magnétisé dans un véritable "rapport magnétique", reçoit avec Marie-Thérèse Paradis son sens plénier et, jusqu'à nos jours, fait l'objet de développements divers chez plus d'un exégète du mesmérisme. D'une manière générale, on tend à faire du rapport établi entre Mesmer et Mademoiselle Paradis un rapport d'ordre érotique. Pour Robert Amadou par exemple :

> Mesmer a ouvert la voie de la psychologie abyssale et dynamique, en a joué, comme on joue avec le feu, pour des fins thérapeutiques. Il suscita ainsi, faute d'abréactions adéquates et contrôlées, des réactions très agressives. Et d'abord de lui-même contre lui-même qui, toujours angoissé et friand d'échecs, misa sur ses ennemis qu'il tâchait à séduire et lassa ses amis : lui qui méconnut et repoussa l'amour de Mademoiselle Paradis, leur amour mutuel, un amour dont il ne retrouvera plus le pareil ni même l'à peu près.

De son côté, Franklin Rausky, en représentant de la psychologie des profondeurs, émet l'hypothèse selon laquelle le comportement de Mesmer envers sa patiente serait empreint de "paternalisme" ; le mélomane Mesmer aurait trouvé en la personne de sa patiente son "âme-soeur". Rausky évoque aussi un facteur d'ordre sociologique, responsable du "traumatisme visuel" de la jeune pianiste.

> La famille Paradis. écrit-il, semble être l'exemple même de la "mauvaise famille", la famille telle qu'elle est maintenant, de par les aberrations d'une civilisation morbide.

Helmut Siefert, en se plaçant dans une perspective exclusivement freudienne, considère que le "traumatisme visuel" de Mademoiselle Paradis doit être ramené à une "scène originelle" vécue (*Urszene*) ; produit de l'observation ou du fantasme, l'*Urszene* évoque le rapport sexuel des parents à l'issue duquel le coït serait perçu par l'enfant comme une agression du père.

Le nouveau rapport médecin-malade inauguré par Mesmer n'est peut-être pas exempt d'un investissement affectif des deux parties. L'interruption de la cure magnétique, précisément du "rapport magnétique", qui selon Mesmer avait commencé à porter ses fruits, devait déboucher chez la patiente sur l'élargissement de sa blessure psychique. Il est difficile de mesurer la profondeur de la plaie que l'interruption dramatique de la cure magnétique a contribué à creuser chez la patiente. Nous ne pouvons mieux faire que de constater ici que Mesmer, tant par le constat étiologique que par le processus thérapeutique qu'il a envisagé, a pressenti le dynamisme d'un continent profond et obscur constitutif de la vie psychique de sa patiente. C'est la raison pour laquelle Henri-F. Ellenberger n'hésite pas à comparer Mesmer à Christophe Colomb :

> L'un et l'autre, écrit-il, découvrirent un monde nouveau, l'un et l'autre restèrent dans l'erreur jusqu'à la fin de leur vie sur la nature exacte de leur découverte, l'un et l'autre moururent amèrement déçus.

Sans doute l'épisode qui met en scène le magnétiseur viennois et la jeune pianiste, et qui s'achève sur une note dramatique, est-il un fait majeur dans l'histoire du mesmérisme, dans l'histoire de l'homme et de la doctrine. Et ce, non seulement parce que cet épisode se situe au beau milieu de la vie du magnétiseur alors âgé de 40 ans, mais parce qu'il le conduira à une remise en question de ses idées, à ce que Helmut Siefert appelle, à juste titre, son "auto-analyse". Mesmer écrit :

> Ce mauvais succès me porta à discuter de nouveau mes opinions. Loin de perdre à cet examen, elles en sortirent revêtues des couleurs de l'évidence. En effet, tout me disait qu'il existait nécessairement, dans les sciences, des principes négligés ou non aperçus, autres que ceux que nous admettions.

## Mesmer et les noces magnétiques

Comment Mesmer parvient-il à transcender cette amère réalité qui réduit son plus beau succès au pire de ses malheurs ? Comment répondre aux calomnies et aux propos malveillants, que résument les vocables de "supercherie" et de "séduction" ? Mettre fin à son activité de magnétiseur, se retirer de Vienne, prendre la voie du "promeneur solitaire" ? Autant de précautions prises par le père du "magnétisme animal" pour baliser les sentiers de la méditation. Répondre à cette double interrogation qui nous semble marquer une étape cruciale dans l'histoire de l'homme et de la doctrine -étape souvent occultée consciemment ou inconsciemment par les exégètes du mesmérisme- est un impératif que nous faisons nôtre.

Un passage du *Précis historique* (1781) dépeint d'une façon pathétique, digne d'un auteur romantique avant la lettre, tout aussi bien le cadre que le mouvement de la méditation de Mesmer. Véritable envolée lyrique, dont la muse inspiratrice n'est rien d'autre que la Nature, le texte suivant marque un tournant dans sa vie :

> Une ardeur brûlante s'empara de mes sens. Je ne cherchais plus la vérité avec amour. Je la cherchais avec inquiétude. La campagne, les forêts, les solitudes les plus retirées eurent seules des attraits pour moi. Je m'y sentais plus près de la Nature. Violemment agité, il me semblait quelquefois que le coeur

fatigué de ses inutiles invitations, je la repoussais avec fureur. O Nature, m'écriais-je dans ces accès, que me veux-tu ? D'autres fois, au contraire, je m'imaginais l'étreindre dans mes bras avec tendresse, ou la presser, avec impatience et trépignement, de se rendre à mes voeux. Heureusement, mes accents perdus dans le silence des bois, n'avaient que les arbres pour témoins de leur véhémence ; j'avais certainement l'air d'un frénétique. Toutes autres occupations me devinrent importunes. Les moments que je leur donnais me paraissaient autant de vols faits à la vérité. J'en vins à regretter le temps que j'employais à la recherche des expressions sous lesquelles je rédigeais mes pensées. M'apercevant que toutes les fois que nous avons une idée, nous la traduisons immédiatement dans la langue qui nous est la plus familière, je formai le dessein bizarre de m'affranchir de cet asservissement. Tel était l'effort de mon imagination, que je réalisai cette idée abstraite. Je pensai trois mois sans langue.

Texte particulièrement suggestif et saisissant à la fois, dont la fougue et la frénésie permettent de mesurer à quel point l'auteur est meurtri à la suite de la cure magnétique entreprise avec Marie-Thérèse Paradis. Ce texte signale en outre que l'ambition de l'auteur consistant à mettre en lumière toute une région obscure de la condition humaine n'est pas seulement le fait d'une construction de l'esprit, mais plonge ses racines dans la psyché de l'auteur lui-même. Mesmer prend conscience de ce qui constitue le processus fondamental de la cure magnétique : la crise. Celle-ci fait chez le fondateur du mesmérisme l'objet d'une expérience vécue. La crise mesmérienne correspond à ce que la psychanalyse du XXème siècle appelle un "symptôme", signalant l'incursion d'éléments inconscients dans la vie de conscience. Penser sans langue est, dans le cas de Mesmer, symptomatique du conflit qui l'oppose à la langue, et, de là, à la culture de son temps. Ce conflit est d'autant plus réel qu'il se présente sous une forme dialogique, pour ne pas dire dialectique : "[...] je la [...] repoussais avec fureur. [...] D'autres fois, au contraire, je m'imaginais l'étreindre avec tendresse [...]". Or le drame de Mesmer est de n'avoir jamais pu formuler en concepts - notion chère à l'esprit des "Lumières" - ce dont il a toujours eu l'intuition. Faire éclater les chaînes de la langue, et donc ce qui est de l'ordre conceptuel, voilà qui correspond à ce qu'on pourrait sans doute appeler les noces magnétiques que Mesmer contracte avec la Nature. C'est à l'occasion d'un commerce intime avec la Nature, que l'intuition jusqu'ici exprimée dans une langue de concepts a pu accéder, comme par transmutation, au rang de certitude. Mesmer regrette le temps qu'il employait à la recherche des expressions sous lesquelles il rédigeait ses pensées et finit par prendre conscience que le mot reste en deçà de la chose. Dans le *Mémoire* de 1799, il considère que la langue de convention, le seul moyen dont nous nous servons pour communiquer nos idées, a, dans tous les temps, contribué à défigurer nos connaissances.

A elle seule, cette phrase prouve que Mesmer est désormais en rupture avec l'un des aspects ou des instruments de la culture de son temps : la langue. Au sortir de cette étape critique qui revêt l'aspect d'une "rêverie", il semble engagé dans ce qu'on pourrait appeler une initiation, ou, pour parler le langage de la psychanalyse, une auto-analyse. Sur la voie de la contemplation de la Nature et de lui-même, Mesmer obtient la certitude de porter en lui la possibilité de dialoguer avec la Nature et de l'influencer, sans pour cela avoir à se servir de la langue des concepts. Le pacte que Mesmer contracte avec la Nature lui révèle au grand jour, comme dans une vision, le mystère qu'il avait déjà pressenti. Elle l'investit en contrepartie d'une mission :

transmettre à l'humanité dans toute la pureté qu' [il] l'avait reçu de la Nature, le bienfait inappréciable qu'[il] avait en main.

Fort de son expérience initiatique et des noces magnétiques qu'il célèbre avec la Nature, Mesmer se voit confirmé dans son charisme. Charisme revêtu désormais des couleurs de l'évidence. Détenteur de la grâce de la Nature et du pouvoir de la communiquer, Mesmer semble confirmer l'adage selon lequel "nul n'est prophète en son pays". Les efforts qu'il prodigue et l'adversité dont il fait l'objet jusqu'ici pour faire triompher sa théorie, le déterminent à quitter Vienne et à aller s'installer à Paris en février 1778.

Manifestement, le public parisien était déjà mis au courant de la découverte du "magnétisme animal" à travers la presse. La venue de Mesmer à Paris ne manque pas de faire sensation, et le mesmérisme vient allonger la liste des découvertes scientifiques de l'époque, largement diffusées. Le *Journal de Paris*, un des succès journalistiques du temps, se fait volontiers l'écho des débats scientifiques. L'on y apprend que la foudre avait été captée grâce au paratonnerre, l'électricité emmagasinée dans la fameuse bouteille de Leyde, l'eau décomposée en "phlogistique" (hydrogène) et en "air déphlogistiqué" (oxygène), l'air défié grâce à l'invention du ballon gonflable.

Tous ces exploits viennent enrichir le savoir, non seulement des spécialistes, mais aussi du grand public. On se persuade que les possibilités de l'esprit n'ont plus de limites. D'autre part, si les exploits scientifiques permettent à l'homme de se rendre maître de la Nature et lui promettent bonheur et progrès -notions chères aux Lumières- en même temps qu'une satisfaction intellectuelle, ils ne sauraient, en revanche, apaiser le secret désir -non moins légitime- d'émotions. En dépit de ce qu'elles promettent, les conquêtes de la raison ne peuvent réduire l'élan sourd qui porte l'homme sur les voies du mystère. Ce sont ces disciplines dites "secrètes", alchimie et arts divinatoires, théurgie et mancies, qui procurent aux Parisiens de cette période "pré-révolutionnaire" un nécessaire réservoir d'images.

Les esprits se passionnent non seulement pour les sciences exactes qui revêtent alors un caractère populaire, mais aussi pour les sciences ésotériques. Selon Louis Figuier,

> il n'était pas jusqu'à l'économie politique, science qu'on veut aujourd'hui positive et précise, qui ne reçût alors de Quesnay et de ses disciples le caractère de l'inspiration et les formes de la Cabale.

Dans sa thèse désormais classique, Auguste Viatte ne manque pas de noter à son tour que

> vers 1780, un renversement total s'opère dans les esprits. Les recherches magiques, apanage, jusque là, de sociétés mystérieuses attirent l'attention des beaux esprits ; ils espèrent drainer sur terre les énergies spirituelles, de même que le paratonnerre capte la foudre. Leur audace même, leur avidité de s'instruire, profite aux sciences occultes.

Ce qui est sûr, c'est que l'ésotérisme -au sens large-correspondant à une attitude d'esprit, à une manière de penser et de sentir tout à la fois le réel dans sa diversité et dans son unité, n'est pas l'opposé de la science. Il intervient, en cette période notamment, comme un véritable "facteur d'équilibration", traduisant cette soif faustienne qui conduit l'homme à rechercher une exaltation plus grande de ses possibilités. Au même titre que l'art et la religion, mais aussi la philosophie, les *disciplina arcani* procurent à l'homme le moyen d'ouvrir le dialogue intérieur et de justifier les formules de vie qu'il juge lui-même être les mieux adaptées à ses propres besoins. Besoins profonds et légitimes tout à la fois. La fonction et l'efficace de l'ésotérisme, sur le double plan psychologique et sociologique, ne sont pas en reste par rapport à l'Eglise et au parti politique. Antoine Faivre, étudiant l'ésotérisme en Allemagne et en France au XVIIIème siècle, écrit :

> Sociétés religieuses ou scientifiques, académies, associations de bienfaisance, etc. pullulent dans toute l'Europe, l'expression la plus intéressante de cette tendance, en matière ésotérique, devenant évidemment la franc-maçonnerie du continent. On recherche toujours, dans ces associations, plus de connaissances ou plus de sentiment, ou les deux à la fois.

Les malades qui, nombreux, affluaient chez Mesmer, abstraction faite cependant des curieux et des badauds, ne recherchaient pas autre chose. Plus que cela, ils venaient rechercher la vie, lutter contre la mort et contre la maladie. Quant au Mesmer qui arrive à Paris, c'est un Mesmer pour ainsi dire régénéré, transmuté, notamment à l'issue de ce que nous avons appelé "les noces magnétiques".

**Le Baquet de Mesmer**

Débordé par le nombre, chaque jour croissant, de ses patients, Mesmer songe à introduire dans sa thérapeutique un moyen lui permettant de satisfaire toutes les demandes : le "baquet", terme devenu à la mode dans le Paris des années 1780. Un médecin anglais, John Grieve, en visite à Paris en 1784, ne manque pas de se rendre à la clinique du médecin en vogue. Voici la description qu'il donne du fameux baquet :

> Le baquet est un récipient dont la hauteur ne dépasse pas un pied et demi environ placé au milieu de la salle des traitements. Il est si grand, ajoute-t-il, que vingt personnes peuvent facilement s'asseoir tout autour. Le bord du couvercle est percé d'un nombre de trous correspondant au nombre de personnes qui doivent l'entourer. Ces trous reçoivent des tiges de fer, recourbées à angle droit vers l'extérieur, disposées à différentes parties du corps auxquelles elles doivent s'appliquer. Outre ces tiges, une corde fait communiquer le baquet avec un des malades, puis, de proche en proche avec tous ses compagnons.

Par souci d'"objectivité", cette description ne va pas au-delà de la seule apparence extérieure. D'autres témoins sont allés un peu plus loin pour trouver que le "baquet" contient des éclats de bouteilles cassées, du sable, des pierres, du soufre en bâton concassé, de la limaille de fer, le tout baignant dans l'eau. Si tout cela est le "baquet", compte tenu du contenant et du contenu, l'on n'aura fait, semble-t-il, que dégager ses propriétés physiques, sans comprendre, ni même saisir sa dimension métaphysique. On restera bien en-deçà du sens que le "baquet" mesmérien est censé recouvrir et transmettre. Ceux qui ne font que cela, Mesmer pourrait les associer à ses imitateurs dont il écrit :

> Les prétendus imitateurs de ma méthode ont établi dans leurs hôtels des baquets semblables à celui que l'on voit dans la salle de mes traitements. S'ils ne savent que cela, ils sont peu avancés. Il est à présumer que si j'avais un établissement commode, je supprimerais les baquets. En général, je n'use de petits moyens que lorsque j'y suis forcé.

Des exégètes du mesmérisme, plus avertis, attachent à l'eau contenue dans le baquet une grande importance. On sait que Mesmer se flattait dans sa *lettre à un médecin étranger* (1775) de pouvoir magnétiser tout objet qu'il touchait. Jean Vinchon pense que l'eau du bassin de la résidence mesmérienne à Vienne était magnétisée et constituait déjà un baquet où les malades trempaient leurs pieds. Franklin Rausky, à la suite de Vinchon, suggère que ni le mot ni la chose ne se trouvent chez les auteurs traditionnels, comme Paracelse, Kircher ou Cardan. Le baquet serait donc un instrument d'invention mesmérienne. L'eau, ajoute Rausky, est un élément aux vertus multiples et les Anciens ne l'ignorait pas. Purificatrice et régénératrice, elle emplit le bénitier. Rausky a certes le mérite d'avoir entrevu la dimension symbolique de l'eau du baquet, mais il n'en a pas poussé l'analyse jusqu'au bout. Toute la pensée mesmérienne se meut, comme nous l'avons déjà signalé, dans le sillage de la tradition ésotérique. La science ésotérique est avant tout science des symboles. Selon Luc Benoist,

> la science des symboles est fondée sur la correspondance qui existe entre les divers ordres de réalité, naturelle et surnaturelle [...]. La règle d'or du symbolisme énonce qu'une réalité d'un certain ordre peut être représentée par une réalité d'un ordre moins élevé, tandis que l'inverse est impossible puisque le symbole doit être plus accessible que ce qu'il représente. Cette règle découle de l'harmonie nécessaire au maintien du monde pris à un moment donné, à un équilibre cosmique où chaque partie est homologue du tout. Ainsi, la partie symbolise la totalité, l'inférieur témoigne pour le supérieur et le connu supplée à l'inconnu.

L'élément eau, contenu dans le "baquet", renvoie à une eau supérieure, eau de jouvence réveillant l'organisme. Elle réveille l'organisme avec toutes ses dimensions, corporelle et psychique, et le rend réceptif à la totalité de l'univers. L'eau magnétique est symbole de l'eau de Vie. Elle rayonne de vie et de pureté. Entrer en résonance avec l'eau magnétique du baquet, c'est d'une certaine manière entrer en rapport avec l'ensemble de l'univers. Symbolisant une puissance supérieure qui, selon Mesmer, n'est autre chose que le "magnétisme animal", l'eau du baquet est chargée de vertu curative. Symbole puissant, l'eau procure au malade le moyen de retrouver l'harmonie et l'équilibre de lui-même et du tout. La fraîcheur et le tonus vital qu'elle est supposée transmettre est la fraîcheur même du matin de la vie, au-delà de toute souillure. Retrouver cet instant cosmique de la vie du patient, cela équivaut à un "symptôme", chiffre d'or de la thérapeutique mesmérienne.

Si telle est la fonction du baquet, fonction symbolique et symboliquement curative, il conviendrait de lui attribuer le titre de symbole aux multiples réseaux de significations. Qu'est-ce qu'un symbole, sinon cet objet concret ayant pour fonction de révéler un mystère inquantifiable et non mesurable ? Selon l'anthropologue de l'imaginaire, Gilbert Durand, le "symbole est [...] une représentation qui fait apparaître un sens secret, il est l'épiphanie d'un mystère". Ainsi le baquet n'a-t-il d'autre fonction que d'épiphaniser sur le plan de l'intuition sensible ce qui est impossible à saisir par les sens. Le baquet et l'eau qu'il contient sont efficaces parce qu'ils ont le statut de symboles. Statut qu'un état d'esprit rationaliste refuserait de comprendre. Mesmer confirme cette analyse quand il écrit à la manière d'un poète :

> [...] mais l'objet que je traite échappe à l'expression positive. Il ne me reste, pour me faire entendre, que des images, des comparaisons, des approximations [...]. On essayerait en vain d'expliquer à un aveugle né de naissance la théorie des couleurs. Il faut les voir ; c'est-à-dire sentir. Il en est de même du magnétisme animal. Il doit en premier lieu se transmettre par le sentiment. Le sentiment peut seul en rendre la théorie intelligible.

Si le baquet a tant mérité notre attention, c'est parce qu'il occupe une place et une fonction centrales dans la méthode thérapeutique mesmérienne, surtout lors de son séjour à Paris. Mais ce qu'il ne faut pas perdre de vue, c'est que d'autres éléments accessoires viennent compléter le décor de la salle des traitements.

Tout contribue à faire du cabinet mesmérien un lieu original, différent des autres cabinets parisiens : tapis épais, rideaux tirés pour accentuer la pénombre, parfums délicats baignant l'air ambiant, musique douce jouée sur des instruments rares comme l'harmonica de verre, miroirs tapissant les murs et censés réfléchir les émanations du "fluide subtil" issues du baquet autour duquel les malades forment une chaîne, thérapeute vêtu d'une robe de soie, tantôt lilas, tantôt pourpre. Tout ce décor, soigneusement étudié, fait songer au cabinet du psychothérapeute plus qu'à celui du médecin ordinaire. Décor enchanteur s'il en est, il n'est pas sans rappeler le célèbre sonnet de Charles Baudelaire, intitulé avec bonheur "Correspondances". Maria Tatar a raison d'écrire que chaque objet, dans la clinique de Mesmer, est revêtu d'une aura de mystère et d'envoûtement magique. L'on peut aisément concevoir que ce décor, d'une portée symbolique, n'a d'autre finalité que d'harmoniser -la notion d'harmonie étant une notion clé dans la théorie mesmérienne- le rapport du malade et du monde qui l'environne en même temps que le rapport entretenu par le malade avec lui-même. Voilà le sens de la circulation harmonieuse du "fluide universel". Voilà le modèle d'harmonie qui doit s'"in-former" symboliquement dans l'imagination du patient. Il y a plus, l'idéal d'harmonie doit se réfléchir, grâce au miroir, dans l'imagination du patient en mal d'équilibre. Le miroir, autant le mot que la chose, convoque la notion d'analogie que le symbolisme mesmérien fait jouer à plein. Cette mise en oeuvre de la loi d'analogie suffirait peut-être à faire de Mesmer un penseur ésotérique. A propos de la loi d'analogie, en honneur chez plus d'un penseur du XVIIIème siècle, Antoine Faivre écrit :

> La très poétique loi d'analogie sous-tend toujours les démarches ésotériques dont elle représente certainement le dénominateur commun. Il existe entre les choses et les êtres des rapports nécessaires, intentionnels, qui ne sont pas obligatoirement temporels ou spatiaux. Le semblable agit sur le semblable : ainsi s'expliquent à la fois la magie, la théurgie - art de faire apparaître des esprits angéliques - et la connaissance que "l'esprit des choses" peut nous aider à acquérir.

En effet, pour Mesmer dont la thérapeutique est fondée sur une symbolique comme pour Paracelse "la magie est naturelle parce que la nature est magique". La loi d'analogie, contenue dans cette formule de Paracelse, rend possible la transmission de l'idéal d'harmonie si cher à Mesmer, et lui inspire ces lignes :

> [...] la conservation de l'homme, ainsi que son existence sont fondées sur les lois générales de la Nature ; que l'homme possède des propriétés analogues à celles de l'aimant ; qu'il est doué d'une sensibilité par laquelle il peut être en rapport avec les êtres qui l'environnent, même les plus éloignés ; et qu'il est susceptible de se charger d'un ton de mouvement [...], qu'il peut, à l'instar du feu, communiquer à d'autre corps animés et inanimés ; que ce mouvement peut être propagé, concentré, réfléchi comme la lumière et communiqué par le son ; qu'enfin, le principe de cette action, considéré comme un agent sur la substance intime des nerfs du corps animal, peut devenir UN MOYEN DE GUERIR ET MEME DE PRESERVER DES MALADIES.

Tiré du tout dernier écrit de Mesmer, cet extrait a le mérite de nous présenter *in nuce* l'ensemble de la théorie mesmérienne. Il nous engage aussi à porter notre attention sur un autre symbole constitutif de la théorie du magnétisme animal : le feu.

# CHAPITRE III

# LE MESMERISME, THEORIE DU FEU INVISIBLE

Nous avons évoqué le rapport du "magnétisme animal" et de l'eau contenue dans le baquet. Il convient à présent de s'interroger sur le rapport qui relie le "magnétisme animal" au feu.

Un de ses détracteurs, Jacques Dehorne, attribue à Mesmer, dans un texte pamphlétaire, le titre de Prométhée. La figure de Prométhée a souvent tenté la poésie moderne, et Goethe lui-même n'y a pas échappé. Figure mythique de l'absolu, le caractère distinctif de la figure prométhéenne est le dualisme : tantôt elle reçoit le masque du héros de l'impiété, défiant les vieilles croyances au nom du progrès, tantôt elle se présente sous l'aspect d'un sage forçant le respect, l'apôtre d'une religion nouvelle, sorte de Messie dont la mission est de procurer à l'humanité le bonheur idéal, la science infinie. C'est, en fait, sous ce double aspect que l'apôtre du "magnétisme animal" préoccupe les critiques les plus avertis. Aussi est-ce au point de jonction de la tradition et de la modernité, que doit être située la figure mesmérienne. L'on serait tenté de voir agir en elle ce que l'auteur de la Psychanalyse du feu appelle le "complexe de Prométhée". Le "Prométhée" du XVIIIème siècle semble admettre volontiers le titre qu'un de ses adversaires lui attribue. Un de ses derniers disciples allemands, Karl Christian Wolfart, n'hésitera pas à appeler son maître "le second Prométhée". De plus, Mesmer est d'autant plus conscient de son dessein prophétique qu'il écrit dans sa lettre à Lorenz Oken, du 12 octobre 1811, que depuis trente ans il n'a cessé d'annoncer au monde l'"Evangile de la Nature". Comme l'a vu Ernst Benz, l'"Evangile de la Nature" est moins une construction doctrinale qu'une approche théorique. Approche symbolique, ajoutons-nous, du statut charismatique d'un médecin en quête de reconnaissance. Comme tout évangile, la théorie mesmérienne exige le préalable de la foi. Mesmer écrit :

> Il ne s'agit pas que je veuille être le bienfaiteur des hommes, il est encore nécessaire qu'ils agréent le bienfait. Avant tout, il faut qu'ils y croient.

Que l'"Evangile de la Nature" repose sur un fond symbolique, et partant, peut être soumis à une grille de lectures plurielles et parfois même contradictoires, cela est attesté par les jugements émis par les contemporains de Mesmer. Pour J.P.F. Deleuze, l'auteur d'un des livres les plus significatifs sur le "magnétisme animal",

> la croyance au magnétisme et celle aux opinions des illuminés sont absolument étrangères l'une à l'autre [...], on voit dans le magnétisme la cause naturelle de la plupart des phénomènes qui ont conduit les hommes à adopter une philosophie occulte.

Le point de vue du philosophe inconnu, Louis-Claude de Saint-Martin, rejoint, probablement pour des motifs différents, celui de Deleuze. Ces deux critiques de Mesmer tendent à dresser une barrière entre le mesmérisme et la théosophie ou l'ésotérisme. Le théosophe d'Amboise écrit en effet :

> C'est Mesmer, l'incrédule Mesmer, cet homme qui n'est que matière et qui n'est même pas en état d'être matérialiste, c'est cet homme dis-je qui a ouvert la porte aux démonstrations sensibles de l'esprit [...]. Tel a été l'effet du magnétisme.

Tout à l'opposé est le jugement du "Mage du Sud" de l'Allemagne. Pour Oetinger, le théoricien de la "corporéité de l'esprit", la médecine du XVIIIème siècle s'enrichit grâce au mesmérisme d'un fonds nouveau. Mesmer confirme, aux yeux de F.C. Oetinger, une fois de plus, les théories de Van Helmont et de Jacob Böhme.

Jugements contradictoires, qui tendent à corroborer l'idée selon laquelle l'Evangéliste de la Nature est aux prises avec le "complexe de Prométhée" quand il esquisse, dans son dernier Mémoire (1799), la théorie du "feu invisible". D'autre part, ils apportent la preuve que l'"Evangile de la Nature" peut faire l'objet de plus d'une lecture. Mesmer énonce la théorie du "feu invisible" de la façon suivante :

> Le magnétisme animal, considéré comme un agent, est donc effectivement ce feu invisible ; il s'agit :
> De savoir provoquer et entretenir par tous les moyens possibles ce feu et d'en faire l'application.
> De connaître et lever les obstacles qui peuvent troubler ou empêcher son action, et l'effet gradué qu'on cherche à obtenir dans le traitement.
> De connaître et de prévoir la marche de leur développement pour en régler et en attendre avec fermeté le cours jusqu'à la guérison.

Voilà à quoi se réduit généralement la découverte du magnétisme animal, considéré comme moyen de préserver des maladies et de les guérir.

Ce passage du *Mémoire* (1799) apporte une preuve supplémentaire au fait que la pensée mesmérienne repose, comme toute pensée ésotérique, sur une symbolique. Moins visible à l'"oeil de chair" qu'à l'"oeil de feu", le feu dont il est question ici est un feu symbolique. L'on a pour ainsi dire l'impression que le promoteur du "magnétisme animal" trace des cercles concentriques se rapprochant progressivement du centre où se situe l'Agent mystérieux qui se trouve au coeur de sa théorie. Principe d'explication universelle, le "feu invisible" pourrait être soumis à l'analyse si fine d'un Gaston Bachelard. En effet, l'épistémologue dissèque l'élément feu de la manière suivante :

> Le feu est [...] un phénomène privilégié qui peut tout expliquer [...]. Le feu est l'ultra-vivant. Le feu est intime et il est universel. Il vit dans notre coeur. Il vit dans le ciel. Il monte des profondeurs de la substance et s'offre comme amour [...]. Parmi tous les phénomènes, il est vraiment le seul qui puisse recevoir aussi nettement les deux valorisations contraires : le bien et le mal [...]. Il est bien-être et il est respect. C'est un dieu tutélaire et terrible, bon et mauvais. Il peut se contredire : il est donc un des principes d'explication universelle.

Ce passage séduisant conviendrait au mieux, semble-t-il, à rendre raison du "feu invisible". Car il illustre non seulement le caractère dynamique, mais aussi universel du feu thérapeutique envisagé par Mesmer. A l'oeuvre dans toute la nature, tant extérieure qu'intérieure, le "feu invisible" remplit les interstices de tous les fluides, mais aussi de tous les solides, indique Mesmer. Autre symbole du "fluide universel", le "feu invisible" est "l'ensemble de toutes les séries de la matière la plus divisée par le mouvement intestin". A l'égard des propriétés qu'il détermine dans les corps organiques, il est ce que l'air est au son et à l'harmonie, ou l'éther à la lumière, ou enfin l'eau au moulin. Etant à l'origine de la cohésion et de l'élasticité des corps, le "feu invisible" n'est pas lui-même soumis à ces propriétés que pourtant il détermine. A cet égard, il figure quelque chose d'absent et de difficile à nommer qui cependant affirme sa présence dans la nature. Mesmer refuse résolument de recourir à la terminologie abstraite, comme par exemple à la notion d'Esprit. L'expression "feu invisible" lui semble garantir la substantialité de l'Agent invisible : "le magnétisme animal". En annonçant la théorie du "feu invisible", notamment en 1799, Mesmer renonce définitivement à la théorie de l'attraction, laquelle en 1766 fondait l'édifice de la Thèse. En 1799 l'attraction est pour Mesmer "un mot vide de sens [...], l'attraction n'existe pas dans la Nature, [...], elle n'est qu'un effet apparent d'une cause qu'on n'aperçoit pas".

Aussi, le concept d'attraction aura vite fait, sans doute à cause du caractère abstrait dont il se prévaut, de céder la place au symbole du "feu invisible". Est-ce à dire que Mesmer désavoue Newton? Sans doute désavoue-t-il une certaine interprétation de la théorie de Newton, en l'occurrence celle qui consiste à voir dans la théorie de l'attraction la réalité elle-même, et non pas une image symbolique de la réalité. Selon Paul Ricoeur, tout symbole authentique - et manifestement le "feu invisible" en est un - possède trois dimensions caractéristiques :

> il est à la fois cosmique, c'est-à-dire qu'il puise sa figuration dans le monde visible, dans le monde concret, onirique dans la mesure où il s'enracine dans les souvenirs et dans les rêves, dans ce qui constitue le matériau le plus concret de notre biographie la plus intime ainsi que Freud et Jung l'ont montré, et enfin poétique, c'est-à-dire que le symbole a partie liée avec le langage, le langage le plus jaillissant et le plus concret.

La théorie du "feu invisible", telle qu'elle est envisagée par Mesmer dans son dernier Mémoire sur le magnétisme animal, ne peut recevoir toute sa signification qu'à la lumière du symbole ainsi défini par Paul Ricoeur. L'aspect tridimensionnel du "feu invisible" en tant que symbole est repérable dans la vie et dans l'oeuvre -qu'on ne saurait dissocier- de Mesmer. D'une part, l'auteur de l'"Evangile de la Nature" ne peut se passer de la médiation de celle-ci pour illustrer, l'analogie aidant, la théorie des influences réciproques en même temps que le pouvoir charismatique dont la Nature l'a investi depuis l'enfance. La seule lecture de la Thèse de médecine suffirait à montrer le plus grand intérêt que l'auteur attache à la cosmologie. Le magnétiseur du XVIIIème siècle a toujours exprimé son espoir de voir la Nature confirmer naturellement la présence en lui d'un pouvoir charismatique vécu. D'autre part, que l'on se remémore l'étape initiatique que Mesmer a vécu et que nous avons appelé les "noces magnétiques" ; elle correspond à un moment crucial dans la vie de l'auteur de l'"Evangile de la Nature". Les termes dans lesquels il décrit lui-même cette expérience ressortissent au domaine du rêve davantage qu'à celui de la veille. Enfin, le rapport que Mesmer entretient avec la langue n'est pas celui du philosophe des "Lumières" qui dépouille les images de leur substance pour les hausser au rang de concepts abstraits, mais plutôt celui du poète sensible à la vie des images, langage le plus immédiatement vécu et le plus jaillissant. Voici comment Mesmer définit son attitude vis-à-vis de la langue et se déclare du même coup en faveur de la langue poétique des images :

> La langue de convention, le seul moyen dont nous nous servons pour communiquer nos idées a, dans tous les temps, contribué à défigurer nos connaissances. Nous acquérons toutes les idées par les sens ; les sens ne nous transmettent que celles des propriétés, des caractères, des accidents, des attributs ; les idées de toutes ces sensations s'expriment par un adjectif ou un épithète, comme chaud, froid, solide, pesant, léger, luisant, sonore, coloré, etc. On substitua à ces épithètes, pour la commodité de la langue, des substantifs ; bientôt, on substantifia les propriétés ; on dit : la chaleur, la

gravité, la lumière, le son, la couleur, et voilà l'origine des abstractions métaphysiques.

Le théoricien du "feu invisible" apparaît ici en rupture définitive avec la philosophie des "Lumières" pour renouer avec la sagesse des symboles, instrument de choix en honneur chez les tenants de la pensée ésotérique en Allemagne, de Jacob Böhme à Oetinger. La sagesse des symboles est seule suffisamment adéquate et susceptible de rendre compte des rapports analogiques et des correspondances homologiques permettant à l'"homme de désir" de se préserver contre toute vision "schizomorphe" du monde. En même temps, elle lui permet d'assumer, dans un équilibre parfait et par là salutaire, la contradiction du moi et du non-moi, contradiction qui, pour l'"homme de désir", n'est qu'apparente puisque l'unité du monde est posée comme principe, suivant une vérité qui s'exprime dans la *Table d'Emeraude* :

> Tout ce qui est en bas est comme ce qui est en haut, et ce qui est en haut est comme ce qui est en bas, pour accomplir les miracles d'une seule chose.

A cette vérité, Mesmer semble ajouter foi, d'autant plus qu'il déclare : "La vie du monde n'est qu'une et celle de l'homme individuel en est une particule". Sans doute est-ce là une des raisons pour lesquelles les Académies européennes, comme nous le verrons, ont condamné les thèses mesmériennes. Peut-être est-ce là aussi la raison pour laquelle l'un des représentants les plus significatifs de la tradition ésotérique en Allemagne, F.C. Oetinger, a pu voir en Mesmer un chaînon de toute une lignée de prophètes et penseurs allant de Salomon jusqu'à Jacob Böhme, en passant par Hippocrate, Van Helmont mais aussi le père Hell. Seul le semblable reconnaît le semblable, serions-nous tenté de dire !

Sans que l'on puisse parler d'influence directe ou indirecte, les deux Souabes, Mesmer et Oetinger, s'apparentent par une affinité d'esprit. Grâce à celle-ci - non point à une filiation qui unit le père de la théosophie souabe et l'auteur de l'"Evangile de la Nature"- le nom de Mesmer peut figurer en lettres d'or aux côtés de Salomon, Hippocrate, Van Helmont, Jacob Böhme et le Père Hell, dans l'article *Leben* (Vie) du *Dictionnaire biblique et emblématique* (1776) dont l'auteur est Oetinger.

Ernst Benz, dont les travaux ont marqué le renouveau de la recherche sur le mesmérisme depuis 1966, est le premier à attirer l'attention sur l'affinité de ce courant magnétiste avec la "théologie de l'électricité", cultivée par Oetinger et ses disciples, notamment Procop Divisch (1696-1774) et Johann Ludwig Fricker (1729-1766). Restés dans l'ombre jusqu'à ce que Ernst Benz et, à sa suite, Antoine Faivre leur consacrent des études éclairantes, les disciples d'Oetinger sont avant tout des théosophes sensibles aux rapports qui relient Dieu, l'homme et la nature. Et c'est à ce titre qu'ils ont cherché à comprendre la nature et ses phénomènes, en particulier l'électricité. Contemporains de Mesmer, leur approche de l'électricité et du feu ne doit pas échapper, pour des raisons évidentes, à l'étude de l'histoire du mesmérisme, pour autant que celui-ci se présente -dans le tout dernier écrit de la main du magnétiseur- comme une théorie du "feu invisible". Pour entreprendre de tels rapprochements et de telles confrontations, notamment du mesmérisme et de la théorie de l'électricité de Procop Divisch, nous ne pouvons mieux faire que de nous appuyer sur les analyses si fines et si subtiles d'Ernst Benz et d'Antoine Faivre.

Théosophes de mérite, doublés de savants méticuleux, Divisch, Fricker et Oetinger peuvent être regardés comme les membres d'une famille d'esprits qui auraient pu compter Mesmer comme un des leurs, eu égard à un style de pensée qui leur est commun en même temps qu'à un intérêt partagé pour le phénomène universel : le feu. Hommes de foi et hommes de savoir, Oetinger et ses disciples, surtout Divisch, ont fait de l'expérimentation une règle de conduite dans leur observation de la nature, sans cependant faire abstraction de la spéculation. Tandis que Mesmer s'abstient d'ouvrir la Bible, un Divisch par exemple en fait une référence obligée. Toutefois, les deux hommes tendent à se rapprocher dès lors qu'il s'agit de relier l'homme et la nature, le moi et le non-moi, en se défiant de l'angélique souci d'objectivité, érigé en dogme par les tenants de la science officielle. Hardiesse qui n'a pas empêché le prêtre catholique de Moravie, Procop Divisch, de concevoir bien avant le célèbre Benjamin Franklin (1706-1790) le premier paratonnerre. En 1750 déjà, Procop Divisch est invité à la cour impériale de Marie-Thérèse pour exposer les résultats de ses travaux sur l'électricité météorologique, ce qui lui vaut les encouragements du couple impérial. Cinq ans plus tard, Divisch sollicite l'autorisation d'installer sur les toits de la résidence de l'Impératrice ce qui a failli être le premier paratonnerre. Mais les autorités académiques viennoises ont dû intervenir pour mettre le couple souverain en garde contre cette initiative jugée périlleuse. Sans doute, Divisch a dû ainsi payer, à l'instar de Mesmer, son tribut à l'esprit de l'*Aufklärung*. Sans doute aussi, les exploits scientifiques et techniques du "théologien de l'électricité" sont, au fond, la mise en oeuvre d'un désir - désir commun à toute figure de l'homme traditionnel éprise d'une compréhension gnostique du monde. Désir qui fait participer dans le même élan tout à la fois l'homme, la Nature et Dieu. Désir enfin qui "électrise", "magnétise", les conceptions du monde, tout aussi bien celles de Divisch que de Mesmer.

Semblablement à Mesmer, Divisch se propose de faire oeuvre de science tout en s'efforçant d'étudier les grands phénomènes naturels qui préoccupent son siècle. L'électricité et le magnétisme sont pour ainsi dire des phénomènes à la mode dès le milieu du XVIIIème siècle. Faut-il rappeler que Mesmer lui-même avait longtemps hésité à choisir entre électricité et magnétisme, avant d'opter définitivement pour le dernier ? En se proposant de rechercher la vérité dans l'erreur, Mesmer ne fait rien d'autre qu'exprimer le désir urgent d'investir le domaine de l'erreur ou supposée telle, sans perdre de vue la possibilité de voir ce désir obéir aux exigences du temps. Aussi le phénomène de l'influence mutuelle est-il d'une part identifié au phénomène magnétique et, d'autre part hissé au rang de force universelle, résolument indépendante des énergies reconnues par la physique officielle. Chargé de traduire ou de représenter un pouvoir vécu d'expérience, le "fluide subtil" ne peut s'exprimer autrement que par des images, par des symboles qui nous familiarisent avec le mystère vécu par Mesmer - sans pour autant nous le dévoiler complètement. Non seulement il figure l'absolu, mais c'est grâce à lui que, ainsi que le note Mesmer, "l'univers est fondu et réduit en une seule masse". Considéré comme phénomène naturel ayant pour modèle sensible l'aimant, on serait tenté, en vertu de la polarité qui préside à son existence, de voir en ce feu subtil l'homologue de Dieu dans la théosophie de type böhmiste. L'auteur de l'"Evangile de la Nature" se refuse à faire de la théologie, fût-elle fondée sur une véritable philosophie de la Nature. Pourtant, ce "feu invisible" présente une analogie multiple avec le "feu électrique" de Procop Divisch et de Oetinger. Pour le "théologien de l'électricité", homme de foi et homme de savoir, scrutant en théosophe complet non seulement le double livre de l'homme et de la nature mais aussi la Bible, le phénomène naturel de l'électricité doit être reconduit à son origine première, Dieu. En cela, il va beaucoup plus loin que ne le fait Mesmer. La cosmo-anthropologie mesmérienne se trouve chez le "théologien de l'électricité" pour ainsi dire revue, corrigée et augmentée par la théologie. Non seulement le fait électrique est envisagé par Divisch comme un phénomène universel et originel, mais il est en plus identifié à la lumière du premier jour de la Création. A l'effort du savant se superpose chez Divisch l'effort de l'homme de foi et de l'herméneute soucieux de reconduire le phénomène observé à son origine première, telle qu'elle se présente dans la Bible. Les enseignements de l'Ecriture se trouvant ainsi convoqués, le "feu électrique" est rendu intelligible dans sa dimension théo-cosmo-anthropologique, ramené à sa source première, divine. Appelé aussi feu naturel ou électrique, il n'est pas seulement source lumineuse comme la lumière du quatrième jour, c'est-à-dire le soleil, forme de manifestation tardive de la lumière du premier jour ; il est plutôt ce feu électrique vivifiant et formateur, dynamisant et réchauffant la matière. En se répandant dans le chaos initial, il imprégna toute matière à laquelle il se lia en tant que principe vital et vitalisant. Quoique

Mesmer prenne ou semble prendre ses distances vis-à-vis de toute source scripturaire, il n'en attribue pas moins au "feu invisible", qui n'est qu'une autre détermination du "magnétisme animal", une propriété analogue à celle que confère Divisch au feu du premier jour ou "feu électrique" : Mesmer le veut ranimant, tonifiant et de surcroît éminemment adaptable au milieu qu'il imprègne. D'autre part, le "feu électrique" est pour "le théologien de l'électricité" ce qu'il y a de plus subtil, de plus rapide et de plus pénétrant. On croirait lire ici les Propositions de Mesmer ! Se montrant moins soucieux d'originalité que Mesmer, Divisch ne tait pas les sources anciennes et hermétiques auxquelles il puise et voit dans le "feu électrique" dont il entreprend l'explication un principe homologue à "l'esprit de la Nature" ou *Naturgeist* que, dit-il, les anciens sages de ce monde ont déjà pressenti de façon vague et approximative. D'aucuns l'ont baptisé *ignis elementaris*, *ignis electricus, Archeus* ou encore *spiritus mundi.*

Autant que le "feu invisible" de Mesmer, le "feu électrique" de Divisch est doué d'une vertu curative. Au magnétisme thérapeutique de Mesmer se substitue, chez Divisch, une véritable électrothérapie. A la "magnétisation" mesmérienne, Divisch substitue l'"électrisation". Celui-ci envisage en effet une forme d'électrothérapie douce, sans commune mesure avec l'électrochoc dont usaient les médecins officiels du XVIIIème siècle. L'électrothérapie de Divisch consiste dans l'administration au patient de courants continus mais de faible intensité. Pour diminuer l'intensité du courant électrique à administrer au patient, Divisch aurait mis en oeuvre des condensateurs revêtus de cire. Avant d'appliquer l'électricité sur le patient, l'opérateur use de son pouvoir de conducteur du courant électrique, en vue de l'atténuer pour l'administrer en fin de compte au patient sous forme d'"insufflations". Ainsi le "feu électrique" se transforme-t-il en ce que Divisch appelle "essence balsamique de la nature". "L'essence balsamique" de la nature a, semble-t-il, été à l'origine de la guérison d'un paralytique, et l'action de l'"électrisation" dans l'organisme malade n'est pas sans évoquer celle du "magnétisme animal" en ce que le "feu électrique" ou "balsamique" combat l'obstruction des vaisseaux, tonifie le suc nerveux et en rétablit la circulation harmonieuse. Le courant électrique transmuté pour ainsi dire en "essence balsamique" s'insinue dans les membres du patient d'une manière soudaine et mystérieuse, suscitant des secousses bienfaisantes. Peut-être est-ce là ce qui correspond à ce que Mesmer appelle le processus de la "crise". Car l'"essence balsamique" a en propre de "décomposer le massif, mouvoir l'inerte, dissoudre l'obstrué et le compact".

L'électricité est ainsi pour Divisch ce que le magnétisme est pour Mesmer : un moyen mis à la disposition de l'homme pour rétablir l'équilibre et l'harmonie ; d'où la conception selon laquelle le médecin est un collaborateur ou "agent de la nature". A la différence de Mesmer, Divisch n'hésite pas à se dire "mage". Le "mage électrique", homologue du "mage magnétique", est celui qui sait apprivoiser le feu vital qu'il communique à ses semblables afin de restaurer la vie. Maîtriser la force vitale représentée chez Divisch par l'électricité et chez Mesmer par le magnétisme, savoir l'administrer en collaborateur de la Nature et de façon conséquente, tel est le rôle et le statut qu'Oetinger assigne au mage. Médecins de la qualité comme Paracelse, le "mage électrique" et le "mage magnétique" sont des restaurateurs de l'équilibre vital grâce au "feu balsamique" ou au "feu invisible". Le mage de l'électricité et le mage du magnétisme ne se fixent pas d'autre but que l'intégration de la vie particulière dans la vie générale, celle de la cellule dans celle de l'organisme, de la vie de l'homme dans la vie de l'univers.

Pour Divisch comme pour Mesmer, la vie de l'univers est une totalité indivise ; traversée par un flux vital universel, la Nature est autant pour l'électrothérapeute Divisch que pour le magnétiseur Mesmer un Tout organique dont l'homme est une partie. Pour les deux théoriciens du feu, elle apparaît comme le domaine d'influences réciproques, de correspondances, de conjonctions. L'un et l'autre, en dépit de leurs évidentes différences se font, à contre-courant de leur siècle "éclairé", les chantres d'une vision du monde englobante et pour ainsi dire compréhensive, sans pour autant tourner le dos aux préoccupations scientifiques de leur temps. Ils font ainsi figure de conciliateurs, soucieux de faire coïncider tradition et modernité, et en cela ils pourraient figurer en bonne place dans la liste des "mages" des temps modernes. Dans leurs refus d'opposer irréductiblement le moi et le monde, Divisch et Mesmer font appel l'un et l'autre à ce que des penseurs de l'antiquité, comme Platon, désignent par l'"âme du monde". Ils en réactivent l'idée en mettant à leur service les exploits scientifiques les plus en vue en leur siècle. Qu'ils aient pour nom électricité ou magnétisme, c'est vers ce même foyer que convergent le "feu électrique" et le "feu invisible". Il s'agit d'un élément intermédiaire entre l'esprit pur et la matière grossière, situé là même où réside l'être vrai des choses : la vie.

Rien d'étonnant dès lors à ce qu'Oetinger ait pu voir en Mesmer un sage dont les vues viennent confirmer les thèses de Van Helmont (1577-1644) et de Jacob Böhme. Au XVIIIème siècle, nul mieux qu'Oetinger n'a su mettre en relief la nature de la vie et de l'âme, car toutes deux correspondent chez lui à une réalité concrète. Appelée à combattre l'abstraction sous toutes ses formes, et l'idéalisme de Leibniz en particulier, sans pour autant condescendre jusqu'au matérialisme d'un La Mettrie, la théorie de la "corporéité de l'esprit" ou *Geistleiblichkeit*, mise en oeuvre par l'héritier de Jacob Böhme, se présente comme un moyen terme propre à rendre compte du "magnétisme animal" ou "vital". La théorie de Oetinger repose sur une anthropologie traditionnelle à trois termes : esprit, âme et corps. A l'âme est attribué le rôle de médiation entre l'esprit et le corps. Pour Oetinger, comme l'écrit si justement Pierre Deghaye, "la vie c'est l'âme qui ne fait qu'un avec la nature ; de même, rien n'existe qui ne trouve sa place dans le monde de l'âme". Dès lors, qu'il s'agisse du "feu invisible" de Mesmer ou du "feu balsamique" de Divisch, c'est dans le monde de l'âme universelle et individuelle qu'ils remplissent leur fonction avec efficacité. Fonction magique s'il en est, car le monde de l'âme - où tout est vie - est le domaine de prédilection des influences réciproques, des harmonies magnétiques, des sympathies en même temps que de la secrète connivence du moi et du monde. Ainsi, avec Oetinger, Divisch et Mesmer, la psychologie s'apprête à se frayer une nouvelle voie propre à concilier l'homme avec lui même et avec le monde, tout en le préservant de l'attitude schizoïde de la psychologie rationaliste d'un Condillac (1715-1780). Telle semble être une des raisons qui incitent Eliphas Levi à écrire, non sans enthousiasme, dans sa célèbre *Histoire de la magie* :

> La grande chose du XVIIIème siècle, ce n'est pas l'Encyclopédie, ce n'est pas la philosophie ricaneuse et dérisoire de Voltaire, ce n'est pas la métaphysique négative de Diderot et d'Alembert, ce n'est pas la philanthropie haineuse de Rousseau ; c'est la physique sympathique et miraculeuse de Mesmer ! Mesmer est grand comme Prométhée, il a donné aux hommes le feu du ciel que Franklin n'avait su que détourner.

Il ne fait pas de doute que Mesmer est l'une des figures dominantes, tant en Allemagne qu'en France, dans la seconde moitié du XVIIIème siècle. Chronologiquement et intellectuellement, il ne peut être situé qu'au confluent des deux grands mouvements de pensée : l'*Aufklärung* en déclin et le Romantisme en éclosion. Le thème de l'homme n'a jamais été aussi abondamment et passionnément discuté qu'en cette époque. Déjà Alexandre Pope (1688-1744) écrivait en une formule bien célèbre que "la véritable étude du genre humain, c'est l'homme", traduisant ainsi le sentiment que l'homme de cette période avait de lui-même. Devise du XVIIIème siècle finissant, la formule de Pope trouve son écho chez Mesmer, l'"Evangéliste de la Nature", qui à son tour n'omet pas d'écrire :

> On trouvera dans le corps de ma doctrine que l'homme comme objet principal de notre contemplation dans la Nature peut être considéré en raison des parties constitutives de son mécanisme, et en raison de sa conservation. Sous le premier rapport, on comprend les instruments du mouvement et des sensations, qui déterminent les fonctions et les facultés [...]. Sous le point de

> vue de la conservation, l'homme est considéré dans les divers états où il parcourt la carrière de son existence, comme dans l'état de sommeil où il commence à exister ; ensuite dans l'état de veille, où il fait usage de ses sens, et continue d'exister, mais en relation avec les autres êtres qui l'environnent ; enfin, dans l'état de santé et de maladie.

Aussi bien, le mesmérisme nous paraît-il accorder -à la différence de l'orthodoxie médicale du XVIIIème siècle- une place importante à l'élan vital qu'est en définitive le sentiment. Pour Mesmer comme pour de nombreux penseurs, tenants de la tradition ésotérique du siècle des "Lumières", toute approche de l'homme est solidaire d'une vision globale de l'univers, dont précisément l'homme est un membre à part entière. Car, enseigne Mesmer,

> la vie de tous les êtres n'est qu'une : elle consiste dans le mouvement de la matière la plus déliée.

Cette "matière", qui est la vie, est aux confins de la non-matière ; elle est au seuil de l'invisible, c'est-à-dire là même où pourrait être situé, s'il devait l'être, le monde de l'âme : incarnation de l'esprit et spiritualisation de la matière grossière. A l'instar d'un penseur traditionnel, Mesmer attribue à l'âme un "organe interne", appelé "sens intérieur", sens qui, à la différence des autres sens, opère selon un mode magique. Grâce à ce "sens intérieur" l'homme est mis en relation avec l'ensemble de l'univers. Mesmer le conçoit comme une "extension de la vue" ; il peut rendre intelligible la possibilité des pressentiments et d'autres phénomènes, tels que prédictions, prophéties, oracles des sibylles, etc.

Telle est la disposition d'esprit de Mesmer. A bien des égards, elle permet, ainsi que nous venons de le voir, de situer le magnétiseur du XVIIIème siècle dans le voisinage des représentants de l'ésotérisme. C'est une attitude d'esprit se caractérisant avant tout par une certaine soif de "compréhension" du fait humain. Cette soif de "compréhension" n'est pas nécessairement soif d'"explication". Peut-être est-ce là le noeud du problème qui a fait de Mesmer un "incompris" et un réfractaire au courant de pensée des "Lumières". Avec les représentants de l'ésotérisme, comme Oetinger par exemple, qui l'ont compris, Mesmer partage une attitude de refus : celui d'étudier le fait humain avec pour repère exclusif la "raison", au sens étriqué que ce mot avait fini par prendre. Refus aussi de ce qu'on pourrait appeler le "prêt-à-penser" des philosophies de l'époque, et de leur mode de discours fait de concepts abstraits. Parallèlement, Mesmer propose une autre démarche propre à rendre le fait humain intelligible, en considérant ce dernier à la lumière de l'unité et de la totalité anthropo-cosmo-biologique. Ce faisant, il opte pour une démarche de type "compréhensif", qui tient compte tout à la fois de ce qui relève de la pensée et de ce qui relève du sentiment. C'est pourquoi Mesmer nous est apparu comme un conciliateur à un double titre : conciliateur de l'homme et de son histoire propre, conciliateur de l'homme et de son environnement. D'où le recours à un mode de discours serti de symboles, dont la fonction essentielle est avant tout équilibrante, euphémisante et salutaire invitant l'homme à retrouver sa véritable situation dans le monde, dans une synthèse cohérente de significations. Aussi bien le mesmérisme est-il une contribution à la sécularisation de la magie entendue comme théorie des pouvoirs mystérieux et charismatiques de l'homme. Sécularisation qui permet de situer le magnétiseur du XVIIIème siècle dans la famille spirituelle des représentants de la *magia naturalis*, celle de ses devanciers, comme Rudolph Goclenius le jeune ou Gockel (1547-1628), Jean Baptiste van Helmont (1577-1644) et le père jésuite Athanase Kircher (1602-1680), mais aussi celle de ses contemporains, comme Oetinger et Divisch, tous épris d'une médecine de synthèse, se proposant de lire les chiffres des rapports qui relient l'homme à lui-même et à son environnement médiat et immédiat. Théorie du "sens intérieur", le "magnétisme animal" suscitera l'intérêt de la génération des romantiques allemands qui consacreront leurs efforts à mieux éclairer tout un continent obscur de la nature humaine, en mettant à profit la découverte du sommeil magnétique (ou somnambulisme artificiel) par l'un des disciples de Mesmer, le marquis de Puységur.

# CHAPITRE IV

## L'ECHEC DE MESMER ET LA DECOUVERTE DU SOMNAMBULISME ARTIFICIEL

L'année 1784 est dominée par deux faits significatifs dans l'histoire du mesmérisme. D'une part, le "magnétisme animal" fait l'objet d'un examen confié à une commission constituée par des savants prestigieux. D'autre part, le mesmérisme, une fois divulgué, donne naissance à une découverte singulière : le "somnambulisme magnétique" ou artificiel, appelé ainsi pour le distinguer du somnambulisme ordinaire ou naturel. Cette découverte est le fait d'un des disciples de Mesmer, le marquis de Puységur. Avant de nous livrer à l'examen phénoménologique du somnambulisme magnétique, tâchons de rappeler ici, dans ses grandes lignes, le conflit qui a opposé Mesmer et le monde scientifique parisien.

### Le mesmérisme devant la science

Si le mesmérisme, en ce début des années 80 du XVIIIème siècle, semble bénéficier à Paris de la faveur d'un grand public et présenter les signes d'un véritable "phénomène de société" à un point tel qu'un auteur, J.-J. Paulet, réputé pour son hostilité au mesmérisme, a pu écrire que le magnétisme animal fait l'effet de ce "joujou le plus à la mode et qui fait remuer le plus de têtes", les autorités scientifiques, elles, sont loin d'applaudir au succès du médecin souabe. Or ce sont précisément les institutions scientifiques, que Mesmer a toujours prises pour cibles. Emporter les suffrages des foules n'était pas, nécessairement, l'objectif escompté du magnétiseur. Tel succès, dévié pour ainsi dire, n'était pas pour lui donner pleine satisfaction. Et l'attitude des corps savants en face du "magnétisme animal" ne pouvait qu'affecter l'amour-propre du médecin allemand.

Dès 1780, l'Académie des Sciences, la Société Royale de Médecine et la Faculté de Médecine de Paris regardent du plus mauvais oeil les succès thérapeutiques dont bénéficient des malades -ou supposés tels- autour du "baquet" dans une mise en scène orchestrée par Mesmer. Et le cabinet de celui-ci contraste à souhait avec le cabinet austère du médecin ordinaire. L'attitude antimesmérienne des corps savants consiste moins à préserver les foules contre une médecine "douteuse" et incontrôlable qu'à veiller sur le modèle de l'art médical qu'ils avaient pour charge de régenter. La conscience médicale de l'époque, dans son inquiétude affichée, s'en prend non seulement au magnétiseur, mais aussi aux patients, malheureux ignorants, consommateurs de merveilleux et de superstition débités par un charlatan. Roussel de Vauzesmes, jeune médecin ambitieux, rédige un mémoire sur le "magnétisme animal" qu'il présente le 18 septembre 1784 dans une assemblée générale de la Faculté de Médecine de Paris. Selon lui, Mesmer fait partie de ces "gens à secret, possesseurs de recettes miraculeuses pour la guérison des maladies" et le public est "ignorant en médecine, [...] dupe des vaines promesses de ces aventuriers". Les diatribes et propos outrageants du jeune médecin ne concernent pas seulement les absents -Mesmer et le public- mais aussi les présents à l'assemblée dont un de ses collègues, D'Eslon, lequel se trouve être tout à la fois ami, disciple et défenseur zélé de Mesmer. Vauzesmes tient le propos suivant :

> J'aurais rempli la tâche que je me suis imposée, si j'ai pu, messieurs, vous prouver les manoeuvres de M. Mesmer, l'association scandaleuse de M. D'Eslon avec les charlatans.

Le ton est ainsi donné pour lancer une campagne antimesmérienne dont d'ailleurs nul ne pouvait prévoir les conséquences qu'elle eût engendrées tant sur le plan purement médical que sur le plan socio-politique. On en réfère alors aux plus hautes instances de l'Etat, au gouvernement et au Roi. C'est ainsi que le 12 mars 1784, le Roi Louis XVI, dont l'épouse semble avoir eu des sympathies pour le mesmérisme, prend la décision de nommer une commission chargée de faire la lumière sur l'affaire du "magnétisme animal". Font partie de cette commission des noms illustres de l'histoire des sciences, mais aussi de la Révolution, tels que Benjamin Franklin (1706-1790), Antoine Laurent Lavoisier (1743-1794), Jean-Sylvain Bailly (1736-1793), Jean Darcet (1725-1801), Jean Baptiste Leroy (1724-1800) et Joseph Ignace Guillotin (1738-1814). Au terme de leur mission, ils remettent au Roi deux rapports : l'un destiné à faire l'objet d'une publication, l'autre confidentiel, appelé à juste titre "rapport secret". Avant d'entreprendre l'examen des deux rapports de la commission, il convient de faire deux remarques sur les circonstances de l'instruction de l'"affaire" du magnétisme animal. D'une part, l'objet de l'instruction est avant tout le mesmérisme, tant sa théorie que sa pratique. Pour s'en imprégner de la manière la plus authentique qui soit, il eût fallu le puiser à sa source, c'est-à-dire chez Mesmer. Rien de tel ! Les commissaires se sont contentés d'observer le mesmérisme chez D'Eslon, disciple de Mesmer et partisan zélé du "magnétisme animal" certes, mais il n'en demeure pas moins qu'il ne peut constituer, pour une conscience scientifique rigoureuse, qu'une source dérivée. D'autre part, comme l'a suggéré Franklin Rausky, la commission, était bel et bien constituée de savants prestigieux représentant plus d'un domaine, mais pas un seul n'était spécialiste de la psychologie.

Rédigé par Bailly, le premier rapport, destiné à une large publication, est avant tout un succès de librairie dès sa publication en 1784. Le rapport "secret", lui aussi, paraîtra un peu plus tard pour la première fois dans un livre intitulé *Le Conservateur* ainsi que le signale J.P.F. Deleuze dans son *Histoire critique du magnétisme animal* (1813). L'analyse de ces deux rapports permet de mieux appréhender l'esprit des "Lumières" qui, déjà, présente des signes de faiblesse. Le rapport public, appelons-le ainsi, traite en une première partie de la théorie du "magnétisme animal" telle qu'elle se dégage des "vingt sept propositions" de Mesmer, figurant en fin du *Mémoire* de 1799. La seconde et dernière partie, elle, est consacrée à la pratique du magnétisme et à la description de ses effets.

Théoriquement, le "magnétisme animal" est déclaré d'emblée inexistant parce qu'il est inaccessible aux sens et, la théorie du "magnétisme animal", telle que les commissaires la tiennent de D'Eslon, n'a rien d'original. Il s'agit d'un système ancien dont les représentants dans les siècles précédents ont pour nom Paracelse, Van Helmont, Gockel, Maxwell, Wirdig, Santanelli, Boerhaave, Kircher. Il est "tombé dans l'oubli, affirment les commissaires, depuis que l'on n'admet dans les sciences que les faits, les résultats clairs et évidents des expériences, au lieu des systèmes et des hypothèses". Puisque l'agent en question ne tombe pas sous l'emprise des "sens extérieurs", toutes les preuves qu'on voudrait en donner sont inadmissibles en physique. Cependant, les commissaires ne s'arrêtent pas là, ce qui est tout à leur honneur. Ils constatent par eux-mêmes que le "magnétisme animal" produit une variété d'effets, des sensations internes, mais aussi des mouvements convulsifs. Pour les commissaires, "les sensations internes sont des preuves équivoques, souvent illusoires sur lesquelles par conséquent on ne peut établir son jugement, et d'où l'on ne peut tirer des conséquences certaines". Le magnétiseur opère de deux manières : par contact immédiat ou par la direction du doigt ou d'un "conducteur" à distance. Parmi les effets ainsi produits, les commissaires constatent baillements, soupirs, sanglots, plaintes, quelquefois des cris, de même que "différentes expressions de l'ennui ou de la douleur". Tous ces effets doivent être, selon les commissaires, attribués au jeu de la sensibilité et de l'irritabilité, au lieu où l'on magnétise, à l'imagination et à l'imitation, si bien qu'il est inutile de recourir à l'existence d'un agent ou d'un fluide inconnu. Dès lors, concluent-ils, "ce qu'on appelle magnétisme animal, réduit à sa valeur par l'examen et l'analyse des faits et des circonstances, n'est donc que l'art de disposer les sujets sensibles, par des causes accessoires et concomitantes appréciées dans ce rapport, à des mouvements convulsifs, et d'exciter ces mouvements dans ces sujets, par une cause déterminée et immédiate, sans qu'il faille recourir à l'agent nouveau dont on a gratuitement supposé l'existence".

Cette première partie du rapport public s'achève sur cet aveu que nous font les commissaires et qui révèle au grand jour la tendance schizoïde si caractéristique de l'esprit du siècle des "Lumières" finissant :

> Nous avons cru enfin ne pas devoir fixer notre attention sur des cas rares, insolites, extraordinaires, qui paraissent contredire toutes les lois de la physique, parce que ces cas sont toujours le résultat de causes compliquées, variables, cachées, inextricables, dépendant des circonstances du moment, du lieu et du moral, souvent plus que du physique, et que par conséquent il n'y a rien à conclure de ces faits, sur la réalité et les causes desquels il est impossible de porter un jugement déterminé.

Est-ce là une manière de masquer une crainte certaine du surnaturel que Mesmer a toujours voulu ramener à la nature ? Est-ce là une manière de laisser volontairement enfouie toute une région de notre nature sous la terre ferme de la physique ? Les commissaires nous donnent l'impression de toucher du doigt cette région sombre de la nature humaine en même temps que sa corrélation avec le "magnétisme animal" sans pourtant oser s'y investir.

Dans une seconde partie, le rapport pose la question de savoir si le "magnétisme animal" est utile et s'il peut être admis en médecine. Les commissaires constatent après de multiples expériences que les effets du "magnétisme animal" ne sont autres que "convulsions" et "évacuations". Certains malades, constatent-ils, éprouvent un engourdissement général des membres en même temps qu'une perte des facultés intellectuelles. D'autres sombrent dans un assoupissement profond. Mais nombreux sont ceux qui "éprouvent du délire, ont une espèce de folie, dont la durée égale celle des prétendues crises ou des convulsions qu'on leur occasionne, c'est-à-dire pendant plusieurs heures". Dès lors, les commissaires sont convaincus qu'"il ne faut pas être médecin pour apercevoir tous les inconvénients de ces manoeuvres et pour sentir combien il est dangereux d'exposer deux fois par jour des personnes très sensibles à des commotions aussi violentes".

En conséquence, la théorie du "magnétisme animal" est déclarée sans fondement. La thérapeutique qui en découle se "réduit à l'irritation des zones sensibles, à l'irritation et aux effets de l'imagination". Les malades ayant fait l'objet d'expériences magnétiques sont, en dernier ressort, de deux sortes : ceux en qui le "magnétisme animal" produit des crises et ceux en qui il n'en produit pas. S'agissant des premiers, le "magnétisme animal" est jugé "très nuisible", "il est, précise le rapport public, d'autant plus dangereux que les prétendues crises sont plus fortes, ou les convulsions plus violentes et les évacuations plus abondantes, et qu'il y a un grand nombre de dispositions dans lesquelles ses suites peuvent être funestes".

Le second rapport, secret, que les commissaires n'ont pas jugé utile de publier, aurait sans doute emporté un succès plus grand que le premier. Rédigé sous forme d'une "note destinée à être mise sous les yeux du roi et réservée à sa majesté seule", le public, on s'en doute, se le serait arrachée dès sa sortie des presses ! Non seulement parce que ses auteurs l'ont voulu confidentiel, mais en plus, l'objet dont traite ce rapport ne manque pas d'attrait. Il se propose de mettre en évidence une éventuelle déviation des moeurs pour ne pas dire franchement sexuelle que le magnétisme semblerait engendrer. Le rapport secret s'ouvre sur cette déclaration :

> Cette observation importante concerne les moeurs. Les commissaires ont reconnu que les principales causes des effets attribués au magnétisme animal sont l'attouchement, l'imagination, l'imitation ; et ils ont observé qu'il y avait toujours beaucoup plus de femmes que d'hommes en crise.

Voilà qui promet une lecture distrayante. Tout le propos du rapport secret est centré sur une éventuelle séduction des femmes par les hommes qui les magnétisent. Le "magnétisme animal" nous est présenté comme un moyen propre à exalter le désir. Contre ce désir, qui pouvait donner lieu à une déviation sexuelle, les commissaires entendent prévenir la société par le roi interposé. On ne saurait résister à la tentation de citer un passage du rapport confidentiel. En dépit de sa longueur, l'extrait suivant ne manque pas d'être significatif de la place que le mesmérisme occupe dans l'histoire de la psychothérapie :

> Ce sont toujours des hommes qui magnétisent les femmes ; les relations alors établies ne sont sans doute que celles d'une malade à l'égard de son médecin : mais ce médecin est un homme ; quel que soit l'état de maladie, il ne nous dépouille point de notre sexe, il ne nous dérobe pas entièrement au pouvoir de l'autre ; la maladie en peut affaiblir les impressions, sans jamais les anéantir. D'ailleurs la plupart des femmes qui vont au magnétisme ne sont pas réellement malades ; beaucoup y viennent par oisiveté et par amusement ; d'autres, qui ont quelques incommodités, n'en conservent pas moins leur fraîcheur et leur force : leurs sens sont tous entiers ; leur jeunesse a toute sa

> sensibilité. Elles ont assez de charmes pour agir sur le médecin ; elles ont assez de santé pour que le médecin agisse sur elles : alors le danger est réciproque. La proximité longtemps continuée, l'attouchement indispensable, la chaleur individuelle communiquée, les regards confondus, sont les voies connues de la nature et les moyens qu'elle a préparés de tout temps pour opérer immanquablement la communication des sensations et des affections. L'homme qui magnétise a ordinairement les genoux de la femme renfermés dans les siens ; les genoux et toutes les parties inférieures du corps sont par conséquent en contact. La main est appliquée sur les hypocondres et quelquefois plus bas sur les ovaires. Le tact est donc exercé à la fois sur une infinité de parties, et dans le voisinage des parties les plus sensibles du corps. Souvent l'homme ayant sa main gauche ainsi appliquée, passe la droite derrière le corps de la femme ; le mouvement de l'un et de l'autre est de se pencher mutuellement pour favoriser ce double attouchement ; la proximité devient la plus grande possible, le visage touche presque le visage, les haleines se respirent, toutes les impressions physiques se partagent instantanément, et l'attraction réciproque des sexes doit agir dans toute sa force ; il n'est pas extraordinaire que les sens s'allument. L'imagination, qui agit en même temps, répand un certain désordre dans toute la machine ; elle suspend le jugement, elle écarte l'attention ; les femmes ne peuvent se rendre compte de ce qu'elles éprouvent, elles ignorent l'état où elles sont [...]. Quand cette espèce de crise se prépare, le visage s'enflamme par degrés, l'oeil devient ardent, et c'est le signe par lequel la nature annonce le désir.

Dans ce texte, le lecteur attentif ne manquera pas de déceler les germes de ce qui fera l'objet, plus d'un siècle plus tard, de la théorie psychanalytique. Libido, transfert, refoulement, autant d'éléments de la psychanalyse sont esquissés en filigrane dans ce texte. Néanmoins, plus que le rôle joué par le mesmérisme dans l'histoire de l'exploration de l'Inconscient, ce sont surtout les objections qu'on lui a opposées -et l'esprit qu'elles dévoilent- qui doivent appeler quelques remarques. Que l'on procède à la rédaction de deux rapports distincts ayant un objet commun, cela dénote une volonté de dissocier soigneusement deux aspects d'une même réalité : la validité thérapeutique du "magnétisme animal". Le premier rapport est exclusivement centré sur la nature réelle ou fictive de l'agent ou du fluide magnétique. Le vocabulaire utilisé est emprunté à la physique, à la reine des sciences de l'époque. C'est pourquoi il mérite aux yeux des auteurs d'être rendu public. Le second rapport traite notamment du désir réel ou hypothétique mis en oeuvre par le "magnétisme animal". En distinguant scrupuleusement d'une part les effets physiques du magnétisme et d'autre part ses effets psychiques, les auteurs des deux rapports montrent à quel point l'esprit scientifique de la fin des "Lumières" veille au dogme de l'hétérogénéité du savoir et au pouvoir monopolisant de la physique. Quoi d'étonnant si l'instance de l'âme s'en ressent douloureusement et les foules des malades réels ou imaginaires se bousculent pour accéder aux "baquets", aux cabinets des magnétiseurs. Au monopole du savoir vient s'associer le monopole des valeurs dont les commissaires se veulent les dépositaires. Rien ne prouve qu'il y a plus de vertu chez un médecin ordinaire que chez un magnétiseur. Pour instruire le "magnétisme animal" chez D'Eslon, les commissaires se sont assuré la collaboration d'un représentant de l'ordre public, le lieutenant général de police, Lenoir, qui soumet le magnétiseur à un interrogatoire : "Je vous demande, en qualité de lieutenant général de police, si, lorsqu'une femme est magnétisée et en crise, il ne serait pas facile d'en abuser ?" En fait, ce que les commissaires redoutent le plus, c'est qu'une meute de magnétiseurs se substitue au public des médecins, ce qui ne va pas sans remettre en cause un système de connaissances, des habitudes intellectuelles, un système de valeurs morales. Le salut physique et/ou moral des magnétisés passe au second plan, puisque les rapports ne livrent aucune indication sur les impressions des malades eux-mêmes, ce dont il eût fallu, précisément, tenir le plus grand compte. Les impressions exprimées dans les rapports sont celles des commissaires. Les craintes qui y sont formulées sont, elles aussi, celles des commissaires, détenteurs du système du savoir en place. Lavoisier, un des signataires des rapports, corrobore cette analyse quand il écrit :

> Le gouvernement ne pouvait pas être indifférent sur une question de cette espèce qui intéressait la santé et la vie des citoyens, et puisque, dans le système de Mesmer et de ses disciples, tout individu peut, par la seule pratique du magnétisme, guérir un individu, toute la science de la médecine devenait inutile, il fallait fermer les écoles, changer le système de l'instruction, détruire les corps regardés jusqu'ici comme dépositaires des connaissances en médecine, et ramener tout à l'étude du magnétisme.

Là où les commissaires ont à formuler seulement des réserves, c'est-à-dire quand il fallait déterminer les causes des phénomènes constatés, ils se sont empressés d'attribuer ceux-ci à l'"imagination". Ils déclarent dans le rapport secret que

> Les crises font spectacle ; elles occupent, elles intéressent : d'ailleurs, pour des yeux peu attentifs, elles sont des effets du magnétisme et des preuves de l'existence de cet agent, qui n'est réellement que le pouvoir de l'imagination.

Sans aller jusqu'à proposer aux auteurs des rapports de méditer la théorie de l'*imaginatio vera* de Paracelse, on pourrait leur demander de réfléchir seulement sur cette formule, déjà vieille de quatre ans, que D'Eslon opposait en 1780 à ceux qui voyaient dans le magnétisme l'oeuvre de l'imagination. Avec pertinence, D'Eslon écrit :

> Si M. Mesmer n'avait d'autre secret que celui de faire agir l'imagination efficacement pour la santé, n'en avait-il pas toujours un bien merveilleux ? Car si la médecine d'imagination était la meilleure, pourquoi ne ferions-nous pas la médecine d'imagination ?

Mais ce qu'il ne faut pas perdre de vue, c'est que le domaine vaste et complexe de l'imagination est un domaine tabou pour les représentants de la science officielle, notamment à la fin du siècle des Lumières. Peut-être le souci permanent d'"objectivité" et de rigueur scientifique leur interdit-il d'entrer dans le domaine de l'image. Terre d'élection de l'âme, le domaine de l'imagination exige un esprit scientifique sachant allier souplesse et rigueur, comme ce sera le cas -nous le verrons- pour la génération des Romantiques allemands. Le procès du mesmérisme est avant tout le procès de l'imagination qui, selon l'esprit des rapports que nous venons d'étudier, n'a pas d'autre statut que celui de la "folle du logis". Le verdict condamnant le mesmérisme et l'imagination montre à quel point est judicieuse la formule de Gaston Bachelard selon laquelle l'"abandon des connaissances de sens commun est un sacrifice difficile". Elle s'applique à souhait aux connaissances et à l'esprit scientifique des "Lumières" qui n'ose pas reprendre toutes ses constructions en abordant un domaine nouveau tel que celui du "magnétisme animal".

### Les Sociétés de l'Harmonie

Promis à une large diffusion à Paris et en Province, le rapport public des commissaires contribue pour une large part à discréditer Mesmer et le mesmérisme. Dès la publication du rapport, le "magnétisme animal" est exposé tout aussi bien à la critique qu'au ridicule. Des talents se déchaînent et voient le jour sous des formes variées, inspirés cependant tous par le "magnétisme animal".

Gravures, brochures, chansons, pamphlets en prose et en vers, autant de modes d'expression ayant en commun ce besoin de mettre en oeuvre les errements de l'imagination. On a le sentiment que les imaginations n'attendaient pour se débrider que le signal des commissaires ! S'il est vrai que cette profusion de textes et de gravures contribue à maintenir en vie le débat sur le magnétisme, d'un autre côté, les disciples et les fidèles de Mesmer ressentent le besoin de resserrer leurs rangs. Mesmer annonce la création d'un établissement de "magnétisme animal", rue Coq-Héron, dans lequel on peut tout aussi bien s'informer de la théorie et de la pratique du mesmérisme que se faire soigner par le "magnétisme animal". Cet établissement de cure et d'enseignement reçoit le nom de "Société de l'Harmonie", vraisemblablement parce que la théorie mesmérienne gravite autour de l'idée d'harmonie. La "Société de l'Harmonie" fait aussitôt tâche d'huile, en se reproduisant dans de nombreuses villes de France. Réunis sous la bannière du "magnétisme animal", les membres des "Sociétés de l'Harmonie" sont parfois des adeptes de loges maçonniques. Dans le même temps, nombreuses sont les loges qui se livrent à l'étude et à l'expérimentation du "magnétisme animal". Est-ce à dire que les "Sociétés de l'Harmonie" s'identifient à la Franc-maçonnerie ? Voilà une question qui mériterait à elle seule toute une étude. Pour le moment, contentons-nous de souligner l'affinité de style de pensée qui existe -croyons-nous- entre le mesmérisme et la Franc-maçonnerie. Un style de pensée traditionnelle irrigue la Franc-maçonnerie et le mesmérisme. L'affirmation de l'unité du monde et de son intelligibilité en faisant jouer à plein la loi des correspondances, l'idée de régénération et le grand cas fait du symbolisme : autant d'éléments susceptibles de rapprocher Franc-maçonnerie et mesmérisme. C'est probablement la raison pour laquelle les Franc-maçons sont en cette fin du XVIIIème siècle, pour nombre d'entre eux, séduits par le mesmérisme. Tel fut par exemple le cas de Jean-Baptiste Willermoz (1730-1824), chef de file de l'Ordre des Chevaliers Bienfaisants de la Cité Sainte. Cet Ordre maçonnique, appelé également Rite Ecossais Rectifié, compte parmi ses membres de nombreux médecins-magnétiseurs, comme le chevalier de Barberin et Petetin.

Au-delà de ces affinités, hypothétiques, que nous venons d'esquisser à grands traits et qui tendent à rapprocher Franc-maçonnerie et mesmérisme, il ne serait pas sans intérêt de signaler des points de divergence fondamentaux. Si, d'une façon générale, la Franc-maçonnerie attribue à la théosophie -inséparable du mythe de la chute originelle- une place de choix dans sa lecture de l'univers, ainsi qu'à l'exigence de la discrétion dans la transmission de la connaissance, ce qui suppose le rite de l'initiation, le mesmérisme, lui, ne semble pas observer ces deux conditions, essentielles en Franc-maçonnerie. Que Mesmer ait instruit des disciples, cela n'est pas douteux. Que cette instruction ait revêtu une forme symbolique précise, voilà ce qui est difficile à établir. Ce qui est sûr, c'est que Mesmer a toujours voulu sinon convaincre, du moins séduire les autorités scientifiques de son temps. C'est sans doute la raison pour laquelle il a cru devoir couper le fil de toute tradition, bien que son style de pensée, rappelons-le, présente une frappante analogie avec le style de pensée traditionnelle et symbolique. Le point de vue de l'un des biographes de Mesmer est instructif à cet égard. Après avoir écrit dans sa monographie sur Mesmer que celui-ci avait fondé la "loge de l'Harmonie" et après lui avoir prêté le titre de franc-maçon, Jean Vinchon revient sur ces allégations en précisant :

> C'est à tort que j'ai écrit après d'autres, dans *Mesmer et son secret*, que l'apôtre du magnétisme animal avait fondé la "loge de l'Harmonie", filiale des loges

maçonniques. En réalité, il avait organisé la "Société de l'Harmonie" avec une hiérarchie et un règlement similaires à ceux des ateliers mais moins stricts.

## Puységur et le somnambulisme artificiel

Parmi les disciples les plus illustres de Mesmer et qui ont su marquer de leur empreinte le mesmérisme, figure le marquis de Puységur (1752-1825). Pour avoir assuré la survie du "magnétisme animal" en dépit de la menace d'extinction que les sociétés savantes ont fait planer sur lui, Puységur mérite de figurer en bonne place dans l'histoire du mesmérisme. On lui doit la découverte, vocable très courant en cette fin des "Lumières", du somnambulisme artificiel que l'on a souvent regardé comme le précurseur de l'hypnose. Cette découverte témoigne avant tout de la fécondité du champ mesmérien dont elle contribue à accentuer et à élargir les contours. Il convient donc d'examiner ici l'apport du marquis au mesmérisme, ainsi que la nature du somnambulisme artificiel.

Armand Marie Jacques de Chastenet, alias marquis de Puységur, est l'un des trois frères, issus d'une famille aristocratique, qui ont vu briller leur étoile dans les armées françaises. Avant de s'éprendre du "magnétisme animal", Puységur avait déjà inscrit son nom dans l'histoire des servitudes militaires. En officier d'artillerie, il prend part au siège de Gibraltar pendant la campagne d'Espagne et en 1789 il est nommé maréchal de camp. Soif d'érudition et ouverture d'esprit à toutes les idées nouvelles s'alliaient, chez le marquis, à la discipline militaire. Comme bon nombre de savants et d'aristocrates de son temps, Puységur possédait un "laboratoire de physique" dans lequel il se livrait à l'expérimentation de l'électricité, du magnétisme et du galvanisme. Elu maire de Soissons de 1801 à 1806, il s'est toujours attaché à servir ses semblables et à oeuvrer pour leur bien-être. Loin d'être un esprit enthousiaste, Puységur prend ses distances vis-à-vis des "Lumières" ou ce qu'il appelle volontiers le "philosophisme". Il n'hésite pas à critiquer sévèrement cet "esprit de l'erreur opposé en tout à la philosophie, qui est l'esprit de vérité". Pour Puységur comme pour bien d'autres disciples de Mesmer, l'observation et l'expérimentation seules peuvent conduire à la vérité, démarche sûre pour nous persuader de l'existence du "magnétisme animal". Si le "magnétisme animal" est discrédité par les autorités scientifiques, c'est principalement à cause du doute et de la prévention de ceux qui sont habilités à le juger. Or, précise Puységur, tout acte magnétique a pour condition première la foi dans la réalité, non pas de l'agent magnétique, mais des effets qu'il est susceptible de produire. D'ailleurs, "la certitude d'un phénomène de la nature a toujours précédé le désir d'en connaître la cause". Ainsi, Puységur semble proclamer le primat de la pratique sur la théorie. Toute la théorie mesmérienne, selon lui, semble être renfermée en cette formule : "croire et vouloir". "Croire et vouloir, écrit Puységur, est, je le répète encore une fois, toute la science du magnétisme animal". Dans une séance de la "Société de l'Harmonie" de Strasbourg que Puységur a fondée, il explique sa formule de la manière suivante :

> Je crois à l'existence en moi d'une puissance. De cette croyance dérive ma volonté de l'exercer. Et l'acte de ma volonté détermine tous les effets que vous m'avez vu produire, et que vous ne pouvez révoquer en doute [...]. Je crois que j'ai la puissance d'actionner le principe vital de mes semblables ; je veux en faire usage ; voilà toute ma science et mes moyens.

Qu'en est-il de l'"Agent général", du "fluide universel", du "magnétisme animal" ? Puységur ne fait pas grand cas de ces concepts. Pour lui, que l'"Agent général" soit de nature magnétique ou électrique, cela importe peu. Car pour bien magnétiser, souligne Puységur, "il est absolument inutile de savoir s'il existe ou s'il n'existe pas un seul de ces fluides (magnétique, électrique, lumineux)". La théorie du "fluide universel" au coeur de l'enseignement mesmérien fait place chez Puységur à un constat selon lequel la pensée exerce une action sur le principe vital des corps : "le magnétisme animal n'est point, écrit-t-il, l'action d'un corps sur un autre corps, mais l'action de la pensée sur le principe vital". A la question de savoir comment la pensée peut exercer une action sur ce qui peut lui sembler étranger, le corps, Puységur a cette réponse : "cela est parce que cela est : la pensée meut la matière". Telle proposition, avouons-le, est susceptible d'irriter l'esprit critique le plus serein ! Autant dire ici que Puységur cherche moins à proposer un système philosophique ou psychologique qu'à décrire son expérience de magnétiseur ayant réussi le premier, dans l'histoire du mesmérisme, à produire le somnambulisme artificiel.

Il s'agit d'un état comparable au sommeil et qui survient à la suite d'une opération consistant en des attouchements ou passes magnétiques. La découverte par le marquis de Puységur de ce phénomène est due à un pur hasard. Le somnambulisme artificiel est nommé ainsi pour son évidente ressemblance avec le somnambulisme naturel ; plus tard, en 1841, l'Anglais James Braid (1795-1860) reproduira le phénomène, en invitant des sujets à fixer un point brillant, et l'appellera "hypnose". Ce que l'on ne saurait oublier, c'est que le somnambulisme artificiel ou magnétique a vu le jour dans le prolongement de la théorie mesmérienne et dans la fidélité maintes fois avouée du disciple au maître. De même que l'hypnose est une variante du somnambulisme artificiel, celui-ci, également, est une variante de la "crise" mesmérienne, conçue comme l'effet essentiel que le magnétiseur doit attendre de l'acte magnétique. C'est pourquoi Mesmer, en 1799, c'est-à-dire après la découverte par Puységur du somnambulisme magnétique, soutient avoir, le premier, observé le phénomène qu'il appelle, par référence à sa théorie de la "crise", "sommeil critique". Mesmer semble ainsi ouvrir un débat sur la priorité dans lequel Puységur se refuse à entrer. Dressant les statuts de la "Société de l'Harmonie" de Strasbourg, ce dernier clame sa fidélité au maître en lui consacrant un article selon lequel celui-ci doit être reconnu par tous les membres comme président perpétuel de la Société. Au demeurant, plus que la question de la priorité, ce sont les conditions de la production du somnambulisme artificiel, que Mesmer n'a jamais considérées avant 1784 et qui doivent nous occuper ici.

Dans sa lettre du 8 mars 1784, le marquis de Puységur rend compte à un de ses amis, membre de la "Société de l'Harmonie", de l'émoi et de l'étonnement que lui procure le spectacle inattendu des "effets surprenants et salutaires qu'un homme, avec le coeur droit et l'amour du bien, peut opérer par le magnétisme". Foi, volonté, mais aussi amour du bien, voilà ce qui permet d'obtenir des effets aussi surprenants que salutaires : le somnambulisme artificiel. Exposons les faits. En s'exerçant à magnétiser ce que Puységur appelle son "premier malade", Victor Race, il observe pour la première fois le phénomène qui lui assurera un grand renom dans l'histoire de la psychothérapie. Jeune paysan, grand et robuste, Victor Race, alors âgé de 23 ans, est en service comme domestique dans la propriété du marquis, sise à Buzancy. Une "fluxion de poitrine" semble l'avoir cloué au lit pendant plusieurs jours. Que Puységur songe à le magnétiser, cela n'est pas pour surprendre. Les premiers attouchements et passes magnétiques appliqués par le marquis, récemment initié au magnétisme, provoquent chez le magnétisé un sommeil doux et paisible, sans convulsions ni douleurs. Plongé dans ce sommeil provoqué et auquel Mesmer ne nous a pas habitués jusque là, Victor Race fait preuve de facultés intellectuelles qu'on ne pouvait, selon son magnétiseur, soupçonner chez lui à l'état de veille. A l'état magnétique, Victor Race n'est plus ce paysan "niais" et le "plus borné du pays", "sachant à peine répondre une phrase". Sous l'empire du magnétisme, il devient "un être, écrit Puységur, que je ne puis nommer. Je n'ai pas besoin de lui parler ; je pense devant lui, et il m'entend, me répond".

Il s'agit donc ici d'un phénomène qui, certes, s'apparente à la crise magnétique telle que les commissaires l'ont décrite, mais il ne saurait se confondre avec elle. Aussi bien la crise magnétique que le somnambulisme artificiel résultent de procédés magnétiques : manipulations, passes, attouchements. Mais les signes que présentent les crisiaques ne sont pas ceux que présentent les somnambules. Quand ceux-ci tombent dans un sommeil doux et paisible, ceux-là, au contraire, sont gagnés par des convulsions. Dès lors, et c'est là un fait significatif dans l'histoire du mesmérisme, le public des magnétiseurs, de plus en plus nombreux, s'intéresse davantage aux phénomènes du somnambulisme qu'à la crise magnétique classique. L'objectif principal du magnétisme animal est désormais la production du somnambulisme, à tel point que Mesmer jugera utile en 1799, de faire la mise au point suivante :

> Depuis que ma méthode de traiter et d'observer les maladies a été mise en pratique dans les différentes parties de la France, plusieurs personnes, soit par un zèle imprudent, soit par une vanité déplacée, et sans égard pour les réserves et les précautions que j'avais jugées nécessaires, ont donné une publicité prématurée aux effets et surtout à l'explication de ce sommeil critique ; je n'ignore pas qu'il en est résulté des abus, et je vois avec douleur les anciens préjugés revenir à grands pas.

Il est vrai que l'on est encore loin de mesurer l'importance du phénomène dans toute sa profondeur tant sur le plan psychologique que sur le plan métaphysique. Il faudra attendre l'éclosion d'un mouvement, comme celui du Romantisme allemand, pour oser entreprendre une telle recherche tout aussi bien expérimentale que spéculative. Mais déjà Puységur, en bon disciple de Mesmer, pressentait l'existence en nous d'une dimension cachée à l'état de veille et qui se déclare à l'état de somnambulisme. Le somnambulisme magnétique semble, vers cette fin du siècle des "Lumières", apporter un argument à l'appui de cette idée que la nature humaine n'est pas seulement commandée par la vie de conscience, mais qu'elle est aussi régie par un continent parallèle à celle-ci, obscur certes, mais qui n'en est pas moins réel. Les facultés du somnambule, non seulement ne sont pas suspendues, mais, chose étrange, elles fonctionnent avec plus de prudence, de clairvoyance, de perfection que lorsqu'il est éveillé. Pour Puységur, le somnambule est un être doué d'un savoir et d'un pouvoir dont il n'a cure à l'état de veille. Il procède lui-même au diagnostic du mal qui l'assiège, de même qu'il s'auto-prescrit le remède adéquat. Le but du magnétisme et de la production du somnambulisme consiste, selon Puységur, en ceci :

> Que le patient puisse devenir son propre médecin et puisse juger lui-même de son état, tel est le but du magnétisme et du somnambulisme.

De tels propos, propres à faire dresser les cheveux sur la tête des tenants de la psychologie classique, d'un Condillac (1715-1780) par exemple, ne sont pas de pures spéculations. Ils s'appuyent sur des expériences concrètes. C'est ainsi que Victor Race, domestique au service du marquis de Puységur à Buzancy, selon celui-ci "le plus borné du pays" n'est plus, en état de somnambulisme, ce malade passif livré aux mains du guérisseur, mais il intervient comme un partenaire actif et lucide du processus thérapeutique. Somnambule, il devient pour son magnétiseur un véritable "éclaireur" et "instructeur" contribuant pour une large part -inconsciemment il est vrai- à la restauration de sa santé. De plus, Victor Race eut lui-même la "pressensation" de sa guérison qui devait s'accomplir le jour qu'il avait lui-même indiqué.

Le cas du somnambule Victor Race, qu'on pourrait regarder comme le premier somnambule observé dans la mouvance du mesmérisme, suscite une double remarque. La première est d'ordre sociologique : le statut social du domestique éveillé est modifié dès l'instant que celui-ci devient somnambule. La volonté de Victor Race, domestique éveillé, doit s'effacer devant celle du marquis, son maître. Mais en tant que somnambule, c'est de sa volonté que doit être tenu le plus grand compte. Selon Puységur,

> Si le magnétiseur doit conserver toujours l'empire de volonté sur ses crisiaques [...], il doit déterminer sa volonté d'après les lumières qu'il tire de leurs indications.

La deuxième remarque est d'ordre intellectuel. Ce même Victor Race dont le maître et magnétiseur dit qu'il est le "plus borné de tout le pays" en tant que domestique devient, à la faveur d'une crise de somnambulisme, le guide et l'instructeur de son magnétiseur. Est-ce à dire que le somnambule magnétique fait l'objet d'un processus d'affinement de pensée et de sensibilité ? Est-ce à dire qu'il conquiert spontanément un savoir et un pouvoir qui, à l'état de veille, lui font défaut ? Est-ce à dire enfin que l'homme, ou si l'on préfère, la nature humaine dispose d'une intelligence secrète et souterraine qui resurgit à la faveur de certains états comme le somnambulisme ? Nombreux sont les magnétiseurs qui répondraient par l'affirmative à ces interrogations. A leur tête, nous retrouvons Mesmer qui, dans son Mémoire de 1799, décrit le phénomène du somnambulisme. Il émet l'hypothèse d'un "sens intérieur" qui est, écrit-il, en relation avec l'ensemble de l'univers, et qui pourrait être considéré comme une extension de la vue. A sa suite, Tardy de Montravel, un des correspondants de Puységur et magnétiseur lui-même, explique que le somnambule devient "semblable à la glace d'un miroir, il dit réfléchir tout ce qui existe dans sa sphère d'activité". Le somnambule occupe, selon lui, "le centre de la nature avec laquelle il entre en résonance". Mais quelles que soient les explications proposées par les magnétiseurs d'alors, le phénomène est nouveau et fait encore sensation. Au demeurant, il n'est pas sans intérêt de voir comment il s'est répandu à telle enseigne qu'il enregistra un succès considérable en ces quelques années précédant la Révolution.

Le matin du 17 mai 1784, on ne compte pas moins de 130 malades venus à Buzancy, en provenance des bourgs voisins, chercher le salut de leur âme et de leur corps. Débordé par une foule si nombreuse de malades, Puységur trouve expédient non pas de faire appel au "baquet" comme l'aurait fait son maître et initiateur Mesmer, mais de magnétiser un arbre planté au milieu du village. Le magnétisme animal, au mépris des Rapports des commissaires, s'apprête à briller de son plus vif éclat. On ne peut que constater l'enthousiasme du marquis de Puységur devant un tel succès, dont il rend compte, dans une lettre rédigée le jour même de son intronisation comme nouveau pape du magnétisme, à son frère Maxime de Puységur, lui-même fervent disciple de Mesmer, en ces termes :

> C'est une procession perpétuelle dans le pays [...], mon arbre est le meilleur baquet possible ; il n'y a pas une feuille qui ne communique de la santé ; chacun y éprouve plus ou moins de bons effets, vous serez charmés de voir le tableau d'humanité que cela représente.

D'après le témoignage d'un certain Cloquet, receveur de gabelles à Soissons, cet arbre est un orme au pied duquel coule une fontaine d'eau limpide. "Antique, immense, mais très vigoureux encore et verdoyant", les générations successives de Buzancy semblent l'avoir toujours tenu en honneur, en tant qu'il est l'arbre du milieu du village. L'eau et le bois sont deux substances constitutives tout aussi bien du "baquet" que de l'orme de Buzancy. La situation centrale tant du baquet que de l'orme est repérable aussi bien dans le cabinet de Mesmer qu'en plein air à Buzancy. Ce qui laisserait supposer que l'eau et le bois d'une part et la situation centrale de ces mêmes substances d'autre part sont des conditions nécessaires pour tout magnétisme collectif. C'est autour de l'eau et du bois que s'organise la chaîne magnétique formée par les patients. Par ailleurs, l'histoire des religions reconnaît à l'arbre une fonction symbolique répandue dans diverses mythologies. Selon Franklin Rausky, le magnétisme végétal de Puységur correspond à un retour à l'âge mythique, à l'arbre de Vie, "comme archétype mythique de la virilité des hommes et de la fertilité des femmes". Aussi n'est-ce point un hasard que Puységur prenne appui sur l'arbre, symbole d'une fécondité inépuisable. C'est pourquoi, au tronc et aux branches de cet orme central, il fait suspendre des cordes. Tout autour de l'arbre, les malades sont invités à former une chaîne magnétique, chacun tenant d'une main une corde et de l'autre le pouce du voisin. Si par malheur la chaîne en vient à se rompre indépendamment de la volonté du magnétiseur, les malades ressentent des effets indésirables.

Jusque là, rien d'essentiel ne semble distinguer une séance de magnétisme collectif autour du baquet d'une même séance autour de l'arbre de Puységur. Mais celui-ci semble introduire dans la technique mesmérienne une innovation consistant à repérer parmi les malades ceux qui sont en état de somnambulisme profond. Ceux-ci, Puységur les magnétise individuellement. Pour Cloquet, ces malades, élus pour faire l'objet d'un traitement magnétique individuel, sombrent dans un sommeil magnétique "pendant lequel les facultés physiques paraissent suspendues, mais au profit des facultés intellectuelles". Ces somnambules, poursuit Cloquet, "ont un pouvoir surnaturel, par lequel, en touchant un malade qui leur est présenté en portant la main même par dessus les vêtements, ils sentent quel est le viscère affecté, la partie souffrante ; ils le déclarent et indiquent à peu près les remèdes convenables". C'est pourquoi on ne pouvait les désigner par un titre autre que celui de "médecins". N'ayant rien de commun avec un spectateur passif ni avec un juge partial, le témoin des cures de Buzancy déclare s'être lui-même prêté à l'examen de l'un de ces étranges "médecins". C'est une femme d'une cinquantaine d'années qui procéda à des attouchements appliqués sur le corps de notre témoin. Elle s'arrêta au niveau de la tête, pour lui révéler qu'il était souvent incommodé par de fréquents maux de tête ainsi que par un bourdonnement intense dans les oreilles ! Jusqu'alors, Cloquet déclare n'avoir jamais instruit personne de l'espèce de sa maladie, maladie que la somnambule parvient à diagnostiquer sans grande peine !

Au delà de cette intelligence qui s'éveille au coeur même de la crise magnétique ou de somnambulisme et dont Cloquet nous dresse ainsi le constat, il est un autre caractère du somnambulisme qui n'a pas échappé, tant s'en faut, à l'observation perspicace de notre témoin. Il s'agit du rapport des "médecins" de Buzancy aux catégories ou aux références habituelles espace/temps qui, en état de somnambulisme, s'annulent. Ainsi, Cloquet peut écrire :

> [...] si, à des distances éloignées, il se tient des propos qui blessent l'honnêteté, ils [les somnambules] les entendent pour ainsi dire intérieurement; leur âme souffre, ils s'en plaignent, et en avertissent le maître [...].

Autre signe distinctif de la crise magnétique, physiologique celui-là, c'est que les somnambules "médecins" -et cela n'a pas non plus échappé à l'observateur Cloquet- se laissent gagner par un bien-être qui se lit sur leurs traits. Tels des êtres transfigurés, "le sourire est sur leurs lèvres, et une douce joie se manifeste sur leur visage".

Introduits en état de somnambulisme par leur magnétiseur, ils ne peuvent en sortir que par lui. Pour ce faire, Puységur procède tantôt à des attouchements appliqués sur la région des yeux, tantôt il leur intime l'ordre d'aller "embrasser l'arbre" de rajeunissement et de régénération. Au sortir de leur crise magnétique salutaire, les somnambules ne se souviennent plus du mode d'existence, ou de lucidité, qui fut le leur en état de somnambulisme. C'est là un caractère constant du somnambulisme que Franklin Rausky désigne par l'expression d'"amnésie post-somnambulique".

Qu'il nous convainque ou non, reconnaissons au récit de Cloquet ses mérites. Observateur subtil, cet auteur met en oeuvre une démarche qui dénote, comme on a pu s'en rendre compte, une attitude d'esprit scientifique, ouverte, ne se laissant encombrer par aucun préjugé. Cloquet a osé entreprendre un geste qui est tout à son honneur : il s'est pour ainsi dire prêté au jeu d'un des "médecins" somnambules. La démarche de Cloquet se trouve être en singulier contraste avec celle des commissaires qui, gouvernés par des habitudes intellectuelles et par le système de leurs connaissances, n'ont examiné le "magnétisme animal" que pour y trouver "imagination" et "imitation". Au reste, les Rapports des commissaires n'ont pas freiné, ni même endigué la marche du mesmérisme. L'année où paraît le *Rapport des Commissaires* destiné au public est aussi l'année de naissance du somnambulisme artificiel ; ce qui nous inciterait à conclure à la fertilité du mesmérisme. Pour fascinant qu'il soit, le spectacle qu'offre le somnambule suscite l'intérêt des foules, mais aussi des magnétiseurs qui multiplient les expériences pour produire le somnambulisme magnétique dont dépend la guérison de plus d'un cinquième des malades traités par Puységur. Dans les "Sociétés de l'Harmonie", implantées dans la plupart des grandes villes de France, on expérimente chaque jour davantage et l'on enregistre l'adhésion de nouveaux adeptes. La survie du mesmérisme s'en trouve ainsi assurée. Quant à Mesmer, il se retire à Spa en se vouant ainsi à l'anonymat, la célébrité ne lui ayant causé que de l'amertume.

En raison des événements politiques et sociaux liés à la Révolution, l'activité magnétique dut se ralentir pour ne reprendre que vers les dernières années du XVIIIème et au début du XIXe siècles, non seulement en France, mais aussi et surtout en Allemagne. S'il est vrai que Mesmer et, à sa suite, Puységur ont tracé la voie qui mène vers une région profonde et obscure de la nature humaine, c'est à la génération des médecins de l'Allemagne romantique qu'il appartiendra de la déchiffrer. Formés pour la plupart d'entre eux à l'école de la *Naturphilosophie* et de l'épistémologie romantique, ces médecins romantiques se donnent pour tâche d'explorer le monde mystérieux de la vie magnétique suivant une démarche placée sous le signe de la synthèse, de la grande synthèse romantique qui aura, comme nous l'allons voir, pour dessein d'intégrer le mesmérisme dans son champ épistémologique.

*Le magnétisme dans le romantisme*

# CHAPITRE I

# LES TENTATIVES DE REHABILITATION DU MESMERISME

Amendé par le marquis de Puységur, le mesmérisme semble mieux armé pour regagner sa terre natale. Sa condamnation par les corps savants de Paris n'a fait qu'amplifier le débat qui s'est instauré au sujet du "magnétisme animal" et du "somnanbulisme magnétique". Des "Sociétés de l'Harmonie" sont créées dans la plupart des villes de France. On y discute la doctrine mesmérienne, on y vient s'instruire et assister aux expériences de somnambulisme, cet ancêtre de l'hypnose de James Braid (1795-1860). Si Mesmer et, à sa suite, Puységur ont su sauvegarder le "magnétisme animal" de toute implication dans les domaines de la politique et de la théologie, d'autres magnétiseurs, se réclamant de l'un ou de l'autre camp, auront hâte d'établir le pont entre le magnétisme et la politique, entre le magnétisme et la théologie. Un penseur comme Nicolas Bergasse a su, à la veille de la Révolution, donner la "version politique la plus importante du mesmérisme". D'autres esprits, comme le pasteur de Zürich, J.C. Lavater (1741-1801), dont on connaît le goût pour les manifestations supranaturelles et la position qu'il avait prise en faveur de l'exorcisme de Gassner, prennent un vif intérêt pour le "somnambulisme magnétique" et ne manquent pas d'accorder celui-ci à leurs vues, plus théosophiques qu'officiellement orthodoxes. C'est ainsi que Lavater correspond avec Puységur et magnétise sa femme de qui il croit obtenir, une fois plongée en sommeil magnétique, des révélations d'ordre supérieur. Après avoir réussi à endormir sa femme, Lavater exprime son enthousisame, le 22 octobre 1785, dans une lettre à Spalding en déclarant :

> Je salue cette force comme un rayon bienfaisant de la divinité, comme une étoile royale de la nature humaine. Analogue au don prophétique des hommes de la Bible, lequel est infiniment plus parfait, [elle] est une confirmation naturelle des récits bibliques de divination, [je la salue] comme le moyen d'opérer cette exaltation, l'analogue de l'imposition des mains des apôtres, laquelle produit des effets semblables mais infiniment supérieurs.

Le discours des somnanbules dont on n'a retenu jusqu'ici que l'intérêt médical est, selon l'auteur des célèbres *Fragments physiognomoniques* (1775-1778), porteur d'un message supérieur. Le sommeil magnétique est l'instant priviligié dans lequel se révèle au grand jour le pouvoir de l'homme et où celui-ci se met en rapport avec

Dieu. Le discours magnétique est pour ainsi dire le lieu de manifestation de l'invisible au sein même du monde naturel ; il est un état de "divination". Dans ses *Perspectives sur la vie éternelle* (*Aussichten in die Ewigkeit,* 1768-1778), Lavater disserte longuement sur la question de l'éternité de l'âme et sur la vie future, thèmes de prédilection du piétisme. Ses idées sont sous-tendues par une théologie aux antipodes de l'orthodoxie, largement teintée par l'"illuminisme" de Saint-Martin et accordant une grande importance à la loi d'analogie et aux correspondances qui relient l'homme, la nature et Dieu. Teintée de théosophie, la théologie lavaterienne s'accommode de la croyance au monde des esprits sans pour autant prétendre à un système pneumatologique précis, comme ce sera le cas pour Johann Heinrich dit Jung-Stilling (1774-1817) dans sa *Théorie du monde des esprits* (*Théorie de Geisterkunde*, 1808). Pour Lavater, les récits concernant la manifestation des morts sont en mesure de nous apporter quelque lumière, mais le fait qu'ils soient si prisés recommande la prudence. Jouissant d'une popularité et d'une large audience en Allemagne du Sud, surtout dans les cercles piétistes et des illuminés de Bavière, Lavater se fait dès 1787 l'apôtre du mesmérisme en Allemagne. Pendant son séjour à Brême, il rencontre les trois médecins Bicker, Olbers et Wienhold. Leurs entretiens portent, à l'évidence, sur le "magnétisme animal" que le pasteur connaît bien pour l'avoir expérimenté lui-même. Il réussit à les convaincre. Evoquant l'intérêt des médecins de Brême pour le "magnétisme animal" suscité par Lavater, C.A.F. Kluge écrit :

> Ces hommes placèrent sous leur férule cet étranger égaré et méprisé [le magnétisme animal] en le protégeant contre les agressions de ses adversaires. Ils s'appliquèrent à l'expurger de tout charlatanisme et le remodelèrent sous sa forme pure, noble et sans fard. Ils l'introduisirent, tel un objet digne d'attention, dans l'art médical.

De fait, l'Allemagne qui a vu naître le "magnétisme animal" se donne pour mission de lui redorer le blason. Et le rôle joué par Lavater dans la réhabilitation du mesmérisme, surtout en Allemagne, est décisif. Peut-être le concours de médiateurs, hommes de foi et de savoir tout à la fois, est-il nécessaire pour favoriser une meilleure compréhension du mesmérisme. F.C. Oetinger et, à sa suite, Lavater, sont deux modèles de médiateurs, de conciliateurs. On a vu que la médecine officielle, tant en Allemagne qu'en France, a trouvé expédient de rejeter le mesmérisme comme on jette l'enfant avec l'eau du bain, exprimant ainsi une attitude d'esprit autoritaire et monopolisante. La médecine qui recueille le mesmérisme dans sa serre chaude dès les premières années de la dernière décennie du XVIIIème siècle, présente un profil intellectuel en contraste avec celui des savants de la fin des "Lumières".

Sans se départir des préceptes de la science, cette médecine accorde son mot à l'expérimentation, est à l'écoute des "médiateurs" ou conciliateurs, et cultive volontiers la spéculation. Elle est le fait de philosophes de la nature, romantiques et romantiquement épris d'une saisie globale du réel. En un seul mouvement, la médecine romantique est habitée par le désir de comprendre tout à la fois l'homme, la nature et l'Absolu. Dans cet effort de compréhension globale, de synthèse romantique, rappelant l'opération de l'alchimiste en quête du Grand-Oeuvre, l'homme magnétique ne doit pas être laissé pour compte. Les constructeurs de cette synthèse romantique dans laquelle la médecine joue un rôle de premier plan en tant que science de la vie sont, pour la plupart d'entre eux, des médecins. Même ceux qui font exception à cette règle se sont intéressés à la médecine, précisément parce que la vie y est engagée. En tout cas, tous se reconnaissent par leur démarche synthétique et par leur tendance à reconnaître l'existence de divers plans de réalité. En fin ethnographe, Albert Béguin écrit que ce "penchant profond de l'esprit allemand qui ignore nos cloisonnements et notre instinct des plans, a trouvé dans le romantisme son moment de triomphe, sa fête majeure et ses plus effrénées orgies". C'est dire que la science de synthèse, science interdisciplinaire par excellence, est sous-tendue par une attitude d'esprit et par une *Weltanschauung* rappelant à bien des égards l'attitude d'esprit et la vision du monde de l'*homo universalis* de la Renaissance. Aussi bien l'homme de la Renaissance que le Romantique sont animés par le désir de voir toutes les sciences, y compris la poétique, se féconder mutuellement. Tous deux appellent de leurs voeux la réconciliation de la raison et de la sensibilité, de l'esprit et de la nature, de l'individu et de la totalité. On ne manquera pas de faire observer ici que le désir romantique d'embrasser le réel dans toutes ses dimensions fut aussi celui de Mesmer lui-même. Dès lors, on ne s'étonnera point de voir le mesmérisme, cet "étranger" évoqué par C.A.F. Kluge, figurer en bonne place dans l'épistémologie romantique, comme nous tenterons de le montrer. Le lien qui s'est tissé entre le mesmérisme et la *Naturphilosophie* est avant tout le fait de quelques esprits ouverts aux fulgurances de l'intuition, dont l'influence gagnera rapidement les milieux médicaux les plus autorisés d'Allemagne.

### La poésie au service de la médecine

C'est à Iéna que, dans les dix dernières années du XVIIIème siècle, brillent de leur plus vif éclat les étoiles du Romantisme. Novalis, Schelling, G.H. von Schubert, J.W. Ritter et bien d'autres esprits y allument le flambeau d'un véritable renouveau scientifique, philosophique et poétique. Johann Wilhelm Ritter (1776-1810) doit mériter ici une attention particulière, car c'est surtout lui qui ne ménage point son souffle pour maintenir le flambeau allumé, d'autant plus que l'électricité animale, récemment mise en honneur par Luigi Galvani (1737-1798), est à l'ordre du jour à Iéna. Physicien de formation, la méthode expérimentale lui est familière ; à cet égard, rien ne le distingue du physicien d'aujourd'hui. Cependant, Ritter se sépare de celui-ci par un trait majeur. Le physicien d'Iéna préfère ignorer les cloisons du laboratoire et refuse de se laisser amputer de l'un des privilèges de l'esprit humain : la spéculation. Le physicien expérimentateur en lui fait bon ménage avec le spéculatif. C'est là un trait distinctif de l'homme romantique, au sens spécifiquement allemand qui renvoie à un courant de pensée : la *Naturphilosophie* édifiée par Schelling. De plus, le physicien d'Iéna est, contrairement au physicien de nos jours, peu sensible au partage de la science en districts imperméables les uns aux autres. En revanche, mû par le besoin d'une compréhension hermésienne de la nature, de l'homme et de Dieu, Ritter, à l'image d'un Paracelse, est ouvert aux deux lumières, celle de la Grâce et celle de la Nature. Semblablement à l'alchimiste, le physicien d'Iéna croit fermement à la vertu de leur complémentarité, exorcisant ainsi la tendance schizoïde de l'esprit de l'*Aufklärung*. Grâce à sa démarche, qui manifeste son respect pour le ciel en même temps que pour la terre, le physicien d'Iéna a à son actif de nombreuses découvertes, ce qui lui vaut la vénération de bien des Romantiques, mais aussi celle de Goethe.

Il n'y a donc rien d'étonnant à ce que Ritter s'intéresse au "magnétisme animal". C'est en particulier dans ses *Fragments posthumes tirés des papiers d'un jeune physicien : Manuel à l'usage des amis de la Nature*, un des livres les plus intéressants du Romantisme allemand, que Ritter expose ses vues sur le "magnétisme animal" après l'avoir expérimenté. Dans le Fragment n°9, Ritter suggère le rapprochement de l'eau magnétisée et de l'eau baptismale. Si le bassin qui contient cette eau est en métal, il y a fort à parier, semble-t-il, qu'elle soit magnétique. Toutes deux, l'eau baptismale et l'eau magnétisée, ainsi que Ritter le laisse supposer, ont une fonction symbolique et sotériologique. Ce qui permet de conclure à l'analogie du ministère du prêtre et des manipulations du magnétiseur. Le physicien théosophe ne nous prive pas de ses méditations sur le phénomène du somnambulisme. Pour lui, l'état de somnambulisme est un état de négation de la volonté. C'est un état pendant lequel le somnambule est dépossédé de sa propre volonté. En désertant pour ainsi dire celle-ci, le somnambule en laisse agir en lui une autre, celle du magnétiseur notamment, qui selon qu'elle est bonne ou mauvaise, suscite chez le somnambule des effets respectivement bienfaisants ou malfaisants. Ritter esquisse une métaphysique de la volonté quand il écrit :

> Dans le magnétisme animal, on sort du domaine de la volonté pour entrer dans celui de l'involontaire ou dans lequel le corps organique se comporte à nouveau à la manière de l'inorganique. Cependant les mystères des deux [domaines] s'y révèlent. Il y a une conscience qui ne nécessite plus ni la volonté, ni l'usage que l'on en fait. C'est la même chose qui se produit dans le sommeil ordinaire comme dans le sommeil magnétique : la conscience de l'involontaire. Ici, la volonté n'est plus possible.

Ce passage qui vaudrait bien à son auteur le titre de magnétiseur montre à quel point le physicien d'Iéna est capable de jouer sur des registres différents. Le physicien se double du psychologue qui semble pénétrer avec assurance le domaine de l'Inconscient, à l'instar de G.H. von Schubert ou de C.G. Carus (1789-1869). Après avoir décrit avec adéquation l'état de somnambulisme, Ritter se tourne vers le magnétiseur sans se départir du fil conducteur de la volonté. Si le somnambule est placé dans le domaine de l'involontaire, synonyme de l'Inconscient, cela ne veut pas dire qu'il est totalement isolé du domaine de la conscience. Car l'Inconscient ou l'involontaire est une conscience participant de deux mondes : celui de la conscience et celui de l'Inconscient. Bien qu'il soit introduit dans le domaine de l'involontaire, le somnambule reste sensible aux gestes du magnétiseur. Attouchements et passes magnétiques sont les supports ou les conducteurs de la volonté de l'opérateur à laquelle le somnambule est particulièrement réceptif. Les effets ressentis par le somnambule sont en proportion avec la pureté de la volonté du magnétiseur. Ritter déclare :

> Tout ce qui est pur, tout ce qui est bon, toute action bonne recommandée par le magnétiseur accroît le bien-être [de la somnambule]. A l'inverse, toute action mauvaise, fût-elle simplement présumée, perturbe celui-ci et entraîne convulsions, spasmes etc., bien que la somnambule ne sache distinguer le bien du mal qu'à travers ces signes corporels.

Jusque là, Ritter, qui semble avoir sinon pratiqué du moins observé le somnambulisme artificiel, ne s'écarte pas de l'enseignement de Puységur pour qui magnétiser est avant tout un acte de volonté déterminé par le bien. Mais dès lors qu'il s'agit de définir la nature et le sens de la maladie, l'auteur des *Fragments* semble aller beaucoup plus loin que Puységur quand il se réfère à deux notions chères à l'ésotérisme romantique : la chute et la régénération. Pour Ritter comme pour bien d'autres médecins romantiques, la maladie est le fait d'un processus de dégradation et de corruption. La maladie selon Ritter est désignée comme une corruption de la volonté (*Willensverderbnis*), comme une décomposition due à une volonté impure. Cette définition de la maladie qui, à l'évidence, s'inspire du mythe de la chute est en étroite relation avec l'idée de régénération, qui trouve sa traduction concrète dans le processus magnétique. La possibilité de toute guérison consiste pour Ritter dans l'effacement de la volonté de la personne malade. Volonté dégradée, elle doit être restaurée par la volonté pure et bonne du magnétiseur. Celui-ci n'a d'autre rôle que d'assimiler la volonté du somnambule et de vouloir pour lui. Pour que le salut du somnambule soit assuré il faut que la volonté du magnétiseur soit pure, car dès l'instant qu'une volonté est suspendue, une autre doit la suppléer. A ce stade du processus magnétique, le magnétiseur devient l'homologue du prêtre. Il est intéressant de faire observer que, pour la première fois dans l'histoire du "magnétisme animal", sont mises en parallèle la fonction du magnétiseur et la fonction du prêtre. D'autres magnétiseurs romantiques comme A.C.A. Eschenmayer et Justinus Kerner ne manqueront pas à leur tour de rapprocher magnétisme et religion. Pour en revenir à Ritter, le magnétiseur, le prêtre et, d'une manière plus générale, tous ceux qui ont pour vocation de vouloir à la place d'autrui doivent être considérés comme magnétiseurs et prêtres à la fois. Ce sont précisément des "absoluteurs". Autant que le prêtre, le magnétiseur est pour Ritter investi d'une mission supérieure. Mission régénératrice, elle doit aboutir à une purification de la volonté corrompue. L'oeuvre de transfiguration, semblable au processus de transmutation, comporte selon Ritter des degrés. Le plus élevé est celui de la clairvoyance magnétique. Il se caractérise par une négation totale de la volonté du somnambule. Totalement dépendante de la volonté du magnétiseur, la volonté du somnambule est purifiée progressivement de ses maux et de ses défauts. Chez Ritter comme chez la plupart des magnétiseurs romantiques, le processus magnétique ne saurait impliquer une régénération exclusivement morale. Il implique également une régénération physique, bien que Ritter ne s'étende pas sur cette dernière. Au terme de ce processus magnétique, le somnambule reconquiert progressivement une volonté transfigurée, communiquée par le magnétiseur. Ce qui signe la guérison tant morale que physique, c'est le fait que le somnambule devient pour ainsi dire réfractaire au somnambulisme, processus auquel il doit sa guérison.

Au terme de cette leçon de "magnétisme animal" conçu comme processus de régénération de la volonté pervertie et dont il faut saluer l'effort de synthèse, Ritter, en visionnaire mais aussi en précurseur de Schopenhauer, procède à un élargissement de perspective en esquissant une métaphysique de la volonté. En homme de science et homme de foi sachant compléter par un effort de spéculation les données de l'observation, Ritter suppose que le sommeil naturel ne serait pas autre chose qu'une instance dans laquelle la volonté de la veille serait invitée à un processus de purification impliquant, au réveil, une volonté neuve et transfigurée. En théosophe, épris d'une compréhension gnostique de la nature, de l'homme et de Dieu, le jeune physicien achève son exposé sur le processus magnétique, après l'avoir étendu au sommeil naturel, sur une idée, déjà exprimée par le mystique de l'ère baroque Angelus Silesius (1624-1677), selon laquelle "Dieu est le magnétiseur naturel". Quand nous magnétisons, écrit Ritter, "nous ne semblons faire qu'un usage particulier pour des cas singuliers d'un grand principe naturel universellement répandu".

La séduisante appréciation rittérienne du processus magnétique a le mérite de situer pour nous l'adoption du mesmérisme par le Romantisme allemand. Comme nous venons de le constater, Ritter ne formule pas seulement des énoncés spéculatifs, mais il accorde une large place à l'observation et à l'expérimentation. Avec Ritter, le "magnétisme animal" est hissé au rang d'une alchimie en ce que celle-ci est simultanément pratique de laboratoire solidaire d'une vision du monde en même temps qu'oraison, invocation divine. L'étude phénoménologique du processus magnétique débouche chez Ritter sur une métaphysique de la volonté. Pour Ritter comme pour Puységur et, plus tard, pour Schopenhauer (1788-1860), l'acte magnétique est avant tout acte de volonté pure. Mise en jeu dans le rapport magnétique qui s'établit entre le magnétiseur et le patient, la volonté a une fonction régénératrice et restauratrice tout aussi bien sur le plan moral que sur le plan physique. Le jeune physicien théosophe, auteur de plus d'une découverte notamment dans les domaines du galvanisme, de l'électricité, de la chimie, réinvestit le magnétiseur d'une mission sacrée, mission que Mesmer s'est attaché à séculariser. Censée replacer le patient dans sa situation originelle antérieure à la chute, la volonté du magnétiseur - dont Ritter nous présente ici le modèle - ranime et rallume la volonté du somnambule en même temps que son désir de vie. Tel le mage, le magnétiseur de style rittérien est un éveilleur de la volonté et de la lumière intérieure. Grâce à sa volonté pure, il a pour mission de replacer son semblable dans la situation de l'homme-archétype dont la volonté ne faisait jadis qu'un avec la volonté de la nature et avec la volonté de Dieu. Dès lors, le magnétiseur romantique de style rittérien est celui qui, par un acte de volonté pure, opère la réconciliation du patient et de l'univers, du microcosme et du macrocosme. Opérateur d'un processus de régénération, il est celui qui contribue à la restauration de l'équilibre que l'homme a volontairement rompu. A cet égard, la mission du magnétiseur de style rittérien, analogue à celle du prêtre, est une mission sotériologique.

La métaphysique rittérienne de la volonté laisse ainsi loin derrière elle la théorie puységurienne "croyez et veuillez", qui l'a inspirée. Opérant une véritable herméneutique, Ritter reconduit la volonté à sa source première et ontologique. Comme l'écrit Antoine Faivre, Ritter "sait transcender l'observation objective pour se hausser hardiment et passionnément au niveau de la dramaturgie vivante d'une théosophie, au point que les faits révélés par l'expérience scientifique viennent rendre compte du récit qu'est le mythe". Cette appréciation est d'autant plus pertinente que, toujours à propos du processus magnétique, le jeune physicien théosophe exprime son enthousiasme à son ami Franz von Baader de la manière suivante :

> Je crois avoir fait une découverte d'importance : celle d'une conscience passive, de l'Involontaire. On la suscite par des questions et par le recueillement [...]. Bien des choses ne s'expliquent qu'ainsi : l'amitié, l'amour [...], la puissance de l'imagination. Tout ce que l'on imagine est réel ; et c'est pourquoi précisément cela n'a pour nous qu'une demi-réalité : c'est ainsi qu'un tiers a moins de réalité pour nous que nous-même [...]. Toutes nos actions sont de l'espèce du somnambulisme, c'est-à-dire des réponses à des questions ; et c'est nous qui interrogeons. Chacun porte en lui sa somnambule, dont il est lui-même le magnétiseur [...]. *Dieu dans le coeur* : ce phénomène est absolument somnambulique. L'état de veille n'en a aucune mémoire.

Mettant résolument l'accent sur le domaine de la "conscience passive", de l'"Involontaire", Ritter est un de ces savants-poètes de l'ère romantique à qui nous devons la découverte de l'Inconscient. Il est aussi un de ces prophètes qui, artisans de la grande synthèse romantique, désirent embrasser la réalité humaine sous ses rapports divers et contradictoires selon une démarche compréhensive. Destinée à déboucher sur une meilleure connaissance de la nature, de l'homme et de Dieu, mais aussi des rapports que ceux-ci entretiennent entre eux, la démarche romantique ne fait pas bon marché de l'intuition, ni de l'inspiration poétique comme cela a été le cas pour les savants de l'*Aufklärung*, leurs aînés. Bien au contraire, la démarche romantique s'accommode du lyrisme sans pour autant renoncer à faire oeuvre de science. Aux yeux des Romantiques, c'est là la voie royale qui mène à l'exploration des régions profondes et insondables de la nature et de l'homme. De même que la méthode compréhensive permet à Ritter d'explorer le galvanisme ou l'électricité animale, elle lui permet également d'approcher le "magnétisme animal". Grâce à elle, le physicien théosophe découvre que le somnambulisme, conçu déjà comme un processus de suggestion et de communication avec l'"Involontaire", est susceptible d'offrir une clef d'explication à plus d'un fait humain : amitié, amour, puissance de l'imagination. Pour Ritter, comme pour bien d'autres Romantiques, ces phénomènes psychologiques ne sont pas moins réels que les phénomènes physiques dûment observés au laboratoire. Ainsi Ritter apporte-t-il sa contribution non seulement à l'éclosion du mouvement romantique en Allemagne et à l'adoption par celui-ci du mesmérisme, mais aussi et surtout à une véritable mutation intellectuelle propice à la revitalisation du "magnétisme animal".

## Vers une adoption officielle du mesmérisme

C'est pendant les dix dernières années du XVIIIème siècle qu'un vent nouveau commence à souffler sur l'Allemagne, d'abord à Iéna, cité des sciences et de la poésie appelées à se féconder mutuellement. Une forme nouvelle de pensée, en contraste avec l'esprit qui a triomphé tout au long du XVIIIème siècle, est en gestation. Les maîtres d'oeuvre de cette mutation intellectuelle, de ce nouvel esprit scientifique et poétique sont des philosophes de la Nature qui ont pour nom Novalis, Schelling, Schubert, Baader pour ne citer qu'eux, tous ayant connu Ritter. Ils se sont tous intéressés aux travaux du physicien spéculatif et ont subi, à des degrés divers, son influence. De ce nouvel esprit scientifique et poétique, le mesmérisme n'est pas la moindre des disciplines à tirer le meilleur parti. La *Naturphilosophie* favorise la réhabilitation du mesmérisme dans les milieux les plus autorisés de la médecine. Il importe à présent de voir dans quelles conditions s'est opérée la renaissance du mesmérisme dans les milieux officiels.

En témoin de son temps, Gotthilf Heinrich von Schubert écrit à un de ses amis en ce début du XIXème siècle : "De puissantes étincelles sommeillent au coeur des jeunes gens d'aujourd'hui. Voici revenu le temps des prophètes !" Il est significatif de voir l'appel lancé par les "prophètes" du nouvel esprit romantique secouer les consciences. Wilhem Christoph Hufeland nous offre un exemple déterminant de l'attention prêtée aux interpellations des philosophes de la Nature. Avant d'être appelé à diriger le grand hôpital de Berlin, "la Charité", en 1801, Hufeland était en exercice à Iéna. Il n'est pas exclu qu'il y entretenait des rapports avec les Romantiques. En 1797, l'année où paraît le manifeste de la *Naturphilosophie*, les *Idées* [...] de Schelling, Hufeland fonde la Macrobiotique en publiant son *Art de prolonger la vie humaine* (*Kunst das menschliche Leben zu verlängern*). Pour mieux faire ressortir le changement des mentalités amorcé par la *Naturphilosophie*, notamment à l'endroit du mesmérisme, il faut remarquer qu'en 1785, c'est-à-dire un an après la condamnation du mesmérisme par les Académies parisiennes, Hufeland, en esprit "éclairé", avait lui aussi pris position contre le mesmérisme. En défenseur de l'orthodoxie médicale, Hufeland ne voyait en Mesmer qu'un "charlatan, victime d'une imagination pathologique". Les cures magnétiques relevaient selon lui de l'imposture et il ne cachait pas son affliction de voir l'humanité livrée à ce qu'il regardait comme une "mesmériade". En 1800, Hufeland constate que le débat qui s'était instauré quinze ans auparavant dans l'enthousiasme tend à se dépassionner, cédant ainsi la place à l'observation et à l'examen tranquilles. Que le magnétisme puisse prétendre à se constituer en objet digne d'examen aux yeux de l'une des plus grandes autorités en médecine de l'époque, c'est déjà là une concession majeure qu'il se voit accorder. Elle n'est sans doute point le fait du hasard quand on sait que, dans son traité de macrobiotique, Hufeland fait sienne l'idée d'une "force vitale" mise en honneur par la *Naturphilosophie* et proche parente de l'"agent universel" mesmérien. Il se la représente moins comme le fluide magnétique que comme l'"électricité animale" ou processus galvanique. Par ailleurs, Hufeland envisage la "force vitale" comme un agent thérapeutique susceptible d'être mis en oeuvre grâce à des attouchements et à des manipulations. Mais ce n'est qu'en 1808 que Hufeland réussit à provoquer ce qui pourrait être ressenti comme un véritable coup de théâtre. Diagnostiquant une maladie des yeux chez une patiente, le médecin en chef de "la Charité" conclut en converti au mesmérisme que le mal est d'origine nerveuse. Comme moyen thérapeutique approprié, il recommande le "magnétisme animal". Un de ses collaborateurs, Carl Alexander Ferdinand Kluge, auteur d'une des plus brillantes synthèses sur le magnétisme animal, est désigné pour procéder au magnétisme de la patiente. La cure magnétique s'avère d'autant plus efficace que Hufeland en publie un compte rendu dans son *Journal de médecine et de chirurgie pratique* (*Journal der praktischen Arzneykunde und Wundarzneykunst,* Berlin, 1809). Hufeland recommande au public des médecins de s'inspirer de la cure magnétique opérée par Kluge et de faire progresser cet art de guérir, autrefois proscrit. Justifiant son changement d'attitude à l'égard du mesmérisme, Hufeland ne pardonne pas à Mesmer son aventure parisienne. Quelques vingt-trois ans auparavant, le "magnétisme animal était tombé entre les mains de chevaliers, abbés et dames sensibles". Il s'était exposé, écrit Hufeland, non pas à l'examen profond, mais à "l'enthousiasme, à l'excès et à la sensualité". En retrouvant sa terre natale, le mesmérisme est récupéré par des médecins philosophes dont on ne peut contester le sérieux :

> Des médecins philosophes à l'esprit clair et au coeur pur, un Gmelin, un Wienholt, un Petzold, un Reil, un [K. E.] Schelling firent du magnétisme l'objet de leurs recherches. Ils trouvèrent des phénomènes indéniablement réels. La réalité de ceux-ci est attestée hors de toute influence de l'imagination, de la sensualité, de l'imposture [...].

Selon Justinus Kerner, l'exemple de Hufeland changeant d'attitude à l'égard du mesmérisme n'est pas isolé mais il tend à se généraliser parmi les médecins. Nombreux sont les médecins qui, hostiles qu'ils étaient au mesmérisme, en viennent peu à peu à le considérer avec sympathie et l'adoptent même comme moyen thérapeutique. L'année 1808 est une des années qui voient briller l'étoile du mesmérisme de son plus vif éclat. Le jeune philosophe de la Nature G. H. von Schubert n'en contribue pas moins à l'allumer - nous le verrons - à travers ses conférences, prononcées pendant le semestre d'hiver 1807/1808 à Dresde, notamment sur la face nocturne des sciences naturelles. Simultanément, on se met à rechercher les traces de Mesmer lui-même qu'on croyait avoir perdu à jamais.

A l'occasion d'un voyage à travers la Suisse, le médecin et philosophe de la Nature Lorenz Oken (1779-1851) rend visite en 1809 à Mesmer, alors installé à Frauenfeld, non loin du lac de Constance, à l'écart du tumulte des grandes villes. Oken surprend le public en publiant le compte rendu de sa rencontre avec le fondateur du "magnétisme animal" encore bien vivant. Oken rapporte que Mesmer est un homme grand de taille et fort ; en dépit de ses 75 ans, c'est un homme jovial, vivace et sociable. Pour ce philosophe de la Nature, le pionnier du magnétisme est d'un abord spirituel attachant. A travers l'échange de vues qu'il eut avec Mesmer, Oken est convaincu que celui-ci n'est ni le pur empirique, ni le charlatan qu'on a indûment fait de lui. Les opinions du magnétiseur sur les crises, sur la nature du magnétisme animal, sur le rapport de celui-ci à la physique et à la physiologie ne manquent pas d'étonner le philosophe de la Nature. Pour Oken, la théorie du "magnétisme animal" est d'une cohérence parfaite, c'est un système qui comprend les premiers mouvements de la nature jusqu'au magnétisme animal dans le système nerveux. Ce système, ajoute-t-il, est certes bien au goût de la philosophie moléculaire française, mais beaucoup plus pur et plus original ; il est bien en avance sur son époque. Le "système" de Mesmer, poursuit Oken, est le premier à avoir donné à l'exorcisme (de Gassner notamment) ennuyeux, persistant et si répandu parmi le peuple, une signification physicienne. Oken achève le compte rendu de sa visite à Frauenfeld en déclarant que si l'homme qui a fait autant et plus que Galvani, le fondateur de l'électricité animale, vient à mourir sans qu'on en tire le meilleur parti, un bien inestimable pour l'humanité disparaîtra avec lui. Mesmer serait, selon Oken, prêt à communiquer volontiers son enseignement, non pas pour obtenir une situation, ce dont il pourrait bien se passer, car il est vraiment bien riche et ne se fait guère de souci pour l'argent. Le médecin philosophe d'Iéna forme le voeu de voir un médecin à la tête d'un grand hôpital entrer en contact avec Mesmer, avec cet homme dont il faut faire bénéficier sinon l'humanité souffrante, du moins la science. L'appel est ainsi lancé aux consciences médicales qui doivent être attentives à ce que Oken tient pour un "devoir sacré".

Le premier grand médecin à se faire l'écho de l'appel lancé par Oken est un philosophe de la Nature. Il a pour nom Johann Christian Reil (1759-1813). Profondément influencé par la *Naturphilosophie* de

Schelling, Reil est l'un des plus prestigieux neurologues de l'époque romantique s'attachant à promouvoir la psychothérapie dans les maladies nerveuses et faisant grand cas du somnambulisme. En exercice à Berlin, Reil se propose d'inviter sur autorisation du gouvernement prussien le père du "magnétisme animal". Celui-ci serait le bienvenu à Berlin pour exposer sa théorie et en montrer la pratique dans un établissement agréé par le gouvernement de Prusse. Mesmer fait savoir qu'à cause de son âge avancé, il ne peut entreprendre un si long voyage et se voir obligé, une fois de plus, de lutter contre l'ignorance et l'incrédulité. Il suggère, en contrepartie, qu'une mission scientifique, habilitée par le gouvernement, soit confiée à Reil pour se rendre à Frauenfeld. Mesmer s'engage à livrer tout son enseignement. Le gouvernement prussien, par la voie du chancelier von Hardenberg, prend un vif intérêt au mesmérisme, en passe d'être réhabilité officiellement. Le ministre de la culture et de l'enseignement se voit en 1812 confier la tâche de nommer une commission chargée de l'examen du magnétisme animal. Décidément, le magnétisme ne cesse d'être examiné !

Présidée par Hufeland, la commission désigne un de ses membres, Karl Christian Wolfart, pour se rendre à Frauenfeld en mission officielle. Adepte du "magnétisme animal" dès 1797 et ami de poètes romantiques comme Adalbert von Chamisso (1781-1838) et Varnhagen von Ense (1785-1858), Wolfart arrive à Frauenfeld, chez Mesmer, en septembre 1812. La rencontre de Wolfart et de Mesmer est moins celle du commissaire et du suspect que celle du disciple et du maître. En témoigne le portrait intellectuel -le dernier du vivant de Mesmer- que nous brosse Wolfart, tout en admiration devant le fondateur du "magnétisme animal". Mesmer est alors âgé de 78 ans et ce qui, encore, frappe chez lui le visiteur Wolfart, c'est son attitude d'esprit compréhensive. Esprit clair et pénétrant, Mesmer est un homme assoiffé de communication. Son discours assuré et plein d'âme cultive la métaphore que Mesmer sait manier avec habileté. Le raffinement de ses moeurs joint à son amabilité rendent Mesmer d'autant plus admirable aux yeux de Wolfart. Comme on dit communément, le courant -magnétique celui-là- a bien passé entre les deux hommes, à telle enseigne que Mesmer lègue à son hôte et disciple l'ensemble de ses manuscrits, rédigés pour la plupart en français, l'autorisant à les traduire et à en assurer la publication. C'est en 1814, un an avant la mort de Mesmer, que, pour la première fois en langue allemande, est rendue publique la théorie mesmérienne. L'oeuvre de Mesmer en allemand (*Mesmerismus oder System der Wechselwirkungen : Theorie und Anwendung des Thierischen Magnetismus als die allgemeine Heilkunde zur Erhaltung des Menschen*. Berlin, 1814) se présente en deux parties. La première traite de la théorie et de la pratique du magnétisme telles que nous les avons déjà étudiées. La seconde partie est intitulée "Morale". Elle comporte des considérations d'ordre éthique, institutionnel, pédagogique et juridique d'un grand intérêt pour l'historien du droit constitutionnel. Comme l'écrit si judicieusement Ernst Benz, y est esquissée la première constitution démocratique en langue allemande, aux accents bien plus progressistes et plus conséquents que la constitution votée par les députés du Bundestag à la Paulskirche trente-quatre ans plus tard, en 1848. Si l'oeuvre de Mesmer est ainsi livrée au public, la commission chargée de l'examen du mesmérisme, elle, a dû suspendre ses travaux, notamment à cause des guerres de libération. Bien que la presse berlinoise se soit fait l'écho de la sympathie de Schuckmann, alors ministre prussien de la culture et de l'enseignement, pour le mesmérisme, sympathie qu'elle dénonce du reste, Wolfart enseigne la médecine à l'université de Berlin tout en pratiquant le magnétisme dans sa clinique privée. Philosophes, hommes politiques, hommes de lettres, médecins s'y rendent volontiers : Fichte, le chancelier von Hardenberg, la mère de Bismarck, Schleiermacher et Caroline von Humboldt n'en sont que les plus connus.

Que le "magnétisme animal", originairement objet d'une médecine planétaire ou d'astrologie médicale, déborde le champ de la médecine et puisse se constituer en thème littéraire, cela n'est pas pour surprendre. Surtout sous un climat romantique reconnaissant ses droits à la complémentarité de la science et de la poésie. La solidarité de l'art et du savoir est un postulat romantique. De même que la compénétration de la conscience et de l'"Involontaire", pour parler le même langage que Ritter, de l'esprit et de la nature, du corps et de l'âme. A l'ère romantique, les postulats qui président à l'investigation scientifique et à la méditation philosophique sont ceux-là mêmes qui président à l'entreprise esthétique. Comme la plupart des savants et philosophes sont bien informés de l'activité créatrice menée par leurs contemporains poètes et écrivains, ceux-ci, à leur tour, se montrent souvent au fait des recherches de ceux-là. De ce mariage de l'art et du savoir est née une véritable esthétique du mesmérisme qui a fleuri dans les oeuvres des plus grands noms de la littérature de l'époque romantique. Mais, en même temps qu'il séduit et féconde l'imagination de Goethe, Kleist, Hoffmann et Jean-Paul, le mesmérisme se montre également capable de susciter l'intérêt des philosophes de la Nature de l'époque. Pour n'avoir jamais été suffisamment étudiée, contrairement à l'esthétique du mesmérisme, la question de l'incorporation de celui-ci dans la *Naturphilosophie* d'abord chez Schelling et ensuite chez G.H. von Schubert doit être examinée ici.

## CHAPITRE II

## LA *NATURPHILOSOPHIE* DE SCHELLING : UNE METAPHYSIQUE DU MAGNETISME

Il est aujourd'hui admis que la période qui s'étend de 1797 à 1830 porte le nom d'"ère romantique". Si en d'autres pays d'Europe le Romantisme s'est limité à sa seule manifestation esthétique et littéraire, en Allemagne, au contraire, il s'est étendu à plusieurs domaines de la connaissance, y compris, bien entendu, la littérature et toutes les formes d'art. Epistémologie générale, le Romantisme allemand se distingue des autres romantismes européens en ce qu'il convoque l'attention non seulement de l'historien et du critique de la littérature et de l'art, mais aussi celle du philosophe, du médecin, du scientifique et de bien d'autres spécialistes. En témoigne le sous-titre des actes du colloque qui s'est tenu à Günzburg du 6 au 9 septembre 1977 et qui a réuni des spécialistes ressortissant à plusieurs domaines. C'est dire que "l'intelligibilité romantique, comme l'écrit si bien Georges Gusdorf, s'applique à tous les compartiments de la connaissance". Pour ce fin connaisseur du romantisme, celui-ci "intervient comme une révolution culturelle mettant en cause la situation de l'homme dans l'univers selon la totalité des rapports qu'il entretient avec la réalité [...]. Le savoir romantique dans sa pleine expansion déploie une anthropo-cosmo-théologie [...]. Il existe une géologie romantique, une physique romantique et même une doctrine romantique de l'électricité, mais aussi une biologie romantique, une botanique romantique, y compris une théorie romantique des mousses et des champignons".

Sans doute la médecine occupe-t-elle dans cette vaste entreprise épistémologique du Romantisme une place de choix. Que Schelling eût joué un rôle moteur dans cet effort de synthèse et qu'il dût lui-même se familiariser avec plus d'une discipline, y compris le mesmérisme, il suffit pour s'en convaincre de jeter un coup d'oeil sur l'index des noms propres publié en fin du gros volume des actes du colloque précédemment cité. On s'apercevra que le nom du philosophe est de loin le plus fréquemment cité. Au demeurant, Schelling est le premier auteur de la célèbre synthèse du savoir romantique, intégrant dans son champ d'investigation le magnétisme, lui aussi. Déjà le premier biographe de Mesmer, Justinus Kerner, notait en 1856 que la *Naturphilosophie* de Schelling a joué un rôle important dans la réhabilitation du mesmérisme en Allemagne. Nombreux sont les médecins qui, quelques années auparavant, vitupéraient contre le magnétisme, mais le considèrent désormais comme une discipline digne d'intérêt. D'autres encore vont jusqu'à en faire un véritable centre d'intérêt et parmi eux nous pouvons citer des noms comme Schubert, Passavant, Eschenmayer, Kerner, Ennesnoser, tous plus ou moins influencés par Schelling. C'est dire que les *Idées pour une philosophie de la nature* (1797), véritable manifeste pour une philosophie de la nature, ne furent pas sans marquer de leur empreinte toute l'époque romantique, époque dont le caractère essentiel est le besoin, ressenti par toute une génération de poètes, savants, philosophes et médecins, d'une vision globale du monde. Il nous apparaît donc nécessaire d'exposer ici les grandes lignes de force de ce qu'on appelle la "philosophie de l'identité" ou la "première philosophie" du chef de file de l'école romantique, avant d'examiner ses vues sur le problème de la clairvoyance magnétique, problème qui a passionné toute l'époque romantique.

Historiquement, l'élaboration de la *Naturphilosophie* s'effectue dans le prolongement de l'"idéalisme transcendantal" du philosophe de Königsberg, Emmanuel Kant (1724-1804) qui prévoyait que la nature était construite sur un schéma bipolaire ou ce que Xavier Tilliette appelle un "dualisme originaire". Les phénomènes naturels récemment explorés et largement étudiés depuis les années quatre vingt du XVIIIème siècle semblent apporter la preuve naturelle de cette hypothèse. Qu'il s'agisse du magnétisme, de l'électricité, de l'électricité appliquée à la biologie ou galvanisme, ou du chimisme, tous ces domaines tendent à servir de modèle à la loi de polarité. L'objet des *Idées* de Schelling ne vise pas autre chose qu'à montrer que le jeu des forces à l'oeuvre dans la nature est pour ainsi dire identique à celui que nous retrouvons dans le moi ; de même, les forces en conflit dans la nature sont identiques aux forces constitutives de l'esprit. C'est que l'esprit et la nature obéissent aux mêmes lois, ces lois mêmes qui président à la marche de l'Univers. C'est aussi que l'esprit et la nature sont reliés entre eux par un rapport organique, tous deux étant membres d'un Tout.

Pour qu'elle soit valide, une telle proposition, au coeur des *Idées* et de la *Naturphilosophie*, ne saurait se passer des enseignements de l'expérience et de la science empirique. A peine sorti du célèbre "Stift" de Tübigen, le jeune Schelling, alors âgé de vingt trois ans maîtrise non seulement la philosophie de Kant et de Fichte, mais il est aussi au fait des débats scientifiques les plus récents, dans les domaines de la physique, de la chimie et de la médecine. Grâce à Goethe, il obtient en 1798 une chaire de philosophie à l'université de Iéna qu'il occupe jusqu'en 1803. Schelling s'intéresse aux travaux de Goethe sur la métamorphose des plantes, aux travaux de Ritter sur le galvanisme, mais aussi à ceux des médecins browniens, de Bamberg, Marcus

(1753-1816) et Andreas Röschlaub (1768-1835). Et c'est en observateur génial des progrès scientifiques de son temps que Schelling écrit :

> Je voudrais donner des ailes à notre lente physique qui progresse péniblement à coups d'expériences. C'est quand la philosophie fournira les idées et l'expérimentation les faits que nous pourrons enfin avoir cette physique en grand que j'attends d'époques ultérieures. Il ne semble pas que la physique actuelle puisse satisfaire un esprit créateur tel que l'est ou doit l'être le nôtre.

Un tel propos pourrait sembler présomptueux ! Il n'en est rien, car le génie créateur du chef de file de l'école romantique est à la mesure d'une telle tâche. En réalité, l'objectif de Schelling est celui de la conciliation de la connaissance et de l'objet de connaissance, du sujet et de l'objet, de l'esprit et de la nature. Car, comme l'écrit si pertinemment Xavier Tilliette, "s'il y a une philosophie de la nature, elle doit être élévation de l'expérience à la philosophie (et non pas application de principes abstraits à une science empirique déjà constituée), et accessoirement discussion et interprétation des théories, afin de passer d'une *Naturlehre* à une science de la Nature. L'observation et surtout l'expérimentation, artifice par lequel l'homme fait usage de sa liberté en face de la Nature, ont cet avantage de mettre la Nature en liberté à son tour, de l'épier à l'oeuvre, de saisir pour ainsi dire sur le vif son opération". La nature se trouve ainsi définie non pas comme subordonnée à l'esprit, mais comme un être-en-soi parfaitement autonome. Son statut est celui d'un être libre au même titre que l'esprit. La nature est une organisation vivante susceptible de développement et de progression. Nature et esprit sont ainsi embrassés d'un même geste, d'un même mouvement. Devant son existence au conflit de forces opposées, à une polarité originaire, la nature bénéficie du rôle d'être "productif", de "productivité" active et conforme à des fins. Le mécanisme se trouve ainsi écarté et destitué de son rôle de système explicatif de la nature. "Car, écrit Schelling, dès que nous entrons dans le domaine de l'organique, le lien mécanique de cause à effet perd toute sa valeur". Le mécanisme, en vertu des principes de la *Naturphilosophie* s'évanouit et se retire devant une conception dynamique de l'univers. Telle est la "théorie naturelle de notre esprit" et telle est la philosophie qui "n'est rien d'autre que science de la Nature".

> Ce que nous prétendons, écrit Schelling, ce n'est pas que la nature coïncide comme par hasard avec les lois de notre esprit (par l'intermédiaire d'un troisième principe), mais qu'elle exprime *elle-même,* nécessairement et primitivement, les lois de notre esprit et que non seulement elle les exprime, mais les *réalise* et qu'elle n'est et ne peut être appelée Nature que pour autant qu'elle fait l'un et l'autre. La Nature doit être l'Esprit visible, et l'esprit la

Nature invisible. C'est ici, dans l'identité absolue de l'Esprit *en nous* et de la Nature *en-dehors* de nous, que doit se trouver la solution du problème de la possibilité d'une nature en-dehors de nous.

Après avoir ainsi posé les jalons de la nouvelle philosophie de la nature qui fera école, constatons que Schelling tient sa promesse en permettant à la physique de recevoir des ailes. Conscient de son rôle d'initiateur, de constructeur du système de la *Naturphilosophie* et d'artisan de la grande synthèse de son temps, il écrit :

> Nous envisageons le système de nos représentations, non dans son *être*, mais dans son *devenir*. La philosophie devient *génétique*, en ce sens qu'elle laisse pour ainsi dire naître et se dérouler sous nos yeux toute la série nécessaire de nos représentations. A partir de ce moment, il n'y a plus de séparation entre l'expérience et la spéculation. Le système de la nature est en même temps le système de notre esprit et c'est seulement maintenant que, la grande synthèse une fois accomplie, notre savoir revient à l'analyse [...].

L'effort de conciliation de la nature et de l'esprit ainsi entrepris par Schelling, aussi magistral, précis, rigoureux et technique qu'il puisse paraître, pourrait cependant figurer en bonne place dans la famille spirituelle des "fils d'Hermès" qui, dans les temps modernes, ne peuvent s'accommoder du mécanisme cartésien et newtonien, manifestant par là-même le désir de réaliser la Grande Synthèse. Cela est corroboré par la référence que Schelling fera, une année à peine après la publication des *Idées*, à l'idée d'"âme du monde" ou (*Weltseele*).

L'idée d'"âme du monde" a une longue histoire. Elle remonte à Pythagore et après lui, à Platon, chez qui elle est décrite comme l'harmonie des mouvements célestes, comme une musique des sphères (*Timée*, 35b-36d). L'"âme du monde" fleurit également dans la tradition hermétique sous des formes variées comme condition de l'unité du monde. Si chez Platon par exemple l'"âme du monde", ramenée à une cause transcendante, est conçue comme une intelligence divine à l'oeuvre dans l'Univers, administrant et maintenant l'organisation de celui-ci selon un ordre précis, selon la loi de la vie et d'un dynamisme conséquent, chez Schelling en revanche, elle est ramenée à un "Absolu" défini comme "Identité dans la Totalité, Totalité dans l'Identité". Moyen terme permettant le passage de l'un au multiple, l'"âme du monde" chez Platon comme chez Schelling est identifiée au lien conditionnant l'unité de l'Univers. Défini comme force première de la nature, le "lien" ou "Weltseele" est "l'essence de toute forme particulière, anime celle-ci directement". Le lien intime et mystérieux, organe caché et, pour ainsi dire *vis magica*, par lequel la nature parle à l'esprit et l'esprit à la nature, à peine effleuré dans les *Idées*, vient, dans l'*Ame du monde*, combler cet abîme, ainsi que le fait remarquer Tilliette, "creusé par les philosophies modernes entre le pur transcendantal et le pur empirique".

S'il est une note originale apportée par Schelling à l'idée d'"âme du monde", elle consiste notamment en ce que, la "Weltseele", au-delà de sa nature divine et de sa fonction d'intermédiaire entre l'un et le Tout, est soumise à la loi de polarité. Elle est harmonie certes, mais inquiète. Schelling n'hésite pas à la comparer à l'action magique de l'aimant. Si dans le monde idéal ou, si l'on préfère, dans le monde spirituel, la "Weltseele" est placée sous le signe de la lumière, dans le monde naturel ou réel, elle est représentée par la pesanteur :

> Ce lien, qui rattache toutes les choses les unes aux autres et constitue l'un dans le Tout, [...] est représenté dans la Nature par la pesanteur.

Principe d'ordre et d'organisation, "sagesse compréhensible et universelle, l'âme du monde est l'âme éternelle du Tout". En tant que vie du monde, elle ne saurait échapper au conflit et à l'antagonisme et, comme l'écrit Tilliette, elle est "perpétuel dérangement et rétablissement d'équilibre". Grâce à son désir de dépasser le conflit qui la régit et qui oppose la lumière à la pesanteur, la vie prend forme et vient au grand jour. Non sans lyrisme, Schelling nous rend témoins de la naissance de la nature :

> C'est de l'éternelle opposition et de l'éternelle union des deux principes [...] que naît cet enfant perceptible et visible de la Nature, cette parfaite copie de l'essence totale qu'est la matière.

En tant que "source vitale" de l'ensemble de la nature cherchant sans cesse à se manifester, elle est dite invisible. Pourtant, c'est par elle qu'advient toute organisation que Schelling définit comme une "manifestation totale de la vie générale de la substance dans une vie particulière".

La "Weltseele", dispensatrice et régulatrice de la vie générale et particulière pourrait être envisagée comme ce lien subtil qui tisse les rapports entre les êtres. Ceux-ci sont en effet doués, à côté de la vie extérieure, d'une vie intérieure qui, écrit Schelling, "les rend capables de sympathie et d'antipathie, ainsi que de la perception d'autres choses non immédiatement présentes". Le chef de file de l'école romantique semble ainsi rendre compte des phénomènes du magnétisme universel (attraction-répulsion) dont le "magnétisme animal" est une particularisation. D'ailleurs Schelling ne tardera pas à reconnaître dans le magnétisme, comme l'écrit Tilliette, la "clef d'une solution dialectique" dans sa construction de la nature. Il sera identifié à "la source dynamique de l'activité universelle et chaque aimant est symbole de la Nature entière, car c'est par le magnétisme que toute dualité est advenue dans la Nature". Phénomène originaire, le magnétisme prévu par Schelling ne va pas sans évoquer l'*Urphänomen* si cher à Goethe ; de même qu'il semble renvoyer à l'"Agent général" de Mesmer, en tant qu'il est ce principe animant et vivifiant. Ainsi l'"âme du monde" fait-elle son entrée dans le système de la nature édifié par Schelling qui semble faire un clin d'oeil aux phénomènes du magnétisme animal, surtout quand il écrit :

> Le lien sacré qui fond les deux premiers principes, pour n'en faire qu'un, nous l'éprouvons dans notre propre vie, dans l'alternance du sommeil et de la veille, par exemple, grâce à laquelle nous tombons sous l'empire de la pesanteur, pour ensuite nous redresser et renaître à l'essence lumineuse.

Par un simple concours de circonstances, ce n'est pas au mesmérisme que Schelling en vient à s'intéresser, mais au système de l'écossais John Brown (1735-1788). En 1800, c'est-à-dire au moment où Schelling entend éprouver la validité de son système de *Naturphilosophie* sur le terrain biologique et médical, il rencontre à Bamberg trois médecins browniens : Marcus, Olbers et Röschlaub. En ce début du XIXème siècle, l'on ne peut que noter le succès inattendu dont jouissait le système de Brown dans les milieux médicaux, romantiques y compris. N'ayant jamais pu s'imposer en France, le système brownien s'est étrangement limité à l'Allemagne où il était en passe d'éclipser le mesmérisme. A l'évidence, et comme le suggère Roger Ayrault, le brownisme n'a pu s'établir en Allemagne que dans la mesure où il a pu offrir un ensemble de points d'appui aux tendances spéculatives de l'esprit allemand. Friedrich von Hardenberg dit Novalis (1772-1801), autre *Naturphilosoph* aux accents prophétiques et épris de grande synthèse, comptait parmi les adeptes de Brown. Pour lui, "la théorie de Brown traite (comme celle de Fichte) de l'*idéal* physiologique", considérant ainsi que le système de l'Ecossais est à même de s'accommoder de l'idéalisme fichtéen. Il poursuit : "Toutes les maladies doivent être universelles, doivent se transformer en universel. Pareillement pour les remèdes et tout. Il [Brown] ne propose aussi qu'une thérapeutique idéale" . Pour sa part, Schelling se montre lui aussi fasciné par la théorie de Brown et n'hésite pas à le comparer à Kant :

> Assez peu de temps après que le système de Kant eut commencé à avoir en Allemagne un retentissement général, un autre système, non moins grand et important à sa manière, sortit d'une ombre imméritée : je veux dire, le système de médecine de Brown [...].

Selon Rotschuh, le brownisme avait déjà mérité l'attention de Kant lui-même, mais le jeune physicien théosophe, Johann Wilhelm Ritter, ne lui apporte pas son suffrage. Non sans une pointe d'ironie, il juge la théorie médicale de l'Ecossais "si simple qu'elle permet de fabriquer un praticien en quatre semaines !" Justinus Kerner raconte dans son *Livre d'images* (*Bilderbuch aus meiner Knabenzeit,* 1849) avoir, dans son enfance, éprouvé le système brownien, et il n'en garde pas un des meilleurs souvenirs. Si, en tout cas, le brownisme ne semble pas remporter l'adhésion de tous les romantiques, il n'en est pas moins vrai qu'il passionne les plus grands de leur initiateurs, non pas tant pour le caractère original qu'il présente que pour sa fonction de support expérimental de la spéculation.

Sur le plan expérimental et à l'échelle humaine, le brownisme fournit aux nouveaux maîtres de la spéculation ce que Georges Gusdorf appelle "une clef aussi précieuse que le concept d'attraction pour la physique de Newton". En effet, le brownisme apparaît au fondateur de la *Naturphilosophie* comme une preuve supplémentaire -à l'échelle du vivant- de la polarité déjà repérée aussi bien dans le magnétisme, dans l'électricité, que dans le processus chimique. Plus que jamais, les disciplines de l'esprit paraissent au chef de file de l'école romantique aller de concert avec les diverses branches de la physique, favorisant ainsi une meilleure intelligibilité de l'homme et de la nature. Or, quelle est cette "clef" que fournit un Brown, plus praticien que métaphysicien, et prenant ses distances vis-à-vis de la métaphysique, selon lui, "dangereuse question des causes, ce serpent venimeux de la philosophie" ? Le concept essentiel autour duquel l'Ecossais construit son système de médecine est avant tout celui de l'excitabilité, notion située au coeur de la physiologie moderne. Mise en oeuvre par Francis Glisson (1596-1677), l'excitabilité est reprise par une des grandes figures de la médecine au siècle des "Lumières", Albrecht von Haller (1708-1777). Après avoir effectué de nombreuses expériences, Haller établit ce qui par la suite est devenu une loi physiologique : la fibre musculaire est susceptible de contraction indépendamment de toute influence nerveuse. Haller signe ainsi le commencement de la physiologie moderne et sépare soigneusement l'irritabilité de la sensibilité. La théorie de Haller fut largement discutée au XVIIIème siècle, débordant le seul domaine de la physiologie dans laquelle elle fut circonscrite par son fondateur.

Reprise par John Brown, mais aussi par bien d'autres médecins, l'excitabilité en tant que théorie physiologique est appelée à recouvrir un champ beaucoup plus vaste. Pour John Brown, l'excitabilité n'est plus seulement une faculté physiologique, mais elle est hissée au rang d'une fonction vitale. C'est à l'occasion d'une "illumination" que Brown fait cette découverte qu'il présentera en radicale opposition avec la médecine classique, selon lui "art conjectural, rempli d'incohérences et faux dans presque toutes ses parties". Il entend substituer à la médecine établie "une science certaine qui pût être appelée une science de la vie". Brown se propose de fonder une vision nouvelle du savoir médical en faisant de l'excitabilité non plus une théorie physiologique, mais une théorie globale du vivant. En tant que propriété fondamentale du vivant, l'excitabilité seule est exposée aux aberrations plus ou moins grandes de l'ordre biologique. Dès lors, la santé ou l'ordre biologique ne peut être affecté que selon deux modalités opposées : ou bien l'excitabilité est excessivement sollicitée, ou bien elle ne l'est pas assez. Les états morbides sont donc rangés en deux catégories : d'une part, l'ordre biologique peut être troublé par excès d'excitabilité, les troubles ainsi causés étant appelés "sthéniques" ; d'autre part, il peut être troublé par défaut d'excitabilité, et il s'agira alors de troubles ou maladies "asthéniques". De ce schéma nosologique de structure polaire dépend en toute rigueur la thérapeutique. Le tableau de la pharmacologie brownienne comporte deux rubriques : d'un côté les "débilitants", de l'autre les "stimulants". L'art de guérir se trouve ainsi prodigieusement simplifié, si bien que le médecin brownien combattra les influences sthénisantes par le recours aux médicaments "débilitants" et les influences asthénisantes, à l'inverse, par les "stimulants".

Un tel système reposant sur une vision duelle tant en matière d'étiologie qu'en matière de thérapeutique est en mesure de satisfaire aux exigences de la *Naturphilosophie*, car celle-ci postule une polarité de principe dans tous les phénomènes de la nature. Mais le philosophe ne saurait se contenter de laisser en suspens la question des causes de l'excitabilité elle-même. Peu enclin à la spéculation, Brown écrit qu'"on ne sait pas ce qu'est l'excitabilité ni comment elle est affectée par les puissances excitantes ; mais quelle que soit cette propriété, l'être qui commence à vivre en est pourvu à un certain degré".

Contrairement au médecin, c'est avec des pas assurés que le philosophe de la nature s'attache à examiner les conditions de l'excitabilité. Schelling se réfère à la théorie des cinq forces de Karl Friedrich Kielmeyer (1765-1844) à l'oeuvre dans le vivant. Ces cinq forces sur lesquelles s'articule la vie de tout organisme sont selon Kielmeyer : la sensibilité, l'irritabilité, la reproduction, la sécrétion et la propulsion. De ces cinq forces, Schelling ne retient que les trois premières et voit avec hardiesse dans la sensibilité la condition même de l'excitabilité. Car sans réceptivité, aucune activité n'est possible. Dès lors, le phénomène biologique de l'excitabilité retrouve son plein sens et se voit intégré dans un schéma polaire. Précisément, l'excitabilité devient, chez Schelling, déterminée par le jeu de forces antagonistes : l'activité et la réceptivité ou l'irritabilité et la sensibilité. La reproductivité, elle, est identifiée à la notion de *Bildungstrieb* ou instinct formateur en tant que propriété du vivant. Pliant ainsi le système brownien sous la loi du dynamisme vital, Schelling se sépare de Brown quand il souligne :

> Selon Brown, la maladie est conditionnée par la disproportion de l'excitation (*Reiz*) et de l'excitabilité (*Erregbarkeit*) (il a d'ailleurs été démontré qu'envisagée ainsi elle est impensable) ; selon nous [elle est conditionnée] par la disproportion des facteurs de l'excitabilité eux-mêmes, provoquée bien sûr par l'effet de l'excitation permanente ou soudaine. Selon Brown, l'excitation est elle-même facteur de la maladie, selon nous, [elle est ] simplement cause.

Ayant ainsi édifié son propre système de physiologie, Schelling ressent le besoin de l'intégrer dans une vision globale et synthétique visant, au travers de la physiologie, à situer l'homme dans l'univers. Car, "la maladie en tant que telle, écrit Schelling, est la modification des dimensions de l'organisme par lesquels il cesse d'être réflexe pur et non troublé de l'univers". Le chef de file de l'école romantique lance un appel, dans la première livraison de son périodique *Jahrbücher der Medizin als Wissenschaft* (1806), aux chercheurs et spécialistes des diverses branches pour rassembler leurs énergies et les mettre au service de la médecine et, à travers elle, de l'homme. La médecine doit être hissée au rang de maîtresse des sciences. En préfacant ce périodique, Schelling écrit :

> Un bonheur particulier de notre époque a voulu qu'il devînt possible de manifester par l'intermédiaire de ce périodique ce que bien des siècles n'ont pas été capables de faire apparaître -à savoir le rassemblement pour un travail en commun du philosophe, du savant de toute catégorie, du chimiste et de l'anatomiste, du zoologiste et du thérapeute, le but étant de faire progresser et de développer jusqu'à la perfection dont elle est susceptible la science de l'organisme et de là l'art de guérir.

La médecine que le philosophe de la nature appelle de ses voeux est une "médecine supérieure" ayant pour mission de comprendre l'économie biologique humaine comme un maillon d'une chaîne universelle, comme un membre d'un tout organique et vivant. Schelling rejoint ici le théoricien de l'"idéalisme magique", Novalis, pour qui le médecin est avant tout un "artiste de l'immortalité" qui "pratique la médecine comme un art supérieur, un art de synthèse". Cette médecine supérieure doit assumer le réel dans la totalité plénière de ses dimensions tant extérieures qu'intérieures. Contrairement à la médecine classique qui ne tient compte dans son approche de l'économie animale que du "côté objectif" ou de l'aspect extérieur de la nature humaine, la médecine supérieure qui, comme l'a vu Georges Gusdorf, "débouche nécessairement sur le souci métaphysique", est invitée à scruter les profondeurs de la nature humaine ou ce que Schelling appelle le "côté non-objectif". En poète visionnaire, Novalis avait déjà déploré l'obscurité qui régnait sur l'homme intérieur ou sur le "côté non objectif" de la nature humaine :

> Il est étrange que l'homme intérieur ait été si pauvrement exploré jusqu'ici et qu'on en ait toujours parlé aussi sottement. La soi-disant psychologie est encore un des ces masques [...] qui ont pris dans le sanctuaire la place des images des vrais dieux [...]. Intelligence, imagination, raison, ce sont les misérables compartiments de l'univers intérieur. De leurs étonnants mélanges, des formes qui en naissent, de leurs transitions, pas un mot ; personne n'a eu l'idée de chercher d'autres formes encore innommées, de dépister leurs relations mutuelles. Qui sait quelles unions merveilleuses, quelles surprenantes naissances il nous reste à découvrir en nous ?

Presqu'en même temps que Novalis, Schelling assignait à la science la tâche d'emprunter la voie de l'art : "où l'art est, la science a d'abord à venir" (*System des transzendentalen Idealismus*, 1800), revendiquant ainsi le droit de la sensibilité et de l'imagination dans le savoir. C'est dire que là est la raison qui l'a conduit à conférer à la sensibilité un rôle capital dans le phénomène biologique. Elevée au rang de concept médical, la sensibilité devient pour Schelling la condition de l'excitabilité. Pour le constructeur du système de la nature, le vivant ne saurait se réduire à de simples lois mécaniques, mais un dynamisme conséquent régit l'économie animale et exige que soit tenu compte, dans l'étude de l'*anthropos*, de toutes les dimensions ressortissant à toutes les branches du savoir afin de permettre l'intronisation de la médecine comme reine des sciences. C'est ainsi que la philosophie de la nature, en tant que vaste entreprise scientifique, parvient à faire emprunter à la science la voie de l'art, à la physique celle de la métaphysique. Dans le même élan, la *Naturphilosophie* favorisera un nouvel essor du mesmérisme qui, à Berlin, bénéficiera en 1808 d'une reconnaissance quasi officielle.

Le mesmérisme qui, jusqu'ici, a été supplanté par le système de Brown notamment chez Schelling, bénéficiera désormais d'une attention particulière chez la plupart des *Naturphilosophen* qui tous semblent avoir entendu l'appel de Schelling. Sans être magnétiseur, Schelling a pris un vif intérêt pour le mesmérisme et en particulier pour le phénomène de la "clairvoyance" des somnambules. Dans un texte posthume et peu étudié, rédigé vraisembleblement vers 1810, l'année même où Schelling publie les *Conférences de Stuttgart* (1810), le "magnétisme animal" et le phénomène du somnambulisme interviennent comme le fil conducteur d'une brillante considération métaphysique sur l'union du Ciel et de la Terre, sur l'état de l'homme après la mort et sur le monde des esprits. Il faut rappeler ici que Mesmer, dont les idées et le style de pensée présentent une grande analogie avec la

*Naturphilosophie*, conçoit le "fluide subtil" comme médiateur entre les astres et la terre. Dans *Clara ou le lien du monde des esprits et de la nature* (1810), Schelling reprend son intuition -fondamentale dans la *Naturphilosophie*- du lien ou d'"âme du monde" et voit en lui ce "corps subtil", comparable à l'"Agent général" de Mesmer. Dans les *Conférences de Stuttgart* (1810), le lien ou "Weltseele" est identifié à la notion d'"éther", "principe créateur", véritable "principe de vie". Le "fluide subtil" de Mesmer est d'une subtilité qui, selon celui-ci, ne permet aucune comparaison ; cependant il le compare au son et à la lumière. Schelling, lui, écrit à propos de son "éther" qu'"il constitue le vrai principe vital de la nature" dont procède la lumière, "manifestation directe de ce principe de vie". Principe matériel et immatériel à la fois ainsi qu'il est conçu par Mesmer, Schelling dit du lien qu'il "n'est pas seulement divin, mais qu'il est Dieu lui-même, non certes Dieu envisagé comme tel, au sens absolu, mais le Dieu qui a été engendré dans le non-existant par Dieu envisagé comme absolu, comme existant. Le lien c'est, poursuit Schelling, incontestablement Dieu lui-même, mais Dieu qui s'est engendré lui-même, Dieu comme Fils, Dieu qui est l'essence même de la nature et dont l'Ecriture dit avec raison que tout a été fait par lui, que rien n'a été fait sans lui [...]. Le lien dont je parle s'appelle d'une façon très expressive le *Verbe* [...]". On serait tenté de faire dire au Schelling de 1810, comme l'a fait Jean-François Marquet : "Où la Révélation est, la science a d'abord à venir", comme si, écrit le commentateur avec pertinence dans sa préface à la traduction française de *Clara* (Paris, 1984), "mise à part la brève ivresse de la 'philosophie de l'identité', notre auteur avait toujours l'intime conviction que la philosophie ne s'accomplit vraiment qu'en se faisant l'exégèse d'un texte plus implicite et plus *inhumain* qui l'a depuis toujours devancée et qu'il identifiera à la Révélation après l'avoir cherché dans l'art. Entre ces deux domaines, il y a une secrète parenté, tel semble avoir été le sentiment de Schelling". Nous pouvons ajouter que le Schelling de 1810 se déploie en véritable théosophe, dont le souci n'est plus seulement de concilier le double domaine de l'art et de la science, mais un triple domaine constitué par l'art, la religion et la science. En cela, Schelling se montre apte à se faire une place dans la tradition théosophique issue de Jacob Böhme. Le triple volet cosmogonie-anthropologie-eschatologie au coeur de toute entreprise théosophique, laquelle est souvent solidaire d'une *Naturphilosophie* comme c'est bien le cas chez Schelling, se déploie dans les *Conférences de Stuttgart* et dans *Clara*. Ce qui, pour notre propos, mérite d'être souligné, c'est que l'expérience magnétique constitue pour ainsi dire le point d'ancrage expérimental de cet étrange texte schellingien, aux accents à la fois théosophiques et mesmériens, qu'est *Clara*. D'une qualité littéraire remarquable due essentiellement à l'originalité du style et de la composition, le récit de *Clara* se présente sous forme de dialogue engagé entre Clara, un pasteur et un médecin aux options mesmériennes évidentes. C'est avant tout un récit à caractère didactique, car l'héroïne du récit, Clara, est une fille du peuple, de culture modeste mais désireuse de s'instruire sur les choses naturelles en même temps que sur les choses spirituelles. La langue employée est une langue courante, en rupture avec le vocabulaire technique auquel Schelling nous a habitués. Notons enfin que le récit, inachevé du reste, s'articule sur quatre mouvements correspondant aux quatre saisons de l'année.

Avant de nous préoccuper du thème mesmérien de la clairvoyance magnétique, relevons d'abord les thèmes ésotériques qui émaillent le récit de *Clara* et que nous retrouvons aussi, systématiquement exposés, dans les *Conférences de Stuttgart*. Cette démarche a le mérite de nous révéler les aspects théosophiques de la pensée schellingienne qui, ainsi que nous le verrons, prend volontiers appui sur le mesmérisme.

**Dieu**

Le Dieu de Schelling n'est pas le Dieu des systèmes abstraits et de la religion rationnelle. Le Dieu de Schelling est le Dieu de la théosophie issue de Böhme, relayée au XVIIIème siècle par Oetinger et Saint-Martin et représentée par le contemporain de l'auteur de *Clara*, Franz von Baader (1765-1841). Le Dieu de Schelling est un Dieu personnel et vivant ayant tout en commun avec l'homme sauf la dépendance. "Sa vie, écrit Schelling en analogiste, présente la plus grande analogie avec la vie humaine, [...] il n'a pas seulement un être éternel, mais aussi un devenir éternel, bref [...] il a tout en commun avec l'homme, sauf la dépendance". Le Dieu de Schelling, comme le Dieu de la tradition théosophique, "commence par être plongé dans l'obscurité, et la clarté jaillit seulement de la nuit de son être". Lui aussi est soumis à la loi de polarité, car, nous dit Schelling, "sans opposition, pas de vie". Dès lors, pour se manifester, Dieu a besoin de quelque chose qui ne soit pas lui-même. Cette chose qui n'est pas Dieu et qui cependant entre dans sa constitution est le non-être. Si celui-ci correspond à la nature inférieure de Dieu, l'être, à l'inverse, correspond à sa nature supérieure. Le Dieu de Schelling est animé par deux sentiments opposés et humains : l'égoïsme et l'amour. S'il n'était que pur égoïsme, il serait ce Dieu retranché dans sa profondeur divine, à l'écart du reste du monde. Si cet égoïsme, du fait même de son caractère infini était le seul principe en Dieu, il serait un feu dévorant et mettrait en péril toute créature. Au sentiment d'égoïsme divin s'en oppose un autre : l'Amour, en vertu de quoi Dieu est l'être suprême, l'être de tous les êtres. Pour se manifester, l'amour de Dieu a besoin de son contraire : l'égoïsme, support et frein de l'amour divin. Insistant sur la détermination de Dieu à partir du langage humain, Schelling propose que "l'amour est le côté idéal de Dieu, l'égoïsme son côté réel". Ces deux sentiments ou forces ne sauraient subsister à l'état d'indifférence ; pour qu'il y ait progression dans l'économie divine, il faut qu'il y ait séparation, laquelle ne peut se produire que par l'affirmation d'une force par rapport à l'autre. L'être de Dieu, qui est à proprement parler l'Amour, l'emporte sur son non-être. "La subordination de l'égoïsme divin à l'amour divin est le commencement de la création". L'égoïsme divin n'est pas la création. Il en est certes l'essence, la base ou la matière, mais il s'agit de cette matière dont les aspérités sont adoucies par l'amour divin. La nature est pour ainsi dire Dieu à l'état latent, à l'état de puissance, à l'état d'involution. Du rapport qui relie Dieu et la nature, Schelling écrit :

> La création progressive consiste donc en ce que cet état d'involution dans B [égoïsme divin] diminue sans cesse, que le Dieu qui y sommeille pour ainsi dire s'éveille et évolue ; c'est pourquoi la Nature est divine, mais elle est un divin d'ordre inférieur, un divin ramené pour ainsi dire de la mort à la vie, de la non-existence à l'existence, tout en restant séparé du Dieu originel qui, lui, n'est pas venu de l'inexistence, à l'existence. En un mot, cette nature visible n'est nature que par sa forme ; mais elle est divine par son essence ; elle est représentée, comme nature divine non dans l'Existant, c'est-à-dire en A [l'amour divin], mais dans le non-Existant, [c'est-à-dire en B, l'égoïsme divin].

## La chute et l'homme primordial

Tout système théosophique tend à accorder au mythe en général, et au mythe de la chute originelle en particulier, une place plus ou moins importante. Schelling semble sacrifier à cette tradition, et ce non seulement en tant que théosophe, mais aussi et avant tout en tant que fondateur de l'école romantique. Albert Béguin signale que la "psychologie des philosophes de la Nature n'est intelligible que dans le cadre de ce mythe". Bien entendu, il s'agit du mythe de la chute. Nous pouvons même dire que la *Naturphilosophie*, dans la variété de ses systèmes anthropologiques, n'est intelligible que dans le cadre de ce mythe. Non seulement le mythe de la chute est repérable chez plus d'un médecin, mais il semble fonder la possibilité d'une médecine soucieuse de circonscrire la pathologie dans sa configuration globale théo-cosmo-biologique. Pour Johann Nepomuk Ringseis (1785-1880) par exemple, auteur d'un *Système de médecine* (*System der Medizin*, 1841) et qui fut une autorité incontestée de l'Université de Munich, "la nature est une image de Dieu, même dans ses aspects les plus extérieurs, mais, comme dans le cas de l'homme, une image troublée et défigurée par le péché [...]". Le théoricien de l'"idéalisme magique",

Novalis, affirmait pour sa part l'analogie de la maladie et du péché : "Toutes les maladies sont analogues au péché". Déjà dans les *Idées*, Schelling se montrait hanté par le problème de la chute. La conséquence de ce drame originel semblait être aux yeux du philosophe de la nature la séparation de ce que la nature a toujours uni :

> A partir de ce moment, l'homme divise ce que la nature a toujours uni, il sépare l'objet de l'intuition, le concept de l'image, enfin (en devenant son propre objet) il se sépare de lui-même.

Cette étape dramatique ne correspond pas seulement à la chute de l'homme, mais aussi à la chute de la nature. Pour le Schelling de 1810, tout dans la nature témoigne du fait qu'elle est obscurcie et déchue. Le drame dans lequel la nature est impliquée est le fait de l'homme qui est libre par rapport à Dieu et à elle. Si la nature n'était pas en état de décadence, toutes les potentialités qui sont les siennes ne seraient pas inquiètes et agitées, elles seraient en repos, attribut de la nature primordiale d'avant la chute. Par la faute de l'homme, la nature est sortie de l'éternité pour s'établir dans le temps. Le Mal, la maladie et la mort sont autant de signes de la "régression" de la nature. A cause de cette situation désastreuse, un abîme s'est creusé entre Dieu et la Création.

### La réintégration

S'il est une règle selon laquelle la pensée théosophique n'envisage pas le thème de la chute sans la possibilité de réintégration, comme l'on envisage le mal et son remède, Schelling, à son tour, n'évoque pas la dégradation de l'homme et de la nature sans prévoir les conditions de leur "réhabilitation". En 1797, le philosophe de la nature concevait la séparation de l'homme d'avec la nature comme un "*moyen*", menant vers une "*fin*". L'oeuvre de "réhabilitation" de l'homme et de la nature ne peut être le fait de l'homme actuel, elle ne peut être accomplie que par Dieu lui-même. Car "Dieu seul, écrit Schelling, a le pouvoir de rétablir le lien spirituel et naturel du monde, et cela par une deuxième *révélation*, semblable à celle de la première création". Puisqu'il en est ainsi, le concept de révélation s'impose comme une nécessité d'ordre philosophique et non pas seulement comme une nécessité d'ordre théologique. La révélation compte plusieurs degrés, le plus élevé étant celui où "Dieu assume sa finitude", c'est-à-dire quand Dieu lui-même devient homme. Celui-ci a en commun avec le premier homme une fonction, celle de médiateur. L'homme primordial avait pour mission d'assurer la médiation entre Dieu et la nature, le nouvel homme, lui, a pour tâche de servir d'intermédiaire entre Dieu et l'homme actuel. Le nouvel homme, Jésus-

Christ, n'est pas un homme ordinaire, il est un homme de nature humano-divine, à égale distance entre Dieu et l'homme actuel. Restaurateur de l'ordre ancien dans lequel régnaient harmonie et unité de Dieu, de la nature et de l'homme, le Christ est venu accomplir l'alliance entre le ciel et la terre, entre la vie sprirituelle et la vie naturelle.

C'est ainsi que, selon l'auteur de *Clara*, débute l'histoire "moderne" et spirituelle, précisément ce jour de Noël, jour de la nouvelle alliance du Ciel, véritable monde des esprits, et de la Terre. Car l'histoire du genre humain est avant tout histoire de l'esprit, de la révélation de l'homme-esprit, de la Révélation chrétienne. En médiateur et en lien véritable entre l'Esprit et la Nature, Jésus-Christ vient combler l'abîme qui s'est creusé entre Dieu et la créature, permettant ainsi aux hommes de rentrer à nouveau au royaume du Ciel, au monde des esprits. Mais, comme l'a noté Jean-François Marquet, cette synthèse apparemment incomplète est "destinée à s'accomplir lors du second avènement du Christ et de la résurrection de la chair, lorsque l'intérieur entièrement corporifié dans l'extérieur, l'extérieur entièrement transfiguré dans l'intérieur, présenteront tous les deux ensemble une seule vie indestructible qui sera celle de l'âme". Dans le même ordre d'idées, le pasteur dit à Clara :

> Après la mort, [...] le spirituel qui est déjà dans l'âme et qui apparaît ici-bas davantage entravé (*gebunden*), devient libre ; il domine l'autre partic par laquelle l'âme est plus proche du corporel et qui, dans cette vie actuelle, est le principe régnant.

## La métaphysique du magnétisme

Ce qu'il faut mettre en évidence ici, c'est que Schelling, dans sa tentative d'écarter la discontinuité de l'univers, recourt à une anthropologie à trois termes : corps, âme, esprit. Anthropologie traditionnelle, elle est remise en honneur par tous les Romantiques, et par delà le romantisme, elle appartient aussi à la tradition ésotérique. Schelling la reprend à son compte et en fait l'armature de sa psychologie, laquelle au demeurant est solidaire de son eschatologie. D'après l'anthropologie schellingienne, le corps physique n'est pas l'opposé irréductible de l'esprit. L'homme est régi par une "circulation vivante comprenant corps, âme et esprit". Aucun de ces trois termes ne peut subsister isolément. Tous, ils forment une unité organique, analogue à celle du grand organisme gouverné par la loi de l'interdépendance et l'interaction réciproques. Face au dualisme mutilant et schizomorphe de l'anthropologie classique issue de la pensée de Descartes (1596-1650), Schelling se fait l'écho de la tradition ésotérique à travers la formule suivante : "Ni corps, ni esprit, l'unifiante conscience des deux".

En effet, le rôle de la conscience unifiante est octroyé à l'âme, qui est par excellence l'humain dans l'homme. Elle seule comprend les deux autres, elle seule s'in-forme dans les autres. Comprise comme ce "germe divin", comme ce qu'il y a en nous de plus intime, l'âme aspire continuellement à s'affirmer tant à travers le corporel qu'à travers le spirituel. Véritable germe de vie, l'âme est le domaine du *mysterium conjunctionis*, cher à Böhme et aux Romantiques ; elle est au carrefour de deux influences : spirituelle et corporelle, intérieure et extérieure, supérieure et inférieure. Bien plus, l'âme est la puissance dont le corps et l'esprit sont des polarisations. Du fait de l'âme, médiateur entre ses deux pôles, il y a dans le corps un aspect spirituel et dans l'esprit un aspect corporel. Dès lors, en tant que polarisation du lien (l'âme), le corps ne doit pas être regardé comme un élément méprisable et, à l'inverse, l'esprit, lui aussi conçu comme polarisation de l'âme mais sous d'autres rapports que le corps, n'est pas l'instance souveraine dans l'homme. Le corps physique n'est pas si vil qu'on veut le faire croire ; il est cette "fleur dont les uns peuvent extraire du miel, d'autres du poison". De même que le corps, l'esprit peut, lui aussi, être sujet à des variations ; la preuve en est qu'il n'est pas à l'abri de la maladie et de l'erreur, du Mal et du péché. De ces concessions que Schelling fait au corps -aux dépens de l'esprit- l'âme est le grand bénéficiaire. L'âme est valorisée en tant que "ce par quoi l'homme se trouve mis en rapport avec Dieu", avec l'"Absolument Existant". Sans ce rapport, et donc sans l'âme, "aucune créature, l'homme en particulier, ne saurait exister". Ainsi, l'homme est fondamentalement et avant tout "homo-religiosus", au sens étymologique et primitif du terme, en ce qu'il est lui-même ce lien, cet élément "impersonnel" et essentiellement divin qui ne reçoit existence et vie qu'en vertu du rapport qui le relie à Dieu. S'il doit donc exister une prescription morale pour l'homme, elle doit consister à "réaliser par anticipation ce qu'il considère comme sa mission la plus élevée". La mission la plus élevée de l'homme est une quête de l'esprit, en tant que libre entreprise d'une nature semblable à la nature du *désir*. Pour l'homme en quête d'esprit, pour l'"homme de désir", il ne s'agit pas tant de rendre extérieur l'intérieur que de le soigner, de l'éduquer, de faire en sorte que l'esprit lui-même se transforme en lumière intérieure. L'homme actuel se doit de procurer à l'âme le moyen de satisfaire son désir d'esprit. Ainsi peut éclore spontanément et inconditionnellement le bonheur suprême, la félicité. A cet état de béatitude peuvent mener deux voies distinctes mais ayant une origine commune : d'une part la voie de la science et de l'art, d'autre part la voie de la religion, conçue non pas en tant que science, mais "en tant qu'expression elle-même dans la plus haute félicité de la vie affective et de l'esprit". Au demeurant, remarque Schelling, "entre la vertu, la science et l'art, d'une part, la religion de l'autre, il y a un lien de parenté, ils ont tous une racine commune sans pour cela se confondre".

Cet état de contemplation intérieure ou d'extase illuminative, Schelling l'appelle "clairvoyance", par référence au phénomène du somnambulisme magnétique. La notion de "clairvoyance" que le philosophe affecte parfois de ne pas traduire en allemand constitue un thème central de *Clara*. Aussi est-il besoin de noter le rapport de parenté qui fait correspondre l'héroïne et l'objet du livre, comme si Schelling éprouvait le besoin de voir le phénomène, ou l'objet du livre, s'incarner à travers l'héroïne : "clairvoyance", "Clara", "clarté", autant de dérivés de la même racine, appelés à véhiculer le thème de la lumière, si cher aux Romantiques et auquel Schelling consacre un de ses écrits les plus inspirés et sans doute le plus beau. La beauté de *Clara* provient précisément de ceci que nous avons affaire à un texte écrit dans une langue simple, expurgé du vocabulaire technique de la philosophie et des références scientifiques, si abondants dans les écrits antérieurs de Schelling. Toutefois, il ne faut pas voir dans ce texte un simple exercice de style ou de vain esthétisme, car au-delà de la forme séduisante de *Clara*, c'est une eschatologie sous-tendue par une vision du monde reposant sur des faits d'expérience qu'elle véhicule.

Tous les magnétiseurs s'accordent pour dire que l'itinéraire magnétique comporte plusieurs degrés, le plus élevé étant celui de la clairvoyance des somnambules. Cet état est décrit comme étant celui de la "plus haute clarté intérieure" . La conscience de l'âme somnambule en état de clairvoyance est d'abord une conscience d'elle-même, de loin plus claire que celle qu'elle peut avoir à l'état de conscience. En d'autres termes, la clairvoyance est un état d'in-conscience, en ce sens que la conscience est obtenue de l'intérieur même de l'âme du somnambule, et non pas à travers les canaux ordinaires que sont les sens. Pour l'auteur de *Clara*, la clairvoyance des somnambules constitue un phénomène expérimentalement établi et que "nous pouvons à bon droit nommer supérieur et considérer comme un sommeil éveillé ou une veille endormie". En état de clairvoyance, les somnambules éprouvent un état de bien-être suprême :

> Toute contraction pathologique des traits du visage disparaît, ils ont l'air plus heureux, plus intelligents et souvent plus jeunes ; toute trace de passion s'efface de leur visage, et en même temps tout devient spirituel, particulièrement la voix.

L'âme entre ainsi dans son monde propre, éclairée par le soleil de son ciel intérieur en même temps qu'elle entre en communication directe avec les choses, sans l'intermédiaire des organes. L'âme se trouve pour ainsi dire chez elle en état de clairvoyance, elle ne s'éprouve plus comme exilée, elle se concentre en un "point d'incandescence" (*Brennpunkt*) qui réunirait en lui passé, présent et avenir. Aussi bien, il ne faut pas confondre ce "sommeil supérieur" avec le sommeil ordinaire, ni même avec le rêve, car la clairvoyance est un état "d'intuition dépourvue d'image, où tout cependant est distingué avec la plus grande précision et sans la moindre confusion".

Plutôt qu'avec le sommeil ordinaire, c'est avec l'état de la vie après la mort que la clairvoyance présente la plus grande analogie. En tant qu'état de béatitude, la clairvoyance est certes le privilège des somnambules, mais aussi des âmes pieuses, ferventes et contemplatives. Entre l'état du clairvoyant magnétique, de l'âme contemplative et l'état de l'homme *post-mortem*, il n'y a qu'une différence de degré et de durée. L'âme du somnambule ou du contemplatif ne se retrouve en son "point d'incandescence" que momentanément, tandis que l'âme défunte s'y retrouve de manière définitive, car "dans l'autre monde, écrit Schelling, l'âme s'élève à l'état d'âme spirituelle. Dans la vie présente, elle n'est qu'une âme corporelle". D'où la nécessité de la mort, présentée non pas comme une rupture absolue de l'esprit et du corps mais seulement comme un abandon de l'élément en contradiction absolue avec l'esprit. Le monde dans lequel s'effectue le passage des âmes après la mort n'est pas le monde de *l*'esprit mais *des* esprits, entités de "*la plus haute réalité*, plus réelle que ne l'est l'homme lui-même en cette vie". Le monde des esprits est un monde de lumière essentielle et réelle en même temps qu'il est un monde de promesse et d'attente eschatologique dont la réalité est démontrée grâce à l'expérience de l'état de clairvoyance et son analogie avec la mort. Instruite par le médecin sur l'état de béatitude qu'éprouvent les clairvoyants magnétiques et les mourants, Clara se souvient immédiatement de son amie prématurément disparue. Lorsque le sommeil de la mort commençait à l'envahir, "une transfiguration céleste rayonnait de tout son être, il me semblait, dit Clara, ne jamais l'avoir vue si belle que dans l'instant où elle était si proche de s'éteindre, je n'aurais jamais cru qu'il y eût tant de grâce dans la mort. Les accents, toujours mélodieux de sa voix deviennent alors une musique céleste, des accords spirituels qui maintenant encore résonnent plus profond en moi que la première harmonie d'un carillon au timbre suave".

Le monde des esprits est la région dans laquelle l'âme est censée satisfaire son désir d'esprit et de lumière. Car "il est très certain que l'âme n'est pas où elle est mais où elle aime, et la nostalgie la plus vraie est bien celle que l'on éprouve pour l'autre vie". Le monde des esprits est, selon l'auteur des *Conférences de Stuttgart* et de *Clara*, plus réel que le monde actuel en ce qu'il est un monde peuplé d'essences carospirituelles s'étant dépouillées, à travers la mort, de tout ce qui est non-essentiel, du "*non-Esse*". "Ce n'est donc pas, écrit Schelling, une partie seulement de l'homme qui est immortelle, mais l'homme tout entier dans son vrai *Esse*, la mort étant ainsi une *reductio ad essentiam*". Nature parfaite, le citoyen du monde des esprits n'est ni esprit pur, ni corps pur, mais un mélange essentiel de l'un et de l'autre.

S'agissant de la consistance du territoire des esprits, il faut signaler que celui-ci a ses demeures car, écrit Schelling, "le lieu n'est pas du tout aussi indifférent en ce qui regarde les choses supérieures qu'on le pense communément". La terre dont l'homme est une partie, mieux encore, un membre, partage avec lui un même destin et un même espoir. Cependant, la notion d'espace du monde spirituel énoncée par Schelling mérite d'être précisée. Elle semble renvoyer moins à un espace visible qu'à un espace intérieur dont la configuration est à la mesure de l'âme qui le projette. Les demeures et contrées du monde spirituel correspondent moins à des lieux repérables sur une carte qu'à des états spirituels de l'âme, autrement dit à des degrés compris entre la béatitude et la damnation. Importante donc semble être la hiérarchie de la vie dans le monde des esprits. Elle est en parfait parallélisme avec le monde naturel. Dans l'un comme dans l'autre monde, l'illumination béatifique est proportionnelle à la contemplation de la lumière : "là-bas c'est tout comme ici". De même que dans la Nature toute chose existe sous la puissance du Réel, dans le monde des esprits, toute essence existe sous le signe de l'Idéal. Le monde des esprits serait selon Schelling la poésie de Dieu ; au contraire, la Nature serait sa plastique. Tout ce qui existe en ce monde, existe aussi dans l'autre monde selon un "mode poétique", c'est-à-dire d'une façon spirituelle et peut, de ce fait, être exprimé de façon plus parfaite et plus spirituelle. "Là-bas il y a les archétypes, ici-bas les copies".

Schelling n'exclut pas la possibilité de rapports réciproques entre le monde des esprits et la Nature bien qu'ils fussent rompus par la faute de l'homme primordial. Que cette rupture subsistât éternellement, cela constituerait une menace pour l'Eternel. C'est pourqoi, il est un "dessein de Dieu, écrit Schelling, qu'il y ait encore à l'intérieur de l'homme, même après la mort, comme un sentiment de communauté avec la terre dont il était une partie, et que cette séparation soit ressentie ". C'est que la terre aspire continuellement à se rapprocher du ciel et le ciel, lui, éprouve une constante nostalgie pour la terre. Au demeurant, la racine du monde des esprits n'est-elle pas dans la Nature? Le lien de la Nature et du monde des esprits s'établit donc en vertu d'une sympathie réciproque. Grâce à celle-ci, les disparus peuvent faire irruption dans le monde naturel et certaines âmes privilégiées, comme les clairvoyants et les contemplatifs par exemple, peuvent avoir un regard dans le monde spirituel. Les peuples dans lesquels règnent liberté, innocence, pureté des moeurs, chasteté, qui sont pour ainsi dire séparés des choses de ce monde, sont en rapport avec le ciel, les peuples dans lesquels règnent les valeurs inverses, sont en rapport avec l'enfer.

Le rapport entre les citoyens des deux mondes s'établit grâce à un organe qui subsiste par delà la mort. Il s'agit d'un élément qui n'est ni esprit pur, ni matière pure. C'est un élément spirituel de la corporéité, corps subtil repéré par la tradition paracelsienne et rappelant d'une certaine manière le magnétisme animal. Difficilement concevable pour une conscience schizomorphe, cet élément spirituel de la corporéité, dans la vision du monde de l'homme traditionnel -qui présente bien des affinités avec la figure de l'homme romantique- est l'élément essentiel chez l'*anthropos*. Analogue au diamant, ce "germe obscur" "n'existe que pour la lumière afin qu'elle scintille et se reflète à travers lui". Germe divin en nous, il est éternel et renferme en lui les conditions de sa métamorphose en passant d'un état de compromission avec la matière à un état de pure spiritualité. C'est que l'existence actuelle de l'homme renferme en germe une autre existence supérieure. Immergé dans le monde physique, ce germe divin ou cet "infracassable noyau de nuit" ne se libère totalement des liens de la matière qu'avec la mort ou dans la survie qui est en grand ce que la clairvoyance magnétique est en petit. Cet élément spirituel de la corporéité conserve, par delà la mort, ses rapports avec le monde physique qui l'a immergé et il ne peut jamais perdre l'affinité avec le lieu d'où il vient. Car si la terre aime le ciel, il ne faut pas oublier aussi que le ciel a de la nostalgie pour la terre. Aussi est-ce bien sur terre que commence la spiritualisation de l'âme. Précisément, parce qu'elle commence sur terre, nous sommes en droit de supposer sa continuité dans le ciel. Telle semble être l'intuition d'ordre eschatologique que Schelling, et bien d'autres Romantiques après lui, puisent de l'expérience magnétique des clairvoyants.

S'il est vrai que le dessein de Schelling est, comme nous venons de le voir, de préserver l'unité de l'univers, l'unité de la nature et de l'esprit, du savoir et de la foi, il n'en demeure pas moins vrai que c'est dans le fonds de ce que nous appelons l'expérience magnétique qu'il a puisé ses arguments. L'affirmation du lien entre le monde naturel et le monde des esprits - monde défini comme le lieu de séjour des âmes défuntes -, l'affirmation de la communication réciproque entre les deux mondes, voilà qui semble constituer la préoccupation principale du Schelling de 1810. Ces deux affirmations sont avant tout objets de foi, que la science et le système dont le philosophe se prévaut ne sauraient tenir à l'écart. Elles correspondent au double problème au coeur de toute eschatologie : l'immortalité de l'âme et la modalité de sa survie *post-mortem*. En tant que deux problèmes fondamentaux de toute vie humaine, l'immortalité de l'âme et sa survie doivent trouver leur place dans le champ philosophique du chef de file de l'école romantique. S'ils sont soigneusement contournés par les tenants de l'*Aufklärung*, c'est, nous dit Schelling, parce que ceux-ci "ont une mystérieuse tendance à faire une *vertu* de la limitation de leurs facultés intellectuelles". Le projet schellingien de "Grande Synthèse" s'autorise à prendre comme fil conducteur, pour éclairer la double question de l'immortalité de l'âme et de la survie de celle-ci, les sources scripturaires de la tradition chrétienne. Pour le Schelling de 1810, comme l'a noté Jean-François Marquet, "où la religion est, la science a d'abord à venir". S'il est vrai que le fondateur de la *Naturphilosophie* interroge la tradition chrétienne et en particulier sa tendance théosophique, il ne faut pas oublier que le souci central du philosophe est avant tout celui de sauvegarder l'unité de la philosophie, enjeu de son oeuvre énigmatique *Clara*. De même, il faut rappeler que l'argumentation mise en oeuvre pour préserver l'unité de la philosophie et pour examiner la double question de l'immortalité de l'âme et de sa survie *post-mortem* s'appuie essentiellement sur l'expérience magnétique. Pour approfondir ce sujet de la réception du mesmérisme dans le mouvement romantique, il nous apparaît nécessaire d'interroger les Romantiques sur la nature de l'âme. C'est-à-dire, d'abord, de nous tourner vers Gotthilf Heinrich von Schubert (1780-1860).

# CHAPITRE III

## SCHUBERT, LA FACE NOCTURNE DE LA NATURE ET LE MAGNETISME

Nous avons vu, dans les pages précédentes, comment le magnétisme animal et les phénomènes qui en découlent constituent un thème privilégié de la métaphysique du chef de file de l'école romantique. Il s'agissait, pour le philosophe, en convoquant le problème de la clairvoyance, d'affirmer la continuité de la vie qu'il voyait trouver son prolongement dans un monde futur et supérieur : le monde des esprits. L'auteur de *Clara*, en métaphysicien, est tout aussi attaché au verdict de l'expérience que le philosophe de la nature des *Idées*. Aussi Jean-François Marquet a-t-il pu noter que le problème au coeur de *Clara* occupe aussi, et peut-être surtout, "une place stratégique dans la tentative schellingienne de maintenir l'unité de la philosophie".

La clairvoyance magnétique constitue par conséquent le fondement expérimental qui permet de justifier la nécessité d'une métaphysique. A la lumière de celle-ci se révèle un monde qui, bien qu'indépendant du monde de l'expérience sensible, s'avère, non moins que le monde naturel, plein de sens lui aussi. Au-delà de la mort, la vie humaine ne sombre pas dans le néant mais elle passe dans un monde spirituel. Et la mort elle-même n'est pas une rupture, mais un accomplissement de la vie dans un monde spirituel. Tel semble être le message de *Clara*.

Ce qu'il ne faut pas perdre de vue, c'est que la métaphysique schellingienne telle qu'elle s'exprime dans *Clara* n'a été légitimée que grâce à des faits d'expérience, notamment le somnambulisme magnétique, qui a occupé les plus beaux esprits en ce début du XIXème siècle. Sans doute la similitude de l'état de somnambulisme et de l'état *post-mortem* constitue-t-elle le point de départ de la mise en oeuvre de la métaphysique schellingienne. Si le somnambulisme est une condition privilégiée de l'intériorité, la mort en est l'accomplissement décisif, et le somnambulisme est en petit ce que la mort est en grand.

De telles idées ne sont pas exclusives au génie schellingien. Nous les retrouvons exprimées chez plus d'un magnétiseur romantique ayant subi l'ascendant plus ou moins grand de la philosophie de la nature d'inspiration schellingienne. Le plus profond d'entre eux, mais aussi le plus représentatif, nous semble être, dans le premier quart du XIXème siècle, Gotthilf Heinrich von Schubert (1780-1860). Les conférences qu'il prononça à Dresde pendant le semestre de l'hiver 1807/1808 ont eu un grand retentissement dans les milieux intellectuels de l'Allemagne.

Non seulement elles affirment son autorité en matière de magnétisme animal mais en plus elles influencent écrivains et poètes comme E.T.A. Hoffmann, Heinrich von Kleist et surtout Justinus Kerner. Penseur contemplatif et défiant toute systématisation, il a pu irriter un Schelling en adoptant un style d'écriture aux frontières de la création poétique et de l'exposé scientifique. De fait, il n'a pas fait, jusqu'ici, l'objet du travail d'ensemble qu'à notre avis il mérite. Sans prétendre combler cette lacune, interrogeons son oeuvre, notamment ses *Aspects de la face nocturne des sciences naturelles* (1808) et sa *Symbolique du rêve* (1814) -celle-ci étant plus connue que celle-là-, textes précieux pour qui veut aborder les phénomènes mystérieux du magnétisme animal, eux-mêmes aspects de la face nocturne de la nature humaine. Avant d'exposer les vues schubertiennes sur le magnétisme animal et leurs différents rapports avec l'âme, précisons la démarche générale ainsi que les thèmes mis en oeuvre dans ces écrits.

La philosophie schubertienne de la nature se veut aux antipodes de l'esprit de système. Les vues et méditations de celui que Vital Ignaz Troxler (1780-1866) aimait appeler "le fils de la nuit étoilée" se déploient dans un discours où la métaphore l'emporte sur le concept, à tel point que nous avons l'impression d'avoir affaire moins à un philosophe qu'à un poète contemplatif. Schubert sait allier spéculation et poésie, ses oeuvres nous livrent moins des thèmes que des motifs. Le style de cet écrivain infatigable ignore la sobriété et le caractère rocailleux du discours scientifique qui, chez lui, fait place à la fluidité de l'image. De fait, celle-ci intervient comme mode favori de discours. En Schubert, le poète s'allie au spéculatif, l'homme de science à l'homme de foi et il est difficile de distinguer l'un de l'autre. Son oeuvre séduit plus qu'elle ne convainc ; cependant, loin d'être esthétisme pur, elle invite à la méditation. Evoquant les *Aspects de la face nocturne des sciences naturelles* (*Ansichten von der Nachtseite der Naturwissenschaft*, 1808), livre qui a fait date, Madame de Staël (1766-1817) écrit qu'il s'agit là du "livre qu'on ne saurait se lasser de lire, tant il est rempli d'idées qui excitent [sic] à la méditation". On pourrait en dire autant de la *Symbolique du rêve* (1814). Ces deux livres sont l'un et l'autre d'un intérêt de premier plan dans l'histoire du magnétisme animal.

Fils spirituel de Johann Gottfried Herder (1744-1804), Schubert était lié d'amitié avec le fils de celui-ci, Emil, à Weimar. *Les Idées pour la philosophie de l'histoire de l'humanité* (1784-1791) de Herder offrent au jeune Schubert le moyen d'étancher sa soif de savoir et de foi en même temps qu'elles lui indiquent la direction de ses recherches futures. Dès ses *Pressentiments d'une histoire générale de la vie* (*Ahndungen einer allgemeinen Geschichte des Lebens*, 1806-1807), Schubert fait sienne l'une des thèses centrales des *Idées*, celle de la "force vitale" qui, analogue au "magnétisme animal", pénètre tout et permet à l'observateur attentif qu'il fut de reconnaître partout la présence de la divinité. Tout le livre des *Pressentiments* est une suite de variations sur ce thème. Que la dette de Schubert à l'égard de Herder fût grande, c'est ce dont témoigne cette lettre qu'il écrit le 23 janvier 1804 à la suite de la mort de son père spirituel, à son ami Emil Herder :

> Il n'est plus parmi nous, le plus grand homme de cette époque, et depuis sa mort, le monde est pour moi désert et sans la moindre espérance [...]. Il fut ton père, mon cher, il était aussi le mien, à lui je dois tout, tout ce que je suis et serai [...].

A côté de l'ascendant que Herder a exercé sur Schubert, il faut mentionner celui de Schelling dont il fut le disciple et l'ami. C'est à Schelling qu'il dédia sa volumineuse autobiographie (*Der Erwerb aus einem vergangenen und die Erwartungen von einem zukünftigen Leben : Eine Selbstbiographie*, Erlangen, 1854-1856). A son arrivée à Iena, Schubert ne pouvait pas, pour mieux assimiler la nouvelle philosophie, avoir de meilleur atout que l'enseignement de Herder, comme l'écrit justement Elschenbroich. Les expériences de Ritter fascinent l'auteur des *Aspects*, livre précieux pour l'étude de l'histoire du romantisme mais aussi pour celle du mesmérisme. Si les travaux de Ritter s'efforcent de démontrer, à l'appui de l'expérience, qu'un galvanisme constant accompagne le processus vital dans le règne animal, cette démonstration, dans un environnement de synthèse romantique, rend légitime l'influence réciproque de l'âme et du corps. Bien plus, elle permet d'accéder à la vie, profonde et obscure, de l'âme. En cette période (1806-1821), Schubert pressent, en mesmérien pourrait-on dire, la correspondance de la marche des planètes et de la vie humaine, celle-ci lui semblant s'intégrer dans celle-là. Sous l'influence de Ritter, Schubert s'investit, plus qu'aucun autre Romantique, dans l'étude des aspects de l'âme. Le monde de l'âme semble s'ouvrir devant lui et il se donne pour tâche de l'explorer surtout dans ses régions obscures. C'est dans les *Aspects de la face nocturne des sciences naturelles* (1808) et dans la *Symbolique du rêve* (1814) que Schubert nous livre ses réflexions et intuitions sur la nature de l'âme et de ses manifestations. Ouvrages qui méritent notre attention car ils constituent un tournant dans l'histoire du "magnétisme animal", appelé désormais à jouer le rôle de révélateur et de moyen d'investigation du fait psychologique.

Dès l'introduction des *Aspects*, Schubert présente ainsi l'objet du livre :

> Le rapport ancien de l'homme à la nature, l'harmonie vivante qui unit l'un et le tout, le lien de l'existence actuelle et d'une existence future supérieure, comment se développe progressivement le germe de l'existence future au coeur de l'existence actuelle, tels seront les thèmes de mon présent travail.

## Analogie, mythe et histoire

Si tels sont les *Leitmotive* qui président à l'élaboration des *Aspects*, la méthode, quant à elle, repose sur l'analogie que l'auteur manie inlassablement et sur l'appel fait au large éventail des disciplines scientifiques débattues à l'époque : chimisme, galvanisme, électricité, magnétisme, sans négliger l'apport de la mythologie, étudiée en cette période même avec talent par Friedrich Kreuzer et Johann Arnold Kanne. De plus, conformément au précepte schellingien exprimé dans les *Idées* (1797) selon lequel la "philosophie doit devenir *génétique*, en ce sens qu'elle laisse se dérouler sous nos yeux toute la série nécessaire de nos représentations", l'auteur des *Aspects*, lui aussi, se représente le monde en fonction d'un devenir au fil duquel la nature est comprise dans son passage d'une forme à l'autre, d'un état à l'autre, d'une phase à l'autre, par une transition continue et sans heurts. Cette idée correspond non seulement à un précepte schellingien, mais elle était également cultivée par son père spirituel, Herder. La nature se présente donc selon Schubert comme une série hiérarchisée. En vertu d'une loi générale et éternelle, explique Schubert, tout être est appelé à passer d'une forme éphémère à une autre plus élevée quand une aspiration nouvelle et supérieure s'éveille en lui :

> Il est une loi éternelle de la nature, si évidente et qui devrait s'imposer à l'esprit humain avant toute autre chose, c'est celle qui consiste en ce que la forme éphémère des choses décline quand une aspiration nouvelle et supérieure s'éveille en elles. Ce n'est guère le temps ni le monde extérieur mais c'est la psyché elle-même qui détruit son enveloppe quand les ailes d'une existence nouvelle et plus libre [que l'ancienne] se déploient en elle.

Si la loi de la progression de la nature est ainsi érigée en loi universelle, elle ne gouverne pas seulement la nature organique, mais aussi la nature inorganique. C'est dire que la nature que nous supposons inanimée est, elle aussi, selon Schubert, pourvue d'une âme.

C'est ainsi que la nature organique semble sortir d'une tombe et d'un état de quasi-décomposition. Et la raison de sa naissance est en même temps la raison du déclin du monde inorganique. Une ère nouvelle point alors joyeusement des vestiges de l'ère précédente en déclin, avec l'espérance de fonder de ses propres mains non pas dans la survie de la masse corporelle, mais dans celle de la force spirituelle, l'ouvrage le plus solide et le plus profond en des temps plus éloignés que celui qui vient de décliner. Elevé au rang de loi universelle, le phénomène dont il est ici question est exprimé avec un lyrisme admirable. Il s'accomplit à la faveur de "moments cosmiques" correspondant à l'intégration des formes particulières dans la vie générale, de l'individu dans la totalité de l'univers. En ces "moments cosmiques" l'âme individuelle s'agrège pour ainsi dire à l'âme universelle ou à "l'âme du monde" et l'aspiration de toute âme individuelle, de toute nature, est d'intégrer et de retrouver place dans l'âme universelle. Pour appuyer cette thèse, le philosophe de la nature, dans un souci de synthèse, interroge tous les règnes de la nature. C'est ainsi que la loi de la pesanteur est invoquée pour fournir la preuve que la nature sous toutes ses formes aspire à s'unir à la masse totale des planètes. Un des motifs schubertiens qui, déjà, rapprocherait G. H. Schubert de Mesmer. De fait, les corps inorganiques aspirent à nouveau à l'indépendance par rapport à la terre, en particulier à la faveur de "moments cosmiques". Le magnétisme, l'électricité et le processus chimique sont autant de "moments cosmiques" de la matière : moments supérieurs de la nature dite inorganique.

Le monde végétal est lui aussi assujetti à la loi de métamorphose, ce qui ne va pas sans rappeler les travaux scientifiques d'un Goethe. Le "moment cosmique" de la plante correspond selon Schubert à l'étape de la floraison qui est en même temps celle de la décomposition. En cette étape, la plante pressent son existence supérieure, sa future existence animale. S'éveille alors dans la plante une force naturelle plus parfaite. Elle se montre douée de mouvement et de sensibilité que, jusqu'alors, elle n'avait jamais connus. Au moment de sa mort déjà, la plante éprouve un pressentiment précis, expression vivante d'une vie future supérieure.

Le monde animal aspire à son tour, en ses "moments cosmiques", à une existence supérieure, à la condition humaine. Non sans lyrisme, Schubert évoque le sort du dauphin au seuil de la mort. Dans son agonie, le dauphin qu'un instinct naturel irrésistible conduirait à se rapprocher des humains, regarde ceux qui le capturent d'un oeil exprimant la douleur. Il semble ainsi leur faire un doux reproche ou implorer leur compassion. En cet instant -"moment cosmique"- le dauphin ne semble plus rien avoir de bestial. Peut-être se fait-il jour dans la nature de l'animal agonisant le premier rayon d'une conscience et le pressentiment d'une vie future supérieure, humaine celle-là.

Au sommet de la pyramide des êtres, nous rencontrons l'homme qui porte en lui le germe d'une existence future supérieure. Il s'agit principalement de forces qui, maintenues en état de latence chez l'homme actuel, se signalent en certains états pathologiques ou quand s'évanouissent les organes des sens. Forces cachées, il n'est cependant pas impossible qu'on puisse en appréhender les signes avant-coureurs à l'état ordinaire de santé parfaite. En scrutant soigneusement l'histoire de l'âme humaine et en jetant un regard attentif sur l'évolution de celle-ci, du berceau jusqu'à la tombe, il n'est pas difficile de reconnaître qu'au coeur de l'existence actuelle et quotidienne de l'homme les signes d'une autre vie supérieure pointent à l'horizon. Cette vie supérieure ne s'épanouit presque jamais au sein de la vie matérielle ; elle frappe même par son contraste avec celle-ci :

> Le monde supérieur de la poésie, de l'idéal artistique, et à un degré encore plus élevé, celui de la religion, ne peuvent jamais devenir totalement familiers à notre existence terrestre.

Cependant, en certains instants, nous voyons jaillir, souvent de manière violente, des profondeurs de notre être, certaines forces qui, du fait de leur dimension spirituelle, sont bien au-delà des limites de nos forces actuelles. Ce n'est qu'en vain que nous nous efforçons de les maintenir dans le cadre de notre existence actuelle. Ce sont des "moments cosmiques" de l'homme auxquels l'"Ossian des sciences naturelles", ainsi que l'appelait son collègue Schelling, voue un intérêt particulier. Ce sont des aspects limites de la nature humaine. Ils témoignent du fait que la vie humaine est double. Outre la vie de conscience diurne, l'homme connaît aussi une vie de conscience nocturne. Pour autant que celle-ci se présente en contraste avec celle-là, il conviendrait de l'appeler "Inconscient", notion que Schubert a pressentie bien avant les tenants de la psychanalyse du début de notre siècle. Si dans la *Symbolique du rêve* (1814) l'Inconscient fait surface à l'occasion de "moments cosmiques", repérables dans le rêve, dans les *Aspects*, c'est par le somnambulisme qu'ils s'annoncent.

### Magnétisme, mythe et langue

Objet de toute la treizième conférence des *Aspects*, le somnambulisme est un des aspects de la face nocturne de la nature humaine, un fil conducteur permettant l'accès aux profondeurs insondables de la psyché. Tenant en main la lanterne éclairante du mythe et de la *Naturphilosophie*, Schubert pénètre l'univers du somnambulisme avec enthousiasme. Le somnambulisme est un état comparable à l'état de l'oracle antique. Etat pathologique certes, mais il ne saurait être tenu pour un état insensé. Si le somnambule en état de crise magnétique fait montre de prescience et de pressentiments, il n'y a là rien qui puisse surprendre, car ce sont là des facultés propres à la nature humaine. L'état de somnambulisme correspond à un de ces "moments cosmiques" pendant lesquels l'âme individuelle entre en harmonie avec l'âme générale. Or ce qu'enseigne le mythe, c'est que l'homme originel vivait en harmonie parfaite avec le monde environnant. Âge d'or de l'humanité primitive, le somnambulisme, qui est un des moments cosmiques et privilégiés de l'âme, permet de le retrouver.

Ce serait une erreur de croire qu'en cette période de l'histoire de l'humanité, l'"homme primitif était un enfant assis au seuil de la culture". Car ce n'est pas un hasard si l'astronomie avait atteint son apogée chez les peuples anciens. Cela témoigne qu'à l'aube des temps, une parfaite harmonie régnait entre le destin individuel et la marche des astres, entre l'un et le tout. D'autre part, le moyen d'expression de l'homme primitif n'était pas autre chose que la poésie ; la prose, elle, n'a fait son apparition qu'à une époque tardive. Le rythme et la musique de cette poésie étaient à l'unisson avec la vie de la nature. La preuve en est que la langue la plus ancienne, parvenue jusqu'à nous, le Sanskrit, est la langue la plus parfaite, la plus riche en même temps qu'elle est la plus simple, la plus mélodieuse et la plus rythmée. L'homme primitif avait pour mission d'exprimer la nature et d'être l'organe par lequel elle se contemple elle-même. Etre l'organe de la nature : voilà, originairement, l'essence de l'existence de l'homme. S'inspirant de la révélation johannique comme beaucoup de théosophes et philosophes de la nature avant lui, Schubert souligne que le verbe vivant et vivifiant tout à la fois était apparu comme une révélation d'un ordre supérieur, d'origine divine. La preuve en est que les Perses, par exemple, attribuaient au verbe vivant un pouvoir créateur, pouvoir de l'esprit sur la nature.

Pouvoir magique pour ainsi dire, le verbe fut souvent prononcé en un état d'extase supérieure, comparable à l'extase du prophète, du poète, du visionnaire, du somnambule. Au locuteur qui prononçait le verbe vivant se révélaient immédiatement passé et futur, car il était le canal par lequel s'exprimait l'esprit éternel, régissant le passé et l'avenir. Esprit éternel, il est cette influence supérieure, ce *Weltgeist* ou "*Naturgeist*" qui appelle toute chose à l'existence. Elle est ce par et en quoi toutes choses subsistent. "Elle est la lumière dans la flamme, l'esprit dans la parole, l'amour dans l'union conjugale". Révélatrice de l'esprit vivant, la langue poétique de l'humanité primitive possède trois dimensions. D'une part, elle a une dimension religieuse. Car le savoir de l'homme primitif correspondait à un culte voué à la nature primordiale. Quand par exemple les fêtes et les rites n'avaient pas une origine astrologique, ils étaient tout de même en rapport immédiat avec la vie du ciel, avec la position des astres par rapport au soleil. D'autre part, la langue primitive était de nature esthétique, la poésie était la langue courante de l'humanité primitive. L'homme primitif avait accordé son langage au rythme de l'univers et s'était ainsi accordé avec la loi de l'harmonie universelle. Enfin, la langue primitive avait une dimension intellectuelle de connaissance. Il s'agit d'une connaissance immédiate qui fut, bien plus qu'un exercice intellectuel, une naissance de l'esprit aux choses se réalisant à travers le langage qui relie l'esprit à la nature. Aussi n'est-il pas sans intérêt de noter que ces trois dimensions de la langue primitive ne vont pas sans évoquer étrangement la théorie des Idées d'inspiration platonicienne. À la dimension religieuse que Schubert confère à la langue primitive correspondra l'Idée du Bien ; à la dimension esthétique ou poétique celle du Beau et enfin à la dimension de connaissance celle du Vrai. On ne saurait mieux désigner cette langue qu'en référence au symbole au sens défini par Paul Ricoeur comme on l'a vu.

Cette approche de la langue mythique ouvre à Schubert une large perspective notamment celle de l'étude de l'âme, étude qu'il a conduite tout au long de sa vie, sans avoir le sentiment de l'avoir menée à son terme. Dans la *Symbolique du rêve* (1814), Schubert revient sur le problème de la langue mythique, paradigme du langage du rêve et du langage des somnambules. Pour Schubert, le langage du rêve est la voie d'accès au monde de l'âme. Langue chiffrée et hiéroglyphique, le discours onirique lui semble mieux approprié que la langue ordinaire à la nature de l'âme. Son caractère inné, sa combinatoire, sa profondeur symbolique, sa force suggestive, son pouvoir prophétique, sa parenté avec le mythe, autant de caractères qui nous incitent à rapporter le discours onirique à la langue maternelle originelle et la plus ancienne de l'humanité. S'il est vrai que la langue ordinaire est le moyen d'expression approprié pour rendre compte de notre perception du monde sensible, la langue onirique, elle, est le moyen d'expression privilégié des représentations affectives, en corrélation avec le monde intelligible. La nature dans son ensemble est, observe Schubert, elle-même un langage. Elle est le Verbe que Dieu a révélé à l'homme. Or ce n'est pas avec la langue ordinaire qu'elle a le plus d'affinités, mais c'est avec le discours onirique et la langue des somnambules, ce "poète caché" en nous, qu'elle s'annonce en accord parfait. Dès lors, il y a une communauté de nature entre le Verbe créateur, les "chiffres" de la nature et le discours onirique. Bien mieux, le Verbe créateur est la source commune de deux rivières qui en sont l'expression concrète et qui en contiennent les signatures : d'une part la langue ou livre de la nature, d'autre part, la langue onirique, poétique, prophétique et magnétique.

Comparé au langage diurne de la conscience, le langage onirique se distingue par la liberté -ou la licence poétique pourrait-on dire- qu'il prend à l'égard des contraintes de la causalité, de l'espace et du temps.

Il se distingue également du langage diurne par son dynamisme créateur. Les productions de l'imagination du rêveur, du prophète, du poète et du somnambule témoignent de l'intimité des rapports confraternels de l'âme et de la nature, de même qu'elles traduisent la richesse des combinatoires des deux langues, celle de la nature tout comme celle du rêve. De toute évidence, cette richesse est en contraste frappant avec l'indigence de notre vocabulaire. Contrairement au langage de la conscience, le discours onirique, au même titre que le langage de la nature, est en fait le lieu de la *coincidentia oppositorum*: :

> La mort et le mariage, le mariage et la mort sont eux aussi, voisins l'un de l'autre dans la combinatoire de la nature et du rêve. l'un semble souvent renvoyer à l'autre, l'impliquer ou le conditionner.

## Magnétisme et psychologie

Ce n'est pas seulement en homme de science, mais c'est aussi en homme de foi que Schubert se propose de faire l'exégèse de l'âme et d'explorer les aspects de la face nocturne de la nature humaine. Que la foi de l'auteur de la *Symbolique du rêve* soit teintée de théosophie, il n'y a là rien qui puisse surprendre si l'on sait que les thèmes qu'il développe pour approcher la réalité psychique, à savoir le mythe de l'âge d'or et la loi de la métamorphose, sont des thèmes chers à la tradition théosophique issue de Jacob Böhme (1575-1624) et réactivée dès le milieu du XVIIIème siècle par Louis Claude de Saint-Martin (1743-1803). Dès l'âge de vingt trois ans, Schubert lit les oeuvres de Böhme et en 1811, sous l'impulsion de son ami Franz von Baader (1765-1841), disciple de Böhme et le plus grand théosophe du XIXème siècle, il traduit *De l'esprit des choses ou coup d'oeil philosophique sur la nature des êtres et sur l'objet de leur existence* (Paris, an VIII). Si bien que des accents théosophiques sont nettement décelables dans la plupart de ses écrits qui sont une quête de la nature de l'âme et de son origine en même temps qu'une quête de Dieu. Dans son *Histoire de l'âme* (*Geschichte der Seele*, 1830), Schubert reconnaît les limites de sa quête et déclare que c'est "Dieu qui tient en main le problème des origines". Mais il en connaît aussi la destination car, ajoute-t-il, "celui qui trouve la solution du problème aura trouvé Dieu" ; il poursuit :

> Voilà la véritable sagesse qui permet à l'homme intérieur -l'homme éternel- de s'accomplir et de se fortifier. Voilà la connaissance qui améliore le coeur [...]. Ainsi, puisant sa vitalité dans la vie originelle, l'âme apprend qui est Dieu et en même temps, elle se fortifie pour la vie éternelle.

Dès lors, la quête de l'âme est inséparable de la quête de Dieu. Elle consiste à reconduire l'âme à son principe, à son origine. Opération herméneutique sans laquelle la nature de l'âme resterait voilée à jamais. D'où l'intérêt constant et l'attachement de Schubert aux mythes et aux mystères, première historiographie de l'humanité où fleurissent les signatures, les hiéroglyphes et les symboles, véritables clés de l'âme.

Faisant sienne la conception anthropocentrique du monde que Herder partage avec les théosophes comme Saint-Martin, l'auteur de la *Symbolique du rêve* se propose de scruter la nature humaine dans le dessein non pas seulement de ramener l'âme à sa source divine, mais aussi dans celui d'établir les correspondances entre Dieu, l'âme et la nature. Etudiant l'histoire de la nature et de l'âme, Schubert débouche dans sa *Symbolique* sur le constat selon lequel la nature et l'âme ont de tout temps marché à l'unisson. Dès lors, l'âme et la nature, parlant le même langage, ont un destin commun.

Dans son grand livre qui, en réalité, comporte trois chapitres eux-mêmes divisés en plusieurs sous-chapitres, la nature se manifeste comme une apocalypse de formes et d'images vivantes naturelles. Elle est la révélation la plus ancienne que nous connaissions faite à l'homme. Elle est ce même verbe d'où sont issues les révélations ultérieures, leur contenu étant le même. Il s'agit de la même langue qui, au commencement, fut parlée dans la région supérieure des esprits et qui se parle encore. L'homme a beau désapprendre cette langue de Dieu, il lui reste cependant un rayon de la compréhension originelle qu'il en avait. Le livre de la nature fut écrit pour l'homme et pour lui seul qui savait, jadis, le lire. L'homme seul était doué de cet organe, la conscience, qui lui rendait intelligible le livre de la nature. Par cet organe, l'homme participait à la nature divine. Grâce à cet organe, à cette "étincelle de la vie supérieure", à cet "organe de la parole de Dieu", l'homme méritait son titre d'"image de Dieu". Cet organe est une particularité de l'homme qui lui est innée. A l'évidence, la conscience dont il est question ici ne saurait être confondue avec la conscience diurne et superficielle. Mais il s'agit de cette disposition qui s'annonce tel un poète caché dans les rêves, dans l'enthousiasme poétique, dans les sphères supérieures de la prophétie et dans la clairvoyance magnétique. Organe du langage de l'âme, la conscience sera définie dans *l'Histoire de l'âme* (*Geschichte der Seele*, 1830) comme ce "miroir d'airain dans lequel mon être se voit lui-même comme dans la lumière divine, bien qu'il s'efface et s'oublie aussi souvent qu'il s'était formé". La conscience véritable "n'est pas seulement le fait d'une communication avec le monde extérieur, mais elle est aussi et surtout le fait d'un dialogue réciproque qui s'établit entre l'âme humaine et un monde supérieur et vivant en Dieu".

Ainsi définie, la conscience au sens schubertien, dont on ne saurait ignorer le modèle mystique et la provenance baaderienne, est le privilège de l'homme originel ; elle est conçue comme "l'organe de la voix divine en l'homme". La conscience de l'humanité primitive, langage divin, s'est partiellement écartée de sa destination originelle à cause de la grande catastrophe, que Schubert appelle la "confusion babelienne". Un des traits caractéristiques de la *Naturphilosophie* de style schubertien consiste en ce que la chute est comprise avant tout comme une diversion d'ordre linguistique. En cessant d'être l'organe du verbe divin, du "sens divin", l'âme humaine s'est scindée en deux instances -pour parler le langage de la psychanalyse- distinctes, voir opposées. Cette scission a avant tout frappé la conscience de l'homme et par là même la langue humaine. Car au fond, il y a une langue de conscience sensible qui dans toutes les époques de l'histoire de l'humanité s'est révélée en contraste avec une autre langue, plus silencieuse celle-là. S'il est vrai que la conscience fut originairement un organe de la voix même de Dieu, depuis la grande confusion linguistique, cet organe s'est écarté de sa destination pour se servir d'une voix en opposition avec Dieu, abusant ainsi de cet organe de la manière la plus horrible qui soit. Les rapports originels de la nature humaine se sont par conséquent inversés. La nature qui nous environne devait originairement, selon les mots qui la désignaient avant la chute, être symbole, expression imagée de la région supérieure et de l'objet de notre tendance spirituelle. Les mots qui constituaient jadis la langue originelle étaient des mots vivants, pleinement vécus, ils étaient des mots pour ainsi dire sentis. Ils avaient une signification étendue, incommensurable. Ils constituaient la langue de l'éternité. Mais à cause d'une illusion optique, l'ombre s'est transformée en archétype. Les mots de la langue de l'humanité primitive sont tombés dans la sphère la plus pauvre, la plus étroite, la plus limitée qui soit, ne désignant ainsi que des choses éphémères et périssables. La langue de l'humanité originelle qui n'avait point d'autre objet que l'esprit, que la "tendance supérieure", était une langue qui s'appliquait aussi dans la région de "l'amour et du sentiment". A la suite de "la confusion linguistique", les propriétés sensibles des formes symboliques exprimées dans la langue originelle -ne nous apparaissent que sous le voile de leur signification (*Bedeutung*) dont le sens (*Sinn*) originel nous est voilé. Nous ne regardons les objets de la région spirituelle que sous une forme dégradée, symbolisant des objets de notre "tendance sensuelle". Dès lors, l'âme, avec toute sa force immortelle, mise au service du néant de la matière, ne fait plus qu'un usage mauvais et étrangement absurde des rayons mêmes de la lumière spirituelle, masquant ainsi sa condition pauvre et misérable. L'extérieur tient lieu depuis la confusion linguistique d'intérieur, l'inférieur du supérieur, le bien du mal, la lumière des ténèbres. En somme, l'âme humaine n'a pas su contempler son centre et son objet qui ne fut, jadis, rien d'autre que la région supérieure de l'esprit. Cette région pure et claire de l'origine s'est vu précipiter dans le monde sensible et distrait de Dionysos, oubliant dans ce monde tiède et confortable de la jouissance corporelle le retour à la patrie et la patrie elle-même.

Puisque la source de vie s'est "travestie" et "envenimée" et puisque ce qui devrait être regardé comme la langue de veille n'est plus désormais pour l'homme actuel que langue obscure du rêve, puisque, en réalité, le domaine du sentiment, domaine originel, spirituel et pur de l'âme est sorti du monde de l'unité pour tomber dans le monde de l'ambiguïté, le domaine de l'âme est devenu une région aléatoire et dangereuse. D'où il s'ensuit que la nature inférieure de l'âme, son aspect dionysiaque "doit périr bien que cette mauvaise herbe se développe non loin et au milieu du bon grain".

La quête schubertienne de l'âme est une quête tout à la fois intellectuelle et morale. En homme de science et en homme de foi, Schubert fait plier, dans sa *Symbolique*, l'âme humaine à la loi universelle selon laquelle une vie future supérieure existe en germe dans l'existence actuelle :

> Il doit se trouver dans l'existence actuelle une voie sur laquelle l'âme puisse se libérer de ces lieux inférieurs en même temps que de la mauvaise compréhension et de la fausse interprétation de la parole du monde des esprits. Une région doit lui être aménagée ici-bas dans laquelle elle peut se prémunir contre la contagion inévitable [...].

Dès le monde d'ici-bas, l'âme doit se rendre digne, dans sa condition de créature inquiète, d'une vie nouvelle et future. Dans l'état de l'homme *post-mortem*, son rapport à elle-même, à Dieu et à la nature doit se réinverser : la langue des états d'inconscience, comme par exemple, la langue spirituelle du rêve doit redevenir langue de conscience, elle doit redevenir état ordinaire de l'homme *post-mortem*. Ainsi, l'idée de la mort, inséparable de la théorie de métamorphose, est-elle une aspiration à l'élévation, une renaissance (*Wiedergeburt*) de l'âme dans une existence supérieure empreinte de la fraîcheur des origines. Toute métamorphose suppose un déclin qui est la condition d'un nouvel essor. La mort est impliquée dans le processus vital, de la même façon que les états d'inconscience et d'enthousiasme, si analogues à la mort, sont impliqués dans la loi de la vie. La vie elle-même est le fait d'une aspiration indomptable à l'élévation et au rajeunissement. C'est précisément dans la mort et dans les états qui s'y apparentent, "moments cosmiques" ou instants de métamorphose, que la vie acquiert sa signification véritable, son sens authentique. Avec pertinence, Albert Béguin a bien su dégager le sens de la mort et des états qui s'y apparentent selon Schubert en affirmant :

Poésie, religion, passion de savoir, enthousiasmes de toutes sortes sont les formes les plus manifestes de cette grande aspiration qui, parvenue à nous mûrir et à nous détacher, nous arrache finalement à cette terre pour nous enlever dans le règne de la légèreté : tel est le sens de la mort.

Etats psychiques par excellence, ces "moments cosmiques", dont nous pouvons faire l'expérience dès cette vie, correspondent à des instants dans lesquels l'homme retrouve le savoir et le pouvoir qui furent les siens avant la chute. Il s'agit d'une conscience globale, privilège de l'âme, indépendamment des conditions habituelles de la conscience rationnelle. Bien plus, c'est l'innocence qui semble être le ressort intime de ce savoir global acquis au mépris de la causalité, du temps et de l'espace et dont bénéficient les somnambules clairvoyants. Cette innocence, caractérisée par la suspension des pouvoirs intellectuels de l'homme éveillé, fait appel à un autre mode de connaissance, plus profond, plus subtil et plus riche. Elle favorise l'action de l'élément spirituel en nous qui, tel la lumière, le magnétisme ou l'électricité, opère et exerce son influence sur tout ce qui est en correspondance avec lui en dehors et en dépit de tout obstacle. C'est ainsi que Schubert explique le rapport magnétique qui est un rapport de profonde sympathie reliant le somnambule au magnétiseur et à l'esprit de la nature. Le moment le plus élevé de ce rapport de sympathie est désigné non pas comme un sommeil simple, mais comme un "sommeil double" (*Doppelschlaf*). Il s'agit du degré le plus élevé du sommeil magnétique, état de lucidité dans lequel le somnambule entre en communion intime avec l'âme du magnétiseur, l'âme de celui-ci ne faisant plus qu'un avec l'âme de celui-là.

Haut moment de la vie psychique pendant lequel l'âme du somnambule clairvoyant entre en connexion avec l'âme générale de la nature, l'état de clairvoyance magnétique est un moment cosmique, analogue à l'état de l'imminence de la mort et aux multiples états d'enthousiasme. L'âme du somnambule se libère et déploie ses ailes pour s'envoler dans un nouveau ciel plus radieux et plus pur, préfigurant ainsi l'envol, plus parfait, qu'elle entreprendra après la mort. Car en fait, la clairvoyance magnétique, aussi parfaite soit-elle, n'offre qu'une image réduite de la vie qui sera celle de l'âme *post-mortem*. De plus, l'état de mort apparente qui est en même temps un état d'inconscience n'est pas moins salutaire que le somnambulisme. La mort apparente, elle aussi, s'accompagne d'un sentiment de félicité semblable à celui qui se lit sur les traits du somnambule. Certaines maladies provoquent la mort apparente. Au réveil de sa crise, le malade semble souvent délivré du mal qui l'a placé en cet état dont il sort étrangement renforcé. Le sentiment de félicité qu'éprouvent le somnambule et l'homme en état de mort apparente correspond à l'éclosion du "sens général" (*Gemeingefühl*) qui ne saurait s'expliquer, pour Schubert, que par référence à la lumière et au phosphore. C'est en fait lui qui est responsable de la clairvoyance magnétique que Schubert semble avoir observée à plusieurs reprises. Ce "sens général", véritable lumière intérieure ou clairvoyance (*Hellsehen*) fait penser, nous dit l'auteur des *Aspects*, au phosphore et à l'état de luminescence repérable dans certaines substances organiques mortes au moment de leur décomposition. Ayant le souci de l'universalité et sachant manier la clé de l'analogie, Schubert décèle ce phénomène dans toute la nature. Dans la nature inorganique il se donne comme électricité ; dans la nature organisée il est présent à l'occasion de l'union des sexes chez les animaux, et de la floraison chez les végétaux. Véritables corps inflammables (*verbrennende Körper*), les êtres naturels, au moment de l'apparition du phosphore supposé sommeiller en eux, entrent en relation intime avec le monde extérieur dont ils semblent pourtant être abstraits et, qui plus est, avec une perfection supérieure à l'ordinaire. Cela suffirait à rattacher Schubert à la famille des théologiens de l'électricité dont il a été question plus haut. Les somnambules, en état de clairvoyance, sont susceptibles d'une "conscience" d'eux-mêmes et du monde bien plus grande qu'elle ne l'est à l'état de veille. Ce qui, en fait, il convient d'appeler "intuition". Intuition intérieure s'il en est, observable sur tous les plans du vivant en des moments privilégiés de l'existence. Schubert n'omet pas de la comparer au processus de la vision qui a lieu grâce à l'organe de la vue. Faisant écho aux travaux de Goethe et anticipant la fameuse *Théorie des couleurs* (1810), Schubert fait remarquer, en faisant grand cas du principe d'analogie cher à l'ésotérisme, que la vision, en soi, est une auto-illumination de l'oeil. L'oeil charnel ne voit que grâce à cette propriété d'auto-illumination que l'oeil exerce sur lui-même. Seule par conséquent cette propriété est à même de mettre l'oeil en rapport avec le monde extérieur. Phénomène que l'auteur des *Aspects* appelle volontiers "contemplation". On voit bien ici que la démarche de Schubert mise en oeuvre pour rendre compte des phénomènes psychiques tel que celui du somnambulisme, pour spéculative qu'elle soit, n'en est pas moins attentive au concret et, compte tenu du phénomène de la vision qui nous occupe ici, à la physiologie. Démarche commune à l'ésotérisme et à la *Naturphilosophie* consistant à mener de pair spéculation et expérimentation, le réel et l'idéal s'informant mutuellement, sans quoi aucune *Naturphilosophie* n'est possible. Dès lors, de même que l'oeil charnel, renfermant en lui-même la condition de la vision, c'est-à-dire de son contact avec le monde extérieur, s'auto-illumine et s'auto-contemple, l'âme du somnambule, de même, renferme le principe de son auto-illumination et de son auto-contemplation. Véritable organe de la vision psychique, l'âme est identifiée à une substance éminemment inflammable (*brennbares Wesen*). La vision psychique est comparable à la libération du phosphore.

Si la vision psychique a pour condition l'auto-illumination et l'autocontemplation de l'âme, c'est qu'elle est à l'origine du rapport de celle-ci et du monde extérieur. Le processus de la vision charnelle est ainsi identique au processus de la vision psychique. Les phénomènes du somnambulisme ou la clairvoyance sous ses divers aspects sont autant d'indices de la vision psychique, de la libération du phosphore ou de cette substance éminemment inflammable. Instant privilégié de la vie psychique, l'état de somnambulisme est ici encore en petit ce que la mort est en grand. Si la mort est une libération définitive du phosphore ou de la lumière intérieure et donc de l'âme, l'état de clairvoyance, lui, en est une libération provisoire. Le somnambulisme est en définitive un des aspects les plus intéressants de la face nocturne de la nature humaine. En cet état, l'occasion est offerte à l'âme de déployer, tel un papillon naissant à la lumière, ses ailes en s'auto-illuminant et en s'auto-contemplant pour accéder à une patrie plus radieuse.

En édifiant une véritable psychologie des profondeurs, le philosophe de la nature Schubert ne saurait faire abstraction, rappelons-le, de la physiologie. En bon disciple de Herder, l'auteur de la *Symbolique du rêve* (1814) fait sienne cette formule de son père spirituel qui écrit :

> A mon humble avis, une psychologie qui ne soit pas en chacune de ses démarches une certaine physiologie est impossible.

De fait, les phénomènes du somnambulisme, nous explique Schubert à la suite de Mesmer, résultent de l'influence du magnétiseur sur le système nerveux du somnambule. Preuve que le problème du rapport de l'âme et du corps est pour le philosophe de la nature un thème obligé. S'il ne fait que l'évoquer rapidement dans les *Aspects*, dans la *Symbolique du rêve*, Schubert lui consacre un long chapitre intitulé les "Echos".

Fidèle à la loi de la polarité et faisant écho aux travaux de l'un des plus éminents neurologues de l'ère romantique, Johann Christian Reil (1758-1813), Schubert fait remarquer que le système nerveux est construit selon un schéma bipolaire. D'une part, le système ganglionnaire ou sympathique, de l'autre, le système cérébral ou central ; le premier étant certes en relation avec le second mais il n'en a pas moins une vie autonome ainsi que le montrent les observations de Reil. Par leur forme, leur structure, leur consistance et leurs fonctions, les nerfs composant le système ganglionnaire sont différents des nerfs du système cérébral. Si ceux-ci sont repérés par Schubert comme étant les canaux de la volonté, ceux-là, au contraire, n'ont aucun rapport avec elle. Par exemple, si les nerfs du système cérébral sont dits "conducteurs" en ce qu'ils relient le cerveau et les différents organes des sens, les nerfs du système ganglionnaire, eux, ne le sont pas, leur activité étant limitée aux organes du système végétatif, aux organes de la reproduction, de la croissance et de la conservation de l'organisme physique. Si les nerfs du système cérébral doivent représenter l'instrument de la volonté et de la conscience, les nerfs composant le système ganglionnaire, eux, sont l'instrument des états d'inconscience. A l'état de veille, le système cérébral étend sa domination sur son pôle opposé, le système ganglionnaire. A l'inverse, quand nous dormons et, *a fortiori*, à l'état de sommeil magnétique et même dans la mort, le système ganglionnaire règne en souverain et étend son empire sur le système cérébral :

> Tous les phénomènes du sommeil et des états qui s'y apparentent semblent prendre naissance dans le système ganglionnaire lequel domine alors le système cérébral.

C'est que, en réalité, le système ganglionnaire est le témoin d'une activité psychique qui, bien qu'enfermée dans une organisation physique, n'en est pas moins susceptible de s'exprimer d'une manière spirituelle. Dans le sommeil par exemple, la cloison séparant le système cérébral du système ganglionnaire s'estompe et permet ainsi aux deux pôles du système nerveux de communiquer entre eux et d'agir en coopération mutuelle comme cela fut le cas chez l'homme d'avant la chute. L'abolition de cette cloison favorise la circulation des contenus de l'un et de l'autre système, de même qu'elle permet aux informations de l'un de passer dans l'autre. Voilà qui pourrait rendre raison du fait que nous ayons souvenir de quelques-uns de nos rêves au réveil, notamment quand se redresse la cloison séparant les deux pôles du système nerveux. Le phénomène de la suppression de la cloison de séparation rend possible la communication de la conscience et de l'inconscient. Grâce à lui s'établit le rapport du corps et de l'âme. Selon les indications de certains somnambules clairvoyants, le contact entre les deux pôles du système nerveux, et conséquemment entre la conscience et l'inconscient, s'établit dans la région de la caverne du coeur (*Herzgrube*) et en particulier dans la région épigastrique. Cette partie du corps est, en état de somnambulisme, promue au rang de véritable organe qui doit sa formation à l'union des deux pôles du système nerveux entre lesquels s'instaure un rapport non plus conflictuel, mais communiel et participatif. Ce n'est qu'en état de somnambulisme, c'est-à-dire quand la cloison de séparation est supprimée, que l'âme réapprend à faire usage d'un sens oblitéré à l'état de veille, dont les perceptions et la sphère d'activité sont plus étendues que celles des sens ordinaires. Ce sens qui fut jadis le privilège de l'homme originel est donné en partage aux somnambules qui, en état de somnambulisme, obtiennent une sensibilité au monde, sensibilité non seulement physique, mais aussi spirituelle, plus fine et plus subtile qu'à l'état de veille. Toutes les perceptions paranormales des somnambules, que la parapsychologie moderne exprime dans des concepts tels que dédoublement, télékinésie, précognition, etc... sont attribuées par Schubert et par d'autres magnétiseurs romantiques au développement de ce sens interne, éminemment performant. Ce sens interne correspond à une région anatomique : le système nerveux ganglionnaire dont le centre est le plexus solaire ou la caverne du coeur, véritable organe des perceptions extra-sensorielles. Par lui, nous entrons non seulement en rapport avec le monde sensible mais aussi avec un monde suprasensible, défiant ainsi toute limitation spatiale, hors de toute contrainte de la pesanteur et du temps. Cet organe nous rend témoins des influences vivantes de l'ensemble de l'univers, tout aussi bien corporelles que spirituelles. Organe de l'inconscient s'il en est, sa fonction essentielle est de transmuter, tel cet "alchimiste helmontien", la matière dans laquelle il se trouve plongé depuis la chute, car dans cette geôle souterraine descend plus de lumière qu'il ne faut pour briser la matière et la transmuter si ce n'est cette "cloison séparatrice" -c'est-à-dire la conscience éveillée- qui nous empêche de percevoir les rayons de la lumière supérieure et qui est dressée chez l'homme depuis la grande catastrophe. Dès lors, le système ganglionnaire opère non pas suivant un mode discursif, mais selon un mode magique, si bien que les lois imposées par le seul mécanisme sont loin de nous le rendre intelligible. Seule la loi des sympathies mutuelles entre les êtres est susceptible d'en rendre raison. Le champ d'application de cette loi ne se limite pas au monde physique, mais y entre aussi un autre monde, spirituel celui-là. L'on voit bien ici que le souci majeur de l'auteur de la *Symbolique du rêve* est de prouver l'existence en nous d'un organe -le système ganglionnaire- qui, bien que disposant d'une structure matérielle et relié immédiatement à la matière, n'en est pas moins un organe de spiritualité dont la fonction essentielle et ultime est de transmuter la matière ou le corps auquel il se trouve intimement uni. Schématiquement, cet organe occuperait une position intermédiaire entre l'esprit et la matière et l'on n'a pas de peine à reconnaître dans le système ganglionnaire l'organe de l'âme, surtout quand Schubert écrit :

> En fait, c'est grâce à l'action de ce système que nous sommes principalement reliés à la matière et que nous sommes unis à elle. Il est responsable de l'ouverture en nous, à l'état actuel, d'un sens qui, hors des frontières de l'espace et des entraves de la pesanteur et de la corporéité, nous communique les influences vivantes d'un monde proche et lointain, spirituel et corporel.

Il faut remarquer que la théorie schubertienne du système ganglionnaire est solidaire de sa vision du monde et de l'homme.

Largement influencé par la théosophie de Saint-Martin dont, rappelons-le, il a traduit *De l'esprit des choses*, mais aussi par Herder, l'auteur de la *Symbolique du rêve* confère à l'homme une position centrale dans la création. L'homme est, écrit Schubert dans son *Histoire de l'âme* (*Geschichte de Seele*, 1830), ce "soleil au milieu des êtres vivants" dont la mission est de réfléchir, tel un miroir placé en face des autres êtres, "la lumière d'un monde divin". Telles sont, selon Schubert, l'origine et la destination de l'homme dont la vocation est de servir d'intermédiaire entre Dieu et la création, entre le monde spirituel et le monde physique. Cette fonction qui, dans les temps paradigmatiques, constituait l'essence même de l'homme, s'est brouillée par sa propre faute à la suite de la grande catastrophe qu'est la "confusion linguistique babelienne". Celle-ci a pour conséquence, au regard de l'homme actuel, l'érection d'une barrière isolant le système cérébral du système ganglionnaire, le langage de la conscience du langage de l'inconscient, la vie diurne de la vie nocturne. La condition de l'homme actuel est, selon Schubert, comparable à celle de l'aliéné mental qui, à peine délivré de son affreuse maladie nerveuse, ne garde plus que des traces vagues, émoussées, obscures et incertaines de l'univers antérieur si riche en connaissances et en artifices. En traçant ce parallèle entre l'homme actuel et l'aliéné mental en convalescence, Schubert exprime une de ses idées fondamentales selon laquelle l'homme actuel conserve en lui, à l'état latent, les conditions de son savoir et de son pouvoir d'avant la grande catastrophe, prémisses d'une existence future supérieure. Car de même que l'aliéné mental recouvre le privilège de la conscience et l'usage plénier de ses facultés intellectuelles, signe tangible de sa guérison, l'homme actuel -mentalement sain- est susceptible, dès cette vie, de se réapproprier une grande partie de ses pouvoirs perdus. Cette reconquête des pouvoirs perdus grâce à quoi nous nous rendons sensibles aux influences supérieures d'une région spirituelle a lieu notamment dans le rêve, le somnambulisme, l'enthousiasme et tous les états d'exaltation de notre propre nature imageante (*bildende Natur*). En ces états, nous nous sentons transportés dans des régions exquises jamais entrevues, dans un monde renouvelé et créé par nous-mêmes, riche et sublime : c'est un monde plein d'images et de formes. C'est, en un mot, le paysage édénique dont témoignent ceux qui ont connu la mort clinique et les somnambules.

Ces états sont ceux de la négation de la conscience diurne, ils correspondent à l'abolition de la barrière séparatrice des deux systèmes nerveux, ils accompagnent le réveil en nous de la nature spécifique du système ganglionnaire s'apprêtant à accomplir son ouvrage ancien et originel. C'est le réveil du "poète caché" en nous, de ce sens par lequel s'actualisent les influences d'une région supérieure et spirituelle, ce sens qui tout à la fois pense et sent en nous. Véritable organe d'expression de l'âme, le point central, pour ne pas dire nodal, de ce qui sent et pense en nous en une synthèse harmonieuse et donc clairvoyante, est la caverne du coeur. C'est tout au moins ce que prétendent les somnambules, à l'unanimité. Ce point de convergence de la volonté et du sentiment est le phosphore de notre nature spécifique. Enchaîné dans la matière, ce noyau phosphorescent en nous n'est autre chose que notre aptitude à l'Amour, car à l'Amour seul se révèle la région supérieure et spirituelle. L'Amour seul, s'il sait s'exhausser au-dessus de son objet indigne, au rang d'un autre plus digne et supérieur, est en mesure de reconnaître ce qui se situe au-delà de la sphère étroite de l'existence actuelle. Seul notre Amour et ce qu'il a reçu en partage dans la sphère qui est la sienne, tantôt large, tantôt étroite, nous suit dans l'autre monde. C'est dire que l'Amour est précisément ce qui nous permet d'accéder à la connaissance de l'esprit et de Dieu, connaissance morale en quoi consiste la mission la plus importante de notre existence actuelle.

Comme l'écrit avec pénétration Albert Béguin, "l'homme-esprit est devenu l'homme-nature, dans lequel sommeille et peut se réveiller l'homme-de-désir : son aspiration, son désir de Dieu et son progrès pourront aboutir à la restauration de la nature primitive". Voilà résumée la longue activité de recherches menées par le philosophe de la nature, Gotthilf Heinrich von Schubert. Pour mener à bon port sa quête admirable, son exégèse de l'âme, Schubert a dû faire l'effort du savant encyclopédiste. Mythologie, linguistique, mesmérisme, théosophie, minéralogie, botanique, biologie, neurologie, autant de disciplines qui alimentent un esprit fervent d'enthousiasme et de lyrisme. Quoi d'étonnant si en lui se croisent les influences les plus variées ! Faire reculer au plus loin les limites de la connaissance que nous pouvons avoir de nous-mêmes, du monde et de Dieu, telle semble avoir été l'entreprise de l'auteur de la *Symbolique du rêve*. Entreprise de synthèse romantique profondément influencée par la théosophie, elle consiste à explorer les rapports qui existent entre Dieu, l'homme et la nature. S'il est un domaine au sein duquel ces rapports doivent être établis, il ne peut être autre que celui de l'âme. D'où l'importance accordée par Schubert à la foi qui est Amour selon lui, ainsi qu'aux influences supérieures qui nous sont révélées dans nos rêves et dans les états d'inconscience. Cette voie seule est à même de nous restituer notre savoir et notre pouvoir perdus. On imagine quel impact de telles conceptions, formulées de surcroît dans une langue poétique, peuvent avoir sur des poètes comme E.T.A. Hoffmann (1776-1822) ou Heinrich von Kleist (1777-1811), surtout quand ils sont doublés de magnétiseurs comme Justinus Kerner (1786-1862). Grande est la dette de celui-ci envers l'auteur des *Aspects de la face nocturne des sciences naturelles*. Ce poète et magnétiseur souabe a laissé un nom dans l'histoire du magnétisme animal. En médecin inspiré, Justinus Kerner, qui dédia la première partie de son oeuvre *La Voyante de Prevorst* (1829) à Gotthilf Heinrich von Schubert, a consacré la plus grande partie de sa vie à la pratique du magnétisme animal. Il eut aussi à observer un des cas de somnambulisme les plus instructifs. Empruntant la voie frayée par Schubert en matière de somnambulisme, et plus généralement dans le domaine si vaste, si complexe et si profond de la face nocturne de la nature, Kerner a consigné ses observations dans un livre ayant pour titre le nom de sa somnambule modèle : *La Voyante de Prevorst*. Un des monuments de l'histoire du magnétisme animal, au confluent de la pensée mesmérienne et de la pensée romantique, ce travail du poète-médecin Kerner méritera un examen attentif de notre part, précisément parce qu'il a le mérite, plus qu'aucune autre oeuvre, d'illustrer dans toute son ampleur et sa profondeur l'entrecroisement du champ mesmérien et du champ romantique. Si les pages précédentes ont constitué à nos yeux les fondements théoriques du mesmérisme d'abord et du Romantisme ensuite, celles qui suivent doivent en former l'illustration concrète. La validité d'une théorie, fût-elle métaphysique, n'est reconnue que si elle a son prolongement dans le laboratoire. Et le laboratoire de Weinsberg, qui est la résidence privée -le *Kernerhaus*- du magnétiseur romantique Kerner, est ce lieu privilégié dans lequel se sont déroulées des expériences magnétiques teintées des couleurs les plus spécifiquement romantiques. Que nous limitions notre examen au seul cas de Justinus Kerner et de la voyante de Prevorst, cela présente l'avantage de nous épargner l'éparpillement et de nous éviter de nous égarer dans des généralisations hasardeuses. Cela a aussi l'avantage de nous permettre de tenter un diagnostic de l'univers visionnaire de la voyante de Prevorst en même temps que de présenter dans ses reliefs ce que nous pouvons appeler l'école du magnétisme romantique.

## *Justinus Kerner, poète et magnétiseur romantique*

# CHAPITRE I

## L'ITINERAIRE ROMANTIQUE DU MAGNETISEUR DE WEINSBERG (1786-1829)

Justinus Kerner est incontestablement la figure la plus authentique du magnétiseur romantique. Son admiration pour Mesmer et pour le mesmérisme n'est pas simplement le fait d'une curiosité -aussi soutenue soit-elle- que l'on voue à une discipline ou à une école médicale. Elle est un aspect de sa destinée. L'air souabe que les deux hommes ont humé ne suffit pas à lui seul à rendre raison d'un tel attachement. Le premier biographe de Mesmer est un poète, mais il est aussi un médecin-magnétiseur. Poète et magnétiseur, Justinus Kerner est connu pour sa nature attachante, pour son sens de l'amitié, pour sa convivialité. Mais ce qu'il ne faut pas oublier, c'est que le poète-magnétiseur est probablement la seule figure de l'histoire du magnétisme à éprouver le processus magnétique dès l'âge de onze ans, c'est-à-dire en 1797, bien avant de former le projet de faire des études de médecine. L'intérêt de Kerner pour le mesmérisme est inséparable de son intérêt pour les aspects nocturnes de la nature. Précisément, cet intérêt fait de lui un membre de la famille romantique dont les grands prophètes ont pour nom Novalis, de son vrai nom Friedrich von Hardenberg (1772-1801), Johann Wilhelm Ritter, Schelling et surtout G. H. Schubert.

Son inclination précoce pour le domaine des recherches priviligié des Romantiques, sa nature tendre et sensible, son goût pour la poésie et pour le conte comme mode d'expression de l'âme populaire des temps ancestraux le rapprochent naturellement du courant romantique et le prédisposent à l'étude de la médecine de sympathie, à la médecine de synthèse, à la médecine populaire. Un pur hasard le conduit à s'inscrire à la faculté de médecine de Tübingen. Une fois achevé son cursus d'études universitaires, Kerner se détourne de la "médecine d'école" pour se consacrer à la médecine globale, à la médecine naturelle dont le mesmérisme lui offre un modèle favori. Ce n'est qu'en 1824, après avoir exploité les ressources de la médecine sympathique, que Kerner s'annonce au public comme magnétiseur. Il faut rappeler que, jusque là, le magnétisme n'a pas été absent de l'univers poétique du médecin. Avant de faire l'objet d'une approche scientifique et rigoureuse fondée sur l'expérimentation et l'observation, le magnétisme animal préoccupe le poète-médecin sur le plan esthétique. Aussi bien cette dimension esthétique, inséparable de l'approche kernerienne du magnétisme, ne saurait nous échapper. C'est précisément dans le récit des *Apatrides* (*Heimatlosen*) que nous croyons la repérer. Les travaux consacrés à l'esthétique du mesmérisme semblent faire l'impasse sur ce texte admirable. Lacune due, selon toute vraisemblance, au double statut du poète-médecin souabe, qui rend délicate toute tentative de classification. A l'alternative "médecin ou poète", doit faire place l'association "médecin et poète". La prise en compte de la dimension du poète doit éclairer la dimension du médecin, faute de quoi notre approche de la personnalité de Justinus Kerner demeurerait imparfaite.

Installé à Weinsberg depuis 1819 jusqu'à la fin de sa vie, Justinus Kerner sera amené à observer le cas le plus complexe et le plus significatif de somnambulisme, celui de Frédérique Hauffe (1801-1829). Cela donnera naissance en 1829 à l'oeuvre de Kerner : *La Voyante de Prevorst* (1829), un des monuments de l'histoire du "magnétisme animal". Livre qui ne se présente pas comme un exercice esthétique, mais comme le procès-verbal d'une cure magnétique de Frédérique Hauffe, cure que Kerner dut opérer lui-même. Livre à prétentions scientifiques, ayant le "magnétisme animal" pour objet et qui exige que nous lui portions une attention particulière. Afin de mieux situer les thèmes qui structurent *La Voyante de Prevorst,* il paraît nécessaire d'examiner l'itinéraire de ce poète et médecin romantique, l'un des représentants les plus significatifs de l'école mesmérienne.

## L'itinéraire romantique de Justinus Kerner

Justinus Andreas Christian Kerner est né le 18 septembre 1786 à Ludwigsbourg. Conseiller du gouvernement, son père est muté à Maulbronn en 1795, où il va s'installer avec toute la famille qui comporte trois autres garçons et deux filles, tous plus âgés que Justinus. Parmi ses connaissances, le père de Justinus, Christop Ludwig Kerner (1744-1799) compte d'éminentes personnalités de l'émigration française fuyant la terreur révolutionnaire, mais aussi des hommes comme Christian Friedrich Daniel Schubart (1739-1791), poète lyrique et publiciste souabe et le père de Friedrich Schiller (1759-1805). Le franc-maçon qu'était Christop Ludwig Kerner avait aménagé, chez lui, une pièce en véritable loge maçonnique. Grâce à l'indomptable curiosité de Justinus Kerner nous apprenons que cette "loge" comportait au milieu une table blanche couverte d'une plaque de marbre sur laquelle étaient posés un crâne et une équerre. Kerner s'offrait le privilège de "visiter" cette pièce à l'insu de son père, à travers le trou de la serrure, non seulement par curiosité, mais aussi par goût du mystère et de l'inhabituel. Aspect de la personnalité de Justinus Kerner, manifeste dès l'enfance et sur lequel on aura souvent l'occasion d'insister. Tendre et affectueuse, la mère de Justinus Kerner vouait à son mari vénération et amour sans bornes. De ses soins et de sa tendresse bénéficiaient également Justinus en même temps que ses frères et soeurs. De ce tempérament doux et affectueux de la mère, en contraste avec la rigueur du père, l'éducation des enfants tire le meilleur parti. Mais il ne faut pas perdre de vue que la mère de Kerner descend d'une famille éprouvée par des troubles psychiques variés mais marquée aussi par les traits du génie. Si certains parents maternels de Justinus avaient sombré dans la mélancolie, le noctambulisme ou la folie, d'autres parents, maternels également, s'étaient distingués dans la médecine, l'écriture, la poésie et la peinture. C'est ainsi que par sa mère, Justinus Kerner s'apparente au poète Wilhelm Hauff (1802-1827). L'auteur du *Livre d'images de mon enfance*, et l'autobiographe Justinus Kerner, en fin psychologue, nous livre ces confidences, pour nous montrer à quel point s'apparentent la folie, le somnambulisme et la création poétique :

> Je rapporte les conditions psychiques de certains membres de ma famille notamment pour faire ressortir à quel point la folie, le somnambulisme et la création poétique sont apparentés. Souvent l'un surgit de l'autre. La vie affective était si dominante chez ma mère, mais elle ne souffrait jamais d'un désordre mental. Ce n'est pas de la folie qu'elle a produit, mais un poète si on veut ainsi me désigner. Il en allait de même pour la mère de Wilhelm Hauff.

Dès sa tendre enfance, Justinus manifeste un sens aigu de l'observation, qu'il sait mettre au service de sa passion pour la nature, en particulier pour les phénomènes les plus curieux. La métamorphose des êtres constitue pour lui un domaine plein de mystère. Une des images priviligiées du futur poète est en rapport intime avec le phénomène de la métamorphose qui a préoccupé Goethe. Ce qui fascine surtout Justinus c'est la métamorphose des lépidoptères qui éclosent et accèdent à la liberté après avoir traversé une série d'étapes nécessaires à leur formation : l'oeuf, la chenille, la chrysalide où s'accomplit le processus de la métamorphose. Ce phénomène de la métamorphose observé avec passion dans le monde des lépidoptères incite le jeune Justinus à en rechercher l'analogue dans la vie humaine. Une telle démarche ne peut que déboucher sur des interrogations d'ordre métaphysique. Aussi bien Justinus manifeste-t-il dès l'enfance les traits du Romantique, si sensible aux homologies et aux similitudes qui relient entre eux tous les plans de réalité. Dès lors, il en est intimement convaincu. De même qu'il y a un état intermédiaire et caché entre celui de la chenille et celui du papillon, savoir l'état de métamorphose du lépidoptère, de même chez l'homme, il doit exister un état semblable, état intermédiaire pour ainsi dire entre l'existence terrestre et l'existence céleste ou aérienne. C'est précisément celui qui suit immédiatement la mort.

On peut se demander si ce parallèle découle d'une formation religieuse ayant marqué de son empreinte la démarche et le raisonnement de l'observateur de la nature. Sur ce chapitre, l'autobiographe nous confie que sa foi chrétienne n'était pas si forte qu'il l'eût souhaité. Cependant il n'était pas sans foi. Il croyait bien en une vie après la mort, mais ne tenait pas cette croyance de la tradition chrétienne et de sa doctrine de l'immortalité de l'âme ; il la devait à une tradition beaucoup plus ancienne, celle de la doctrine pythagoricienne de la transmigration (*Seelenwanderung*) qui n'épargne pas les animaux qu'il aimait si fort. C'est, nous explique-t-il, l'observation de la métamorphose des animaux et la lecture des oeuvres de ces anciens philosophes qui suscitèrent en lui une telle croyance. A côté des "philosophes", il aimait aussi lire des oeuvres médiévales d'inspiration populaire. L'histoire naturelle et la palingénésie du Suisse Charles Bonnet (1720-1793), de même que les récits des voyageurs des temps modernes figuraient sur les rayons de la bibliothèque de son père et lui procuraient, ainsi qu'à ses frères aînés, des moments de lecture délectables. Christoph Ludwig Kerner pouvait être fier de ses fils : Georg fit carrière en médecine, Louis dans l'armée en tant qu'officier d'artillerie et Karl dans le sacerdoce en tant que pasteur. Mais Justinus procura à ses parents quelques soucis.

En effet, en raison de sa constitution physique fragile, Justinus Kerner dut souvent interrompre sa scolarité. A l'âge de neuf ans, il était en proie à une affection de l'estomac. Des crampes et convulsions douloureuses incommodaient le jeune enfant. Le futur médecin et magnétiseur de Weinsberg les attribuera, rétrospectivement, à une origine nerveuse, ce qui n'était pas le cas de la plupart des médecins qu'il devait souvent consulter. Ceux-ci ne savaient lui prescrire que laxatifs et purgatifs. L'humour qu'il déploie pour évoquer ces prescriptions, ou comme il préfère les nommer, la science des "Esculapes", n'est pas sans attrait. Parmi ces médecins dont l'art ne lui fut d'aucun secours, citons Melchior Adam Weickardt (1742-1803) qui, pour avoir été le médecin personnel de l'Impératrice Catherine de Russie (1729-1796) et traduit les *Elementa medicinae* du médecin écossais John Brown (1735-1788), jouissait d'une grande réputation. Installé à Heilbronn, le brownien Weickardt passait pour ce "docteur, faiseur de miracles". En quête de salut, Justinus dut faire le voyage jusqu'à Heilbronn, en compagnie de sa mère. Selon Weickardt, le cas du jeune Justinus Kerner est désigné comme l'"asthénie la plus prononcée". "C'est une effroyable asthénie à progression rapide, rien de plus. On ne devra donner que des fortifiants ". En quoi consistent ces "fortifiants" prescrits par le médecin brownien le plus réputé du Sud de l'Allemagne ? C'est une mixture à base de thé, de jaune d'oeuf et d'eau-de-vie de cerises que le jeune enfant doit absorber selon la posologie suivante : une gorgée après chaque repas. Non sans humour, il nous confie qu'il régurgitait la "potion" avec le même empressement qu'il avait mis pour l'absorber.

L'échec patent de la médecine classique mais aussi du brownisme récemment introduit en Allemagne amenèrent les parents affligés par l'état de santé de leur plus jeune fils à faire appel, en tout dernier recours, au magnétisme. C'est également à Heilbronn qu'était établi l'un des premiers magnétiseurs du Sud de l'Allemagne, Eberhard Gmelin (1751-1809). L'ami de Christoph Ludwig Kerner, Eberhard Gmelin, avait publié ses travaux sur le "magnétisme animal" dès 1787 et passait pour le représentant de l'école mesmérienne dans l'Allemagne du Sud. Contrairement aux médecins consultés jusqu'alors, Gmelin sut gagner la confiance du jeune patient. Il l'entretint d'abord du sujet que ce dernier affectionnait le plus : les animaux. Gmelin en possédait une collection importante. Empaillés et ornant les murs du cabinet du magnétiseur de Heilbronn, ces animaux ne manquèrent point de solliciter l'imagination du futur poète-médecin de Weinsberg. A première vue, Gmelin avait bien des atouts lui permettant de gagner la confiance du jeune malade qu'il regardait, de surcroît, avec compassion et affection. Justinus Kerner nous résume son premier contact avec le "magnétisme animal" ainsi que la technique du magnétiseur Gmelin de la façon suivante :

> Il [...] m'invita à m'asseoir sur une chaise, me fixa de ses yeux noirs et commença à appliquer sur moi ses mains étirées, de la tête jusqu'à l'estomac ; il me souffla aussi plusieurs fois sur le creux épigastrique. Je m'endormis et, en fin de compte, je ne savais plus ce qu'il en fut de moi.

Quand on embrasse du regard la destinée du futur poète-médecin et magnétiseur romantique, on est amené à considérer cet épisode comme un moment d'importance extrême dans sa vie. Le voici initié, au sens plein du terme, au magnétisme. Et ce ne serait sans doute pas trop surfaire cet épisode que de le désigner comme un processus initiatique comparable à celui du chamane ou du psychanalyste. Il se solde par un bénéfice dont Kerner saura par la suite tirer parti. La santé physique du jeune enfant s'améliore sensiblement à la suite de sa cure magnétique. Mais il y a plus. Sa vie psychique se déploie, se libère. Rêves symboliques et prémonitoires, songes et visions lui sont donnés en partage. Voilà donc le point de départ d'où il ira puiser les éléments explicatifs des phénomènes visionnaires qu'il sera amené à observer. La région du creux épigastrique ou du plexus solaire sera identifiée comme le lieu où prennent naissance les phénomènes psychiques et métaphysiques. Kerner, l'observateur de "la voyante de Prevorst", fera ainsi sienne une des thèses de G. H. von Schubert, notamment parce qu'il l'a authentiquement éprouvée. La région épigastrique comprise comme siège des fonctions psychiques et métaphysiques se délie, pour ainsi dire, à la faveur de l'expérience magnétique qui est en même temps un processus initiatique. Telle paraît être la leçon que nous pouvons tirer de cet épisode magnétique.

S'il est vrai que l'expérience magnétique subie dès l'âge de neuf ans doit être considérée comme un événement significatif dans l'itinéraire du poète-magnétiseur de Weinsberg, d'autres événements, tragiques ceux-là, viennent marquer de leur empreinte son univers intellectuel et sa représentation du monde. C'est d'abord la santé du père qui commençe à se détériorer à vue d'oeil, causant ainsi l'affliction de l'ensemble de la famille Kerner. Christoph Ludwig Kerner décède en 1799. Justinus est alors âgé de treize ans. Le processus de la dégradation physique avait duré un an. Le père de Justinus Kerner souffrait d'une affection chronique de l'estomac. On serait tenté d'invoquer ici la loi de l'hérédité puisque Justinus avait, lui aussi, souffert d'une affection de l'estomac. Mais rien ne nous engage à retenir cette hypothèse. Ce qui est sûr, c'est que son âme fut endolorie au spectacle d'un père qui faiblissait de jour en jour, à tel point qu'on n'osait plus guère l'approcher. C'est ainsi qu'un soir, à la tombée du jour, jetant un regard vers la fenêtre de son père malade, il vit son double derrière la fenêtre, c'est-à-dire à l'intérieur de la chambre du père. Il vit son propre double s'agenouillant devant le lit de son père et tenant la main de celui-ci dans les siennes. Il regarda -par son double interposé- son père qui, comme en guise de réponse, en fit autant avec ses yeux noirs et transfigurés. Sur ces entrefaites, le jeune homme, comme sortant d'un songe, se ressaisit et se précipita vers la chambre. Il y trouva sa mère devant le lit du malade. Elle priait. Le double avait disparu entre-temps. Justinus s'agenouilla, saisit la main de son père, qui eut alors un regard transfiguré, ainsi que le fils l'avait prévu auparavant. Celui-ci nous confesse, en guise de commentaire, qu'il exorcisa ainsi la peur s'emparant de lui au spectacle d'un être cher dont la santé ne faisait que faiblir.

Ainsi Justinus fait-il une première approche du phénomène de la mort. La mort commencant par un processus de dégradation, condition de la transfiguration, est un thème cher à G. H. von Schubert pour qui une existence future et supérieure est contenue en germe dans l'existence actuelle. Il s'agit bien là d'une affinité d'esprit qui permet de rapprocher Kerner du théosophe et philosophe de la Nature. L'approche vécue de la mort, telle que Kerner vient de l'effectuer, doit être mise aussi en rapport avec son expérience magnétique : pendant les derniers instants de la vie de son père, instants qui pèseront de tout leur poids dans la représentation du monde du poète-médecin, deux phénomènes métapsychiques se rapportant à l'expérience magnétique se révèlent au grand jour. Il s'agit d'une part de la perception du double et d'autre part de la prévision de son geste à l'égard du père.

Ces deux circonstances, le jaillissement d'une vie magnétique jalonnée par des phénomènes métapsychiques, et la mort du père -qui eut pour suite le retour de la famille à Ludwigsbourg- ne lui permirent pas de bénéficier d'une scolarité régulière. Cependant, il ne semblait pas trop souffrir de devoir souvent manquer la classe puisqu'il savait pallier ses absences de l'école par un questionnement direct et assidu d'une nature qui ne fut pas ingrate à son égard. Il écrit : "Mais autrefois elle [la nature] déposa en moi sa nostalgie, sa mélancolie en même temps que la poésie". A Ludwigsbourg, il dut reprendre ses études, notamment sous la tutelle de Philipp Conz (1762-1827), écrivain, diacre et confesseur de sa mère. A en croire Justinus, cet homme n'était que bonté et candeur. Il lui permit de faire des progrès prodigieux dans les langues anciennes et vivantes. C'est alors qu'il fit en poésie des premiers pas que Conz, dont les goûts étaient très classiques, n'appréciait guère. L'on ne s'étonnera point de voir Kerner, à l'instar des Romantiques dont il partageait déjà les goûts, s'engouer pour la littérature du Moyen-Age, littérature populaire et reflet authentique de l'âme germanique. Bien que ne partageant pas les options esthétiques de son tuteur Conz, il continuait à composer des poèmes, à l'insu de son maître. Quant aux mathématiques, c'est au frère aîné Karl que revenait la charge de les lui apprendre. Si Karl, ainsi que nous le confesse l'autobiographe, était dans la famille le représentant de la logique et de la rigueur mathématique, Justinus, en revanche, représentait plutôt le sentiment. Au grand désespoir de son frère et maître en mathématiques, il ne pouvait rien assimiler d'autre que le théorème de Pythagore. Son souci constant était moins l'assimilation des mathématiques que la recherche des voies de la création esthétique. Si Conz lui recommandait la lecture des "classiques" comme Schiller, Klopstock, Hölty, Matthisson et Sali, de son côté, Justinus, toujours à l'insu de son maître et tuteur classicisant, se mettait à la recherche des oeuvres les plus originales.

Selon les conseils de son frère Georg, médecin installé à Hambourg, Justinus Kerner ne devait pas se contenter d'une formation exclusivement intellectuelle. Georg souhaitait voir son frère s'initier à une activité manuelle. Lors d'un séjour qu'il effectua à Ludwigsbourg en 1801, Georg le plaça en apprentissage chez un menuisier, à raison de deux heures par jour. L'artisan Bickelmann, ainsi que se nommait ce maître en menuiserie, ne confiait au jeune homme que les travaux les plus simples et les plus grossiers, comme la fabrication de cercueils. Cette nouvelle activité ne pouvait que lui remettre en mémoire la circonstance tragique de la mort de son père ainsi que le phénomène de la métamorphose qu'il apparentait si spontanément à la mort. En somme, la fabrication des cercueils lui rendait familière l'idée de la mort. Prenant une part active dans la formation du futur poète et magnétiseur de Weinsberg, Georg Kerner lui donna aussi le goût de la musique. C'est d'un instrument tout particulier, la guimbarde (*Maultrommel*), que Justinus apprit à jouer. On ignore pour quelles raisons il interrompit son apprentissage en menuiserie, et on le retrouve bientôt dans une fabrique de tissus où il s'initie au commerce et à l'industrie textile.

Peu doué en mathématiques, Kerner l'était encore moins en commerce. Le poète en herbe ne pouvait s'adapter à l'ambiance qui régnait dans la fabrique de tissus dans laquelle étaient admis tout aussi bien des aliénés que des jeunes délinquants, en vertu d'accords passés entre la fabrique, l'asile des aliénés et la maison de correction de Ludwigsbourg. Non qu'il eût en aversion les marginaux et les exclus de la société, mais il ne pouvait supporter leur discours plat et malsain. Les propos qu'échangeaient ses camarades, pour la plupart plus âgés que lui, étaient loin de s'accorder avec ses goûts et ses exigences esthétiques ou moraux. Pour se soustraire à la grisaille et à la platitude d'un tel quotidien, il mettait à l'épreuve son inspiration poétique, à l'insu de tous. Son séjour dans la manufacture de tissus dura deux ans, de 1802 à 1804. De la production poétique de cette période, un poème significatif ne doit pas nous échapper. Significatif, il l'est notamment parce qu'il s'intitule "l'aimant". L'image du "fer inquiet" ne va pas sans évoquer tout à la fois le passé et l'avenir. Elle paraît rappeler l'épisode magnétique de l'enfant de neuf ans, de même qu'elle préfigure l'activité du magnétiseur de Weinsberg. Citons donc ce poème en son entier :

> Vois combien le fer/Intensément attiré/Par l'aimant/Qui plane au-dessus de lui est/Ambitieux ! /Il s'étire, /Il s'étend/Il désire être fondu en lui, /Suspendu à lui, /Avec lui [former]/Une seule chose. /Ainsi plane-t-il au-dessus de/Tous les mondes/Un aimant, /Ayant Amour pour nom. /Se soulève alors, /Nostalgique, /Mon âme, [quittant] son enveloppe, /Qu'elle désire briser, /Elle désire être fondue en lui [l'Amour]/Suspendue à lui/Avec lui [former]/Une seule chose.

On ne peut qu'être frappé par le parallélisme, le dualisme et le dynamisme qui animent et structurent la pensée du romantique en herbe. Le phénomène naturel du magnétisme, tant examiné par presque toute la génération des Romantiques, l'inspire également. L'idée de polarité si chère au Romantisme allemand trouve ici une expression saisissante et d'autant plus intéressante qu'elle a pour auteur un jeune poète. Un raisonnement par analogie le conduit, à l'instar d'une très ancienne tradition -dans "aimant" il y a "aimer"- à établir un rapport entre le phénomène du magnétisme minéral et l'Amour, autre phénomène tout à la fois physique et métaphysique. C'est dire qu'il est d'ores et déjà conscient de la multiplicité des plans de réalité. Il éprouve une réelle nostalgie pour la fusion de l'âme du poète dans l'âme universelle : "l'Amour". Le désir d'union *-unio mystica-* tel qu'il s'exprime à travers ces vers de jeunesse, le rapproche des mystiques allemands. Ce n'est point un hasard si l'on retrouve plus tard de telles idées structurant la vision du poète-médecin. La dimension "cosmique" du poème est puisée dans le réel concret : le fer et l'aimant minéral. Sa dimension "onirique" s'enracine dans le souvenir de la cure magnétique, dans l'intimité de la biographie de l'auteur. Sa dimension "poétique" enfin est mise en évidence par le langage le plus jaillissant et le plus concret, n'exigeant point d'effort pour accéder à notre intelligence. Ce poème est composé entre 1802 et 1804 et Kerner a alors moins de dix-huit ans. Il prend donc place, quoique modestement, parmi les plus jeunes poètes de la génération romantique.

**Les années d'études**

La veine romantique du jeune poète souabe ira s'accentuant lors de son séjour universitaire à Tübingen. Mais déjà dans la manufacture de tissus, il n'avait de cesse de méditer sur sa destinée, commandée par la nature et la poésie. L'observation de la nature, qu'il savait conjuguer avec l'inspiration poétique, tenait déjà pour lui lieu de cuirasse contre les agressions du destin. La manufacture, où régnait une ambiance de plus en plus intolérable, prenait les dimensions étroites d'une geôle au sein de laquelle sa veine poétique risquait de se flétrir. D'où le besoin, ressenti douloureusement par le poète pour qui la poésie est "douleur profonde" (*Poesie ist tiefes Schmerzen*), de respirer un air nouveau. C'est notamment grâce à Philipp Conz que Justinus Kerner obtint l'autorisation de sa mère et de son frère Karl pour se rendre à Tübingen. Sa présence dans la manufacture de tissus commençait, au demeurant, à importuner les responsables. Ils hésitaient à lui intimer des ordres. Est-ce par le respect qu'une société doit à ses poètes ? Ou bien parce qu'ils avaient constaté l'inadaptation du jeune apprenti dans un milieu point taillé à sa mesure ? Il aura ainsi passé là deux années de tension entre les exigences de la création poétique et les conditions du milieu ambiant, entre la liberté et la nécessité, entre "l'intérieur" et "l'extérieur".

En quittant Ludwigsbourg pour Tübingen, il n'avait pas d'idée précise sur la nature des études qu'il allait entreprendre. Aussi est-ce bien le hasard qui guida ses pas et mit fin à ses hésitations. Arrivé aux portes de Tübingen, éreinté par le voyage, il prit place sur un banc que seule la lune éclairait. Bercé par le bruissement des peupliers, comme il nous le raconte lui-même, il s'endormit et fit alors un rêve significatif. Aux yeux de l'autobiographe, il s'agit bien d'un "rêve magnétique véritable, rêve prémonitoire qui n'a rien d'une fiction poétique (*Dichtung*) mais qui, en revanche, n'est que vérité ([il] l'a exploité dans [son] roman poétique *les Apatrides*). C'est un rêve qu'[il] a refait pendant plusieurs nuits à l'époque de [ses] années d'études à Tübingen [...]". Rêve assez significatif pour figurer ici selon la manière dont Kerner nous le restitue :

> Je rêvai que j'étais assis au milieu d'une montagne de manuels et de manuscrits dans une petite pièce dont l'unique petite fenêtre donnait sur une clairière. Lassé par mes lectures, je détournai des livres mon regard que je promenai vers la clairière verdoyante. C'est là que je vis marcher un cerf aux pattes de cigogne. Comme porté par le vent, il s'approchait de plus en plus de ma petite fenêtre. A ma grande frayeur, il se posa devant moi dans la petite pièce et m'intima un ordre dans les termes les plus effrontés et les plus narquois qui soient. Parce que j'étais cet étudiant si laborieux, il fallait le ranger dans la typologie de Linné car il était oublié jusqu'ici. Ayant à mes côtés l'effrayant oppresseur, je feuilletai tous mes manuels et manuscrits. Mais je ne pouvais rien trouver d'écrit sur cette créature monstrueuse. Je ne pouvais le désigner par aucun nom. Je me réveillai alors en sueur.

Dire que le thème du rêve occupe une place privilégiée dans l'épistémologie romantique est un lieu commun, surtout depuis l'étude d'Albert Béguin sur l'âme romantique et le rêve. Mais cela ne nous interdit pas d'insister sur le fait que le rêve de Justinus Kerner a lieu par une nuit de l'automne 1804, à un tournant de sa vie. Moment de rupture avec un passé que le poète avait du mal à assumer, sur les vestiges duquel devait se construire un avenir. Ce songe intervient à l'orée d'une vie universitaire. Nous retrouvons ce rêve dans le récit mystérieux et fascinant des *Apatrides*. De même, il occupera l'univers onirique de l'étudiant en médecine. La créature monstrueuse (le cerf aux pattes de cigogne) lui apparaîtra tantôt sous les traits d'un professeur, tantôt sous ceux d'un étudiant laborieux ayant pour mission de l'examiner et de mettre ses connaissances à l'épreuve. Or les études, les systèmes et les théories qu'il aura à engranger sur les bancs de l'université sont-ils de nature à lui procurer les moyens suffisants pour affronter l'examinateur onirique ? En d'autres termes, les études universitaires donnent-elles au poète-médecin la clef pour expliquer l'énigme de son rêve magnétique ? Kerner en a douté toute sa vie. Bien plus, la créature onirique a été pour lui l'image des opinions et systèmes effrayants qui souvent lui ont semblé s'inscrire en dehors du domaine de la nature et auxquels il a dû s'initier à l'université. On comprend que, une fois de plus, sa vie est déterminée par une tension. Tension entre une expérience onirique concrètement vécue, et un système du savoir universitaire qui ne renferme pas dans ses répertoires ce type d'expérience. Si le rêve est naturel, naturelle doit être sa créature. Telle semble être la conviction de Justinus Kerner dont la destinée, plutôt que la carrière, fournira plus d'une occasion d'accentuer cette tension, et de situer le poète-médecin à l'opposé de ce qu'il appelle les "systèmes d'école" (*Schulsysteme*).

Détail significatif, l'expérience onirique de Justinus eut lieu non loin d'un hôpital. De l'une des fenêtres de celui-ci sortit, en réalité, un papier chassé par le vent, pour venir se poser auprès du rêveur. Il s'agit d'une ordonnance signée par le docteur Uhland, l'oncle du poète souabe Ludwig Uhland (1787-1862). Notons que si Kerner était prédisposé à emprunter la voie des sciences de la nature, il ignorait cependant jusque-là qu'il allait étudier la médecine. Au sortir de son rêve, il s'empara du papier et, tel un visionnaire, l'interpréta comme un signe préfigurant sa carrière future. Il s'entendit se faire cette recommandation : "Il faut que tu deviennes médecin !" Mais l'étudiant en médecine allait-il consentir à renoncer à la poésie pour concentrer ses efforts sur l'acquisition de l'art de guérir, lui qui était conscient que la poésie était un moyen d'équilibration des tensions ? Nullement. Son séjour à Tübingen est aussi bien marqué par l'étude de la médecine que par une activité littéraire intense. Parmi les nombreuses amitiés qu'il y noue, on retrouve surtout des poètes comme Ludwig Uhland, Heinrich Köstlin (1787-1859), Karl Mayer (1786-1870) avec qui il forme le cercle des poètes souabes. En eux, l'histoire littéraire reconnaît les représentants de l'école romantique souabe. A l'instigation de Justinus Kerner, ils publient le manifeste souabe de tendance romantique : *La Feuille du dimanche pour gens cultivés* (*Sonntagsblatt für gebildete Stände*,1807). Organe d'expression des jeunes poètes souabes, *La Feuille du dimanche pour gens cultivés* s'annonce comme une réaction contre l'esprit de l'*Aufklärung* qui imprègne *La Feuille du matin pour gens cultivés* publiée par Cotta (1764-1832) à partir de 1807. S'il est vrai que Novalis est le poète le plus inspiré et le plus significatif du courant romantique, c'est avant tout Kerner qui l'a fait découvrir à Uhland. Kerner, ainsi que le fait remarquer Otto Borst, est de tous les Romantiques souabes celui qui s'apparente le plus à Novalis, qu'il avait appris à comprendre et dont il suivit la voie. "Si on prend, écrit Borst, comme critère du Romantisme la philosophie de la vie du premier romantisme d'Iéna, l'idée de l'unité infinie, la 'philosophie cyclique', la nostalgie de l'infini qui s'exprime dans la poésie englobant toutes les dimensions de la vie, Kerner fut certainement le seul Romantique parmi les Wurttembergeois". Sans doute est-il celui qui apporta au cercle des poètes souabes -auquel Varnhagen von Ense (1785-1858) vint se joindre en 1808- le document le plus original de sa vie : son expérience magnétique et son interrogation sur les aspects cachés de la nature. Selon Hartmut Fröschle, Tübingen vit à l'heure romantique dès 1804, c'est-à-dire l'année même où Kerner y fait son apparition. C'est sans doute en pensant à lui que Varnhagen von Ense écrit dans ses *Souvenirs* :

> Ce Wurttemberg est bien la partie des fantômes, des mystères de la vie psychique et du monde onirique. L'imagination des souabes a pour ces choses une réceptivité extraordinaire, leurs nerfs sont particulièrement formés en ce sens. Le pays regorge de légendes prophétiques, miracles et merveilles de ce genre.

Et l'auteur de ces lignes, qui a fréquenté Kerner à Tübingen, d'ajouter :

> Kerner est alors la véritable expression de son pays et de son peuple, s'élevant cependant des régions inférieures à une région supérieure où la compréhension scientifique et l'imagination poétique se mêlent aux croyances populaires .

Science, poésie et mythe -celui-ci devant être entendu ici comme l'expression de l'inconscient collectif-, n'est-ce pas à cette synthèse qu'aspire toute sensibilité romantique ? A cela Varnhagen, évoquant Kerner, fait allusion. Cette saisie globale du réel et de toutes ses dimensions, fussent-elles cachées et se dissimulant volontiers au regard de l'observateur, Kerner l'a poursuivie toute sa vie. Rappelons qu'elle réclame la mise en oeuvre d'une démarche attentive fondée sur l'observation et l'expérimentation. A cette démarche, Kerner s'est plié, on l'a vu, dès sa tendre enfance. Mais il s'y plie aussi à l'occasion de ses recherches sur l'organe de l'ouïe, qui constituent l'objet de sa thèse de médecine. En dehors de ses travaux menés à l'Université et à l'hôpital de Tübingen où il a eu à rencontrer le génie et la folie de Friedrich Hölderlin (1770-1843), Kerner a également observé les fonctions de l'organe de l'ouïe chez les animaux les plus variés qu'il hébergeait dans sa chambre d'étudiant. Voici un témoignage de celui qui vivait dans la même maison que lui, et qui n'est autre que Varnhagen :

> Pour sa thèse, il a choisi de faire des observations sur l'organe de l'ouïe. Ainsi, il entreprit des expériences tout originales sur les animaux. Dans sa chambre, il vivait en toute sympathie avec des chiens, chats, poules, oies, chouettes, écureuils, grenouilles, lézards, souris et que sais-je encore comme animaux. Son seul souci consistait à veiller à ce que porte et fenêtre fussent tenues fermées afin que ses hôtes ne s'évadassent [...].

Au-delà de ses travaux sur l'organe de l'ouïe, qui s'inscrivent dans le cadre de sa formation médicale, notamment la physiologie et l'anatomie, Kerner vouait aussi un grand intérêt aux travaux de Ritter sur le galvanisme ou l'électricité animale et à tous les phénomènes mystérieux du magnétisme. Selon Varnhagen von Ense, Kerner lui-même "a quelque chose de magnétique qui l'accompagne aussi dans ses cocasseries et dans son rire [...]". De même, le regard de Kerner "avait quelque chose de spirituel et de pieux" ainsi que nous l'indique encore Varnhagen, en portraitiste minutieux. Regard de feu s'il en est et qui lui permettra, nous le verrons, d'accéder à un monde qui ne retire son voile qu'en face du regard visionnaire. Regard de feu nullement incompatible avec l'observation rigoureuse des phénomènes, et dont il se propose de déchiffrer le sens. Une telle attitude d'esprit autorise le poète et le médecin à s'informer mutuellement. Dans un monde où l'esprit de l'*Aufklärung* semble redresser la tête, pareil projet ne peut être vécu sans tensions, sans heurts, sans états dépressifs. Dès lors, pour satisfaire le poète en lui, le médecin ne peut mieux faire que d'investir un domaine de recherches dans lequel le poète se sente chez lui : celui de la face nocturne de la nature. Le médecin sera amené à constater d'abord, pour se convaincre ensuite de la réalité invisible pressentie par le poète. On a vu combien, enfant déjà, Kerner est fasciné par un des aspects de cette face nocturne : la métamorphose des papillons. A l'âge adulte, il constatera d'expérience l'existence en l'homme d'une vie intérieure, ce qui le conduira à la croyance en l'immortalité et en la survie individuelle après la mort, de même qu'en un monde d'esprits et dans la sympathie des choses :

> Je ne suis parvenu à la croyance religieuse que j'ai à travers aucun livre, aucune école, aucune secte, aucune église, mais seulement grâce à l'exploration précise et à l'observation de la nature, en particulier dans le domaine de la face nocturne de celle-ci. Elle me procura la croyance, la ferme conviction que j'ai en la vie intérieure de l'homme, dans l'immortalité et dans la survie indivi-duelle après la mort, dans un monde d'esprits et dans une sympathie des choses.

Ce qu'il affirme ici sous forme de profession de foi, l'explorateur du monde des lépidoptères et de leur métamorphose le pressentait déjà, si l'on en croit l'autobiographe, auteur du *Livre d'images*. S'il ne l'a pas affirmé plus tôt qu'en 1848, c'est sans doute parce que, d'une part, il ne disposait pas de faits d'expérience suffisants pour le proclamer ; ce n'est qu'avec la voyante de Prevorst qu'il constatera expérimentalement les phénomènes de la vie intérieure. D'autre part, il éprouvait une telle aversion pour les systèmes clos qu'il entendait bien ne pas s'enfermer lui-même dans ce qui aurait pu constituer son propre système. Il lui revient le mérite d'avoir placé au-dessus de tout la lumière des faits et de l'expérience, mettant pour ainsi dire entre parenthèses tout enseignement théorique, y compris celui dont il s'était imprégné à Tübingen.

C'est en adoptant une telle démarche que le poète-médecin se propose d'interroger la nature et, en particulier, les aspects nocturnes de celle-ci. Epier les opérations inconscientes de la nature et ses dimensions cachées doit, pour le romantique souabe, dévoiler une lumière incandescente, semblable à une étoile qui scintille dans le tissu de la nuit. Ayons garde de ne pas confondre cette lumière avec la lumière diurne, celle-ci n'étant, au meilleur des cas, qu'un pâle reflet de celle-là. Car, comme l'écrit Novalis en une formule célèbre, "tout fonds visible repose sur un fonds invisible". C'est donc cette lumière invisible qui ne se manifeste qu'en des instants privilégiés, qu'en des "moments cosmiques" pour reprendre une expression chère à G. H. Schubert, que les Romantiques, faisant le guet, désirent capter. De même que la nuit cosmique est enceinte du jour, la nuit romantique est, elle aussi, enceinte de lumière, mystérieuse celle-là. Justinus Kerner n'échappe pas à cette règle. Comme la plupart des Romantiques, il a célébré le thème de la lumière mystérieuse notamment dans le conte intitulé *Boucles d'or* (*Goldener*), incorporé en guise de prélude au récit des *Apatrides* (1816). Parce qu'il occupe une place significative dans l'ensemble de l'oeuvre esthétique du poète-médecin, parce qu'il s'inscrit dans la tradition du conte comme genre littéraire et parce que ses motifs expriment la vision du monde de l'auteur, ce conte de la lumière mérite ici de retenir notre attention.

## Le Märchen de J. Kerner : un conte mesmérien

On sait à quel point les auteurs romantiques étaient fascinés par l'époque médiévale. On sait aussi l'estime dans laquelle ils tenaient les traditions populaires et leurs modes d'expression : la chanson populaire, le conte. Ni Goethe, ni Novalis, ni E.T.A. Hoffmann, ni Jean-Paul, ni Achim von Arnim, ni Kerner n'échappent à cette fascination là. Uhland déplore, dans sa lettre du 24 août 1811 à Kerner, qu'on ne composât pas assez de contes, dépôt authentique et vivant de l'âme populaire. Uhland va jusqu'à comparer le conte à une force vitale, terme alors si répandu. Pour lui, l'ami Kerner est tout désigné pour composer des contes. Kerner ne tarde pas à faire connaître sa réponse. Sur un ton anecdotique qui lui est habituel, le poète-médecin déclare disposer de matériaux suffisants, propres à se constituer en conte. Dans la réponse de Kerner, on peut déjà reconnaître des personnages du conte en état de projet comme celui de l'oiseleur, mais aussi des motifs comme celui de la fleur et celui de la couronne. Le conte est composé avec une rapidité telle que le manuscrit est envoyé aussitôt à Uhland. Intitulé *Boucle d'or*, il est placé en tête des *Apatrides* comme en guise de prélude. Une lecture possible du conte kernérien nous permettra sans doute d'accéder à une meilleure connaissance de l'auteur et de son oeuvre. Avant de nous introduire dans les réseaux multiples et possibles du "conte de la lumière", ainsi que le nomme Kerner lui-même, tentons de le résumer.

Fils d'une famille de pasteur, Goldener ou Boucle d'or est le plus jeune et le plus vaillant de ses frères et soeurs. Nommé Goldener à cause de ses cheveux blonds, il se perd un soir en même temps que ses autres frères et soeurs dans la forêt. A la tombée du jour, ils se cherchent sans plus se retrouver. Au milieu de la nuit apparaît à Goldener une forme féminine éblouissante de lumière, assise sur un roc tout enrobé de mousse. Au clair de lune, l'apparition est occupée à tricoter en manipulant des aiguilles de cristal. Elle incline la tête en direction de Goldener tout en fredonnant des mots énigmatiques : "Le pinson blanc, la rose d'or, la couronne du roi au fond de la mer". Le fil qu'elle s'attachait à tresser se rompt subitement au moment où, telle une lumière, elle s'éteint elle-même. Saisi de frayeur, Goldener erre nuit et jour au milieu de la forêt, incapable de retrouver ses frères et soeurs, ni le moindre repère le conduisant hors de la forêt. Après maints efforts il se retrouve dans une clairière où un filet est tendu par un chasseur. Involontairement, Goldener s'y précipite, le chasseur s'empresse de le recueillir. Engagé comme serviteur à son service, Goldener doit être mis à l'épreuve de la chasse. Il réussit à capturer un pinson blanc comme neige. Mais le chasseur n'apprécie guère ce butin qu'il reproche à Goldener d'avoir capturé. "File avec ce pinson blanc ! lui dit-il. Tu as partie liée avec le mal !" En colère, le chasseur piétine l'oiseau rare tout en proférant imprécations et malédictions que Goldener ne pouvait comprendre. Révoqué, Goldener se retrouve en train d'errer dans la forêt. Trois jours plus tard, le voici aux prises avec un jardinier et mis à l'épreuve du jardinage. Chargé de cueillir une tige de rosier sauvage il en ramène une fort rare, garnie des plus belles roses de couleur dorée : elles ne sauraient être comparées qu'à l'oeuvre de l'orfèvre le plus habile au monde, destinée à orner le portrait d'un roi. Incarnation du Mal aux yeux du jardinier, les roses sont piétinées avec violence non sans imprécations et malédictions. Une fois de plus, Goldener est révoqué. Au terme de quelques jours de pérégrinations au milieu de la forêt, il doit obtenir récompense pour ses épreuves antérieures. L'énigme du conte, c'est-à-dire le destin de Goldener, s'éclaircit heureusement. Le héros se retrouve à la lisière de la forêt, au bord d'un lac. C'est là que des pêcheurs le prennent en charge, sans toutefois renoncer à le mettre à l'épreuve de la pêche. Il prend dans ses filets une couronne d'or. N'étant pas aussi sévères que les hommes de la terre, les "hommes de la mer" ne dissimulent pas leur admiration et évaluent à sa juste valeur la prise de Goldener. Au milieu de la jubilation générale qu'ils transmettent aux hommes de la terre, Goldener est intronisé comme le roi nouveau. Figure de proue, coiffé de la couronne d'or qu'il a lui-même conquise au bout de la troisième épreuve, il regarde sereinement s'éteindre le soleil dans les eaux du lac.

Placé pour ainsi dire en exergue du récit des *Apatrides*, un des plus beaux fleurons de la littérature romantique, ce conte est rapporté par Sililie, un des héros du récit kernérien. Récit incorporant un autre récit, en l'occurrence le conte, les *Apatrides* est un exemple de récit-cadre (*Rahmenerzählung*). Sililie appelle le conte de *Goldener* "conte de la lumière" car, dit-elle, il suscite toujours en elle les rêves les plus clairs.

C'est encore Sililie, la narratrice du conte, qui nous renseigne sur le temps de celui-ci : "Il y a bien deux mille ans ou même plus [...]". Cela nous autorise à faire remonter le temps du récit aux temps mythiques, exemplaires, de l'aube de l'humanité. Temps des origines, du commencement de la lumière qui surgit des ténèbres, ils sont incarnés dans le conte kernérien par la fileuse aux aiguilles de cristal. Cette forme féminine symbolise la lumière qui surgit des ténèbres de la nuit pour informer le héros du conte. Messagère lumineuse d'un monde invisible, elle s'exprime dans une langue hiéroglyphique, aussi sibylline que poétique ; on croit reconnaître en elle l'exemple type du symbole au sens ricoeurien du terme. Elle tisse de ses mains la trajectoire cosmique ou si l'on préfère la destinée de celui qu'elle éblouit au court instant d'une vision. Elle s'exprime dans le langage poétique le plus étincelant. La tridimension ricoeurienne du symbole apparaît ici. Des commentateurs, comme Heinz Büttiker, voient non sans raison en cette forme féminine et lumineuse jaillissant des ténèbres la figure de la mère-nature (*Mutternatur*), ou de l'*alma mater* si souvent chantée par le poète Kerner. Selon Büttiker, la femme lunaire (*Mondfrau*) n'est aucunement un motif esthétique dû au hasard. Elle apparaît, semblablement à la Nature, comme un principe naturel, une divinité maternelle chtonienne. Mais, comme le souligne Wolfgang Kretschmer, pour mieux appréhender l'effort kernérien de synthèse romantique il ne faut pas voir en la lumière uniquement le symbole de la mère nourricière et terrestre, il faut la regarder également comme mère sophianique. Car les deux figures de "mère-terre" et de "mère-sophia" sont également présentes dans l'oeuvre lyrique de Justinus Kerner. Seule la synthèse des deux figures maternelles, ainsi que l'écrit Kretschmer, constitue le champ conflictuel qui engendre la création esthétique. Les deux figures maternelles représentent pour Kerner l'essence du monde et sa substance, le monde étant entendu aussi bien comme structure que comme expérience. Elles englobent la totalité, c'est-à-dire tous les règnes du monde naturel, le monde astral et l'homme. Au-delà des deux mères, il y a le Dieu personnel qui leur a insufflé l'inexorable loi de la nature en même temps que l'impulsion de l'amour. Kretschmer va jusqu'à parler de "panthéisme monothéiste" qui, pour paradoxal qu'il soit, accorde cependant une grande importance en même temps que la primauté au cosmos par rapport à la personne humaine. La contradiction qui s'y trouve inscrite, Kerner la dépasse grâce à sa "naïveté" de poète, ou bien il sombre dans la dépression.

Si donc la "femme lunaire" incarne la lumière et la double mère, terrestre et sophianique, Goldener, lui, véritable héros du conte, personnifie la quête de l'homme épris de lumière. De naissance déjà, ses cheveux couleur or semblent le prédestiner à avoir partie liée avec la lumière et ses mystères, avec le mythe de la lumière. Perdu dans la densité de la forêt en pleine nuit, le héros du conte kernérien est livré à une véritable initiation. Initiation à la lumière de la vie, elle préside à la destinée de Goldener qui éprouve pour ainsi dire une seconde naissance. C'est à la suite de sa vision de la lumière mystérieuse incarnée par la "femme lunaire" que commence la vie du héros. Son entrée dans la vie sociale est symbolisée par sa rencontre avec le chasseur et le jardinier. Entrée placée sous le signe de l'échec, car comme le suggère Heino Gehrts, la lumière nocturne ne lui sert pas de guide réel dans son parcours initiatique. Goldener est livré à lui-même, contrairement à tous les héros des contes, ce qui laisse supposer que cette lumière est duelle : elle est dévoilement mais aussi occultation, commencement et fin, annonciatrice de la vie mais aussi de son couronnement, la mort. Celle-ci est symbolisée par le déclin du soleil allant trouver son repos sur le lit du lac, au moment même où Goldener jette un regard extasié et contemplatif sur ce tableau fascinant.

C'est à ce moment aussi que s'achève le conte kernérien, qui s'enchaîne sur le récit des *Apatrides*. Initialement, celui-ci devait avoir pour titre *Le voyageur de l'aurore*. Ecoutant avec ferveur le conte de *Goldener* que sa soeur Sililie vient de lui narrer, Serpentin voit pour la première fois en rêve le lever du soleil. "Plus la nuit devenait parfaite autour de lui, plus claires les images du conte défilaient devant lui". En exil, ne sachant ni d'où ils viennent ni où ils vont, Serpentin et Sililie sont consumés par la nostalgie de la patrie, de la *Heimat*, de la lumière suprême et mystérieuse, telle que celle du conte "Goldener" que Sililie appelle du reste "conte de la lumière". Pour lui avoir fait le récit du "conte de la lumière", Serpentin voit souvent sa soeur en rêve, telle une auréole planant au-dessus de sa tête. Ils sont tous deux unis par un lien de fraternité d'autant plus solide qu'ils arrivent à communiquer à distance. Qui mieux est, Sililie est douée de facultés paranormales et pratique la cristallomancie. Tous deux ont une quête commune : la recherche de leur origine qui, en même temps, doit correspondre à leur accomplissement et à leur consécration. Dès qu'ils se retrouvent parmi leurs parents, Serpentin et Sililie succombent à la mort. Cela explique pourquoi Goldener, ainsi que le suggère Heino Gehrts, contemple, une fois couronné, le soleil s'éteignant dans les eaux du lac.

Le lien de fraternité et de sympathie réciproque qui unit hors de toute barrière spatio-temporelle les "apatrides" Sililie et Serpentin, est renforcé quand ils rencontrent Maître Lambert, modèle-type du médecin romantique et, de surcroît, pratiquant le magnétisme. Médecin célèbre et fort apprécié de son environnement, Maître Lambert -qui évoque peut-être Eberhardt Gmelin- opère des cures étonnantes grâce à son magnétisme, au rapport de vivante sympathie qu'il entretient avec la nature, mais aussi grâce aux enseignements qu'il sait puiser dans les arcanes des manuscrits les plus anciens. L'auteur du "conte de la lumière" le veut débarrassé de toute "poussière d'école". L'innocence et l'Amour ont déposé en Maître Lambert leurs empreintes indélébiles. Libéré des influences désorganisantes et asservissantes de la vie sociale, le médecin Lambert s'abandonne à la nature qui en retour lui devient familière. On croirait y reconnaître le Mesmer des "noces magnétiques". N'ayant pas la moindre prétention à maîtriser la nature et à l'enchaîner dans des lois, Maître Lambert est doué d'une sensibilité subtile aux mouvements de la nature, notamment grâce à son double trait de caractère : l'innocence et l'Amour. C'est ainsi que l'auteur du "conte de la lumière" a pu faire un poème de cette recommandation qu'un médecin, même de nos jours, ne saurait mépriser. "Homme, ne te mets pas au-dessus de la Nature ! Tu ne peux rien être d'autre que son humble fils". Lumière, nature, maternité, mort, sympathie de l'homme et de la nature, tels sont les motifs qui structurent le récit des *Apatrides* comportant en guise de préface le "conte de la lumière". Ces motifs, nous les rencontrons souvent dans l'oeuvre du magnétiseur de Weinsberg. Tel Goldener, dont la quête initiatique n'est pas sans analogie avec celle du poète-médecin romantique, Kerner le magnétiseur aura pour guide, dans son interrogation permanente sur la lumière nocturne et invisible à l'oeil de chair, c'est-à-dire sur la face nocturne de la nature humaine, des somnambules qui, elles aussi, ne sont pas sans présenter quelque similitude avec la "femme lunaire" du conte. Avant d'investir le domaine de la face nocturne de la nature humaine à travers l'expérimentation du somnambulisme, Kerner esquisse d'abord son programme de recherche à travers le conte de Goldener. Selon Novalis, l'apôtre génial du Romantisme, le conte est le "canon de la poésie" et le propre du conte, écrit-il dans un autre fragment, est sa conformité à la Nature. Celui qui a fait connaître à son ami Uhland le théoricien de l'"idéalisme magique", Novalis, aura écrit son conte qui, en profondeur, n'a rien à envier au *Märchen* d'un Goethe par exemple. De plus, le conte de Kerner se plie à la loi du genre, telle qu'elle est établie par Novalis. Kerner écrit à propos des *Apatrides* et donc du "conte de la lumière" : "Chaque trait dans cette poésie (*Dichtung*) *Le voyageur de l'aurore* (*Der Wanderer z[um] M[orgen] R[ot]*) est fondé dans la nature et est puisé en elle [...]". Bien plus, en spécialiste incontesté de la typologie du conte, Heino Gehrts voit avec raison que les motifs du "conte de la lumière" rejaillissent dans l'ensemble de l'oeuvre du magnétiseur de Weinsberg, jusqu'en 1836. La renaissance du conte s'inscrit selon Gehrts dans le domaine du magnétisme animal. Il suggère d'appeler "ère kernérienne" la période qui s'étale de 1811 à 1836.

Il est particulièrement intéressant de constater que la Nature qui sous-tend le conte est celle-là même qui servira de programme de recherche au magnétiseur dès 1824. Bien plus, des thèmes spécifiquement magnétiques comme par exemple la sympathie de l'homme et de la nature ou les phénomènes paranormaux sont incorporés et habilement exploités dans les *Apatrides*. Cette thématique s'enracinant dans la vie magnétique de l'auteur du "conte de la lumière", exigera plus tard d'être exposée sous l'éclairage de l'expérimentation, notamment à Weinsberg. Avec beaucoup d'insistance, elle hante l'esprit de Justinus Kerner à telle enseigne qu'elle structure sa vision du monde dès 1812. C'est dans sa fameuse lettre à Uhland, c'est-à-dire à la faveur d'un écrit intime, que Kerner expose sa vision romantique du monde.

### La lettre à Uhland du 26 novembre 1812

Résolument allergique aux "systèmes", ce n'est pas dans un écrit aux prétentions philosophiques, ni dans un traité dûment publié, que Kerner nous livre les secrets de sa pensée. C'est bien plutôt dans l'intimité de la correspondance, qu'il nous aide à mieux cerner les chiffres de cette pensée. A cet égard, sa lettre du 26 novembre 1813 à son ami Uhland est un document de grande importance. En rapport immédiat avec le récit des *Apatrides*, Kerner n'autorise son fils Théobald à la publier, en même temps que l'ensemble de sa correspondance, que trente ans après sa mort. Testament spirituel et document précieux pour quiconque s'intéresse à l'évolution du Romantisme en général et à Justinus Kerner en particulier, la lettre que nous nous proposons d'étudier contient des indications essentielles, et nécessaires pour la compréhension des thèmes esquissés dans les *Apatrides* en même temps que de la vision du monde de leur auteur. En effet, nous apprenons à la lecture de cette lettre que le récit des *Apatrides* devait avoir pour titre *Le voyageur de l'aurore*.

Existe-t-il une première version qui ne nous serait pas parvenue? La question mérite d'être posée sans que, cependant, nous soyons en mesure d'y répondre avec certitude. Selon Büttiker, cette version aurait existé et aurait renfermé de nombreux "motifs mesmériens" qui, par la suite, auraient été supprimés par l'auteur du "conte de la lumière" conformément aux voeux et aux conseils de ses amis. Ceux-ci n'auraient pas apprécié la "philosophie de décomposition " (*Zerrüttungsphilosophie*) qui aurait sous-tendu la première version. En effet, dans sa lettre du 21 novembre 1812, Uhland ressent douloureusement certaines expériences magnétiques et pose cette question : "N'y a-t-il que telles prophéties inconscientes, pressentiments morbides, délabrements inutiles à gagner du commerce intime avec la Nature dont il est dit bien de belles choses au début ?" Voilà qui laisse supposer qu'une première version des *Apatrides* a vraisemblablement existé et que Kerner a renoncé à la technique de la crise mesmérienne pour ne s'en tenir qu'aux aspects du somnambulisme qui lui tiennent à coeur. Il entreprend de justifier son projet de médecin mesmérien romantique si attaché aux aspects de la face nocturne de la nature humaine et plaide en faveur de la thématique de son récit. Il fait remarquer que *Le voyageur de l'aurore*, c'est-à-dire les *Apatrides*, aurait mieux fait l'objet d'un traité philosophique. Traité de philosophie de la Nature dirions-nous, tant il est conforme à la Nature et puisé dans ses arcanes. Bien plus que de philosophie, c'est plutôt, dans le cas de Kerner qui nous occupe ici, de mystique qu'il s'agit. Car la quête kernérienne de la Nature, qui est une quête de lumière, comme origine et comme fin, comme naissance et comme mort tout à la fois, est avant tout conditionnée par sa propre expérience magnétique.

Au travers du récit des *Apatrides* et du "conte de la lumière", c'est précisément l'auteur qui est ce "voyageur de l'aurore", en quête de la lumière absolue et archétypale qui jaillit des profondeurs des ténèbres. La lumière du conte kernérien n'est pas la lumière du jour visible à l'oeil charnel, elle est plutôt la lumière invisible que seul l'oeil de "feu", c'est-à-dire de l'âme, peut percevoir. Kerner est persuadé depuis son expérience magnétique qu'existe en l'homme une vie intérieure qui appréhende le monde grâce à un organe de vision intérieure, autrement que ne l'appréhende l'oeil de chair. Et la lumière qu'il recherche, d'abord au travers de l'oeuvre poétique et ensuite au moyen d'une démarche scientifique fondée sur l'expérimentation et l'observation du somnambulisme, est d'une nature commune à celle de l'organe de vision intérieure, à l'âme. Nous sommes donc en droit, dès lors qu'il y a communauté de nature entre la vision et la visée, de parler de mystique de la lumière. La mystique kernérienne de la lumière a fasciné Uhland. Mais ce qui l'a "affligé" c'est bien entendu tout le reste, c'est-à-dire ce que Büttiker appelle la "philosophie de décomposition" : "prophéties inconscientes, pressentiments morbides, délabrements inutiles". A ce domaine qui ne correspond pas au goût de son ami Uhland, Kerner est particulièrement attaché. Si intimement vécu, le domaine de la face nocturne de la nature bénéficie du chaleureux plaidoyer du médecin pour qui la mystique de la lumière ne doit pas faire écran à la mystique de la décomposition. "L'affaire, plaide Kerner, est trop conforme à la Nature et puisée dans ses mystères pour qu'elle ne soit pas, en tant que création esthétique (*Dichtung*), poésie, récit romantique, ressentie douloureusement. Je ne puis exiger de chaque lecteur, peut-être d'aucun, d'adhérer à mes idées sur la maladie [...], la mort etc. [...]"

C'est la raison pour laquelle Kerner avoue lui-même être peu satisfait de son oeuvre en tant que production poétique. Il précise qu'elle aurait mieux fait l'objet d'un traité philosophique. En effet, considérée dans la perspective de la philosophie de la Nature, la mystique de la lumière et la mystique de la décomposition doivent être rendues intelligibles suivant le schéma du dualisme et de la polarité comme fondement de l'être. A cet égard, Kerner semble faire écho à Schelling quand celui-ci écrit : "Sans opposition, pas de vie". En tant que formes et expressions de l'absolu, la lumière et la décomposition ne sont pas sans évoquer d'une certaine manière la théosophie de Jacob Böhme, remise en honneur par les *Naturphilosophen* et que Kerner semble connaître.

Figurant l'absolu, précisément un de ses deux pôles, la décomposition, c'est-à-dire la mort, est vécue par Kerner, plus que par toute autre figure romantique, d'un point de vue concret. En juillet 1811, la mère du poète-médecin est à l'article de la mort. Au début du mois d'août de la même année disparaît Pregitzer, un des amis les plus chers de Kerner. En avril 1812, année de la composition du récit des *Apatrides,* son frère Georg, médecin à Hambourg, s'éteint. Une série d'événements tragiques vient ouvrir dans l'âme si sensible du poète bien des brèches que l'activité du médecin ne saurait colmater. Kerner se familiarise avec l'idée de la mort, avec laquelle il passe un contrat non pas juridique, mais affectif et spirituel. D'où la nostalgie du correspondant de Ludwig Uhland pour la mort :

> En tant que médecin, mon coeur souffre de plus en plus de manière indescriptible aussi longtemps que je le serai [...] O Uhland ! Pour l'amour de Dieu ! Si nous pouvions être tous déjà morts !!!

Cette nostalgie de la mort -et le terme de nostalgie n'est pas un vain mot pour un poète romantique comme Kerner- revêt un caractère concret qui s'exprime d'abord dans l'oeuvre d'art avant d'être appréhendée de manière conceptuelle. Voici comment Kerner définit la mort :

J'appelle mort l'union la plus intime à l'esprit de la nature. La maladie est une aspiration à cette union. La mort est la plus haute splendeur à laquelle l'homme peut aboutir dans la vie. Sommeil magnétique, épilepsie (ou l'abominable manie, si tu veux ainsi la nommer), catalepsie, envoûtement, délire (pythie sur le trépied), sensibilité aux métaux (sidérisme), ensuite l'ablation d'organes et de certaines parties du corps, cicatrices anciennes permettant de prédire les changements atmosphériques, autant de situations grâce auxquelles les hommes se rapprochent et se familiarisent avec l'esprit de la Nature, avec la vie générale, la vie des esprits et des astres. Le sommeil magnétique est semblable à la mort ; c'est une sortie provisoire de l'esprit hors du corps ; c'est une approche du monde des esprits ou de la Nature, qu'on l'appelle comme on veut.

De cette nostalgie de la mort qui, au fond, est une nostalgie éprouvée par le poète pour les êtres chers disparus, naît une "mystique de la mort", exprimée dans le passage que nous venons de citer, par le concept d'"union". Union participative à la situation des êtres chers disparus. Cette situation est idéalisée par le poète-médecin qui se souvient de la métamorphose des lépidoptères observée dès l'enfance. Il faut se remémorer ici que Kerner encore enfant, a composé un poème sur la mort d'un enfant et a construit des cercueils. Autant dire que le mystère de la mort a toujours fasciné et interpelé le poète et l'explorateur de la nature. C'est à travers cette double perspective qu'il en propose la définition. La mystique kernérienne de la mort est inséparable d'une mystique de la nature et de ses aspects invisibles et nocturnes. Pas moins que la nuit de la nature, que la nuit cosmique, la nuit de la mort n'est enceinte de la lumière. Moment cosmique par excellence, pour reprendre ici une expression chère à G. H. Schubert, la mort tout comme la nuit, est non pas seulement processus de dégradation, de décomposition, mais elle est surtout, pour Kerner, accès à la lumière. Couronnement de la vie, la mort est une fusion de l'âme individuelle dans l'âme collective, dans l'âme du monde, dans la vie cosmique. Ce que Kerner appelle la "vie générale" n'est autre chose que l'"âme du monde" remise en honneur à l'époque romantique par Schelling. Il s'agit de la fiancée sophianique et célestielle, illuminante parce qu'elle n'est elle-même que lumière. Le resplendissement suprême de l'homme est conditionné par l'union et la fusion en elle en même temps que par la mort.

Telle conception de la mort selon Kerner fait écho à l'une des idées-maîtresses de G. H. Schubert développée dans ses *Aspects de la face nocturne des sciences de la nature* (1808), suivant laquelle une existence future et supérieure est contenue en germe dans l'existence actuelle. Elle rappelle aussi cette intuition du père de l'"idéalisme magique", pour qui la mort est le but suprême de la vie. Elle se rapproche également de la conception schellingienne de la mort développée notamment dans *Clara*. Le chef de file de l'école romantique ne fait-il pas exprimer à Clara la nostalgie de la mort ? Cette conception de la mort, si proche de la doctrine chrétienne de l'immortalité de l'âme, est solidaire d'une anthropologie à trois termes : esprit, âme, corps. Selon Kerner, la mort est une "sortie de l'esprit" hors du corps, celui-ci étant regardé comme simple bastion (*Bollwerk*) et comme garnison de l'esprit. Remarquons que pour l'instant il ne prête pas attention à l'âme. La mort est donc pour Kerner une étape de la vie de l'esprit qui, quittant son enveloppe, va s'agréger à l'esprit de la nature, au monde des esprits. Dans la mort, qu'on pourrait regarder comme la nuit absolue de la vie, la fonction de veilleur et de garnison, celle du corps, est définitivement suspendue. Circonstance qui n'est pas sans analogie avec certains états pathologiques, énumérés par l'auteur de la lettre à Uhland. Maladies nerveuses et maladies psychiques sont déterminées par rapport à la mystique de la mort, inséparable de la mystique de la lumière. D'où l'hypothèse kernérienne qui l'occupera désormais toute sa vie et selon laquelle l'esprit quitte momentanément sa garnison pour se mettre en rapport dès ce monde avec la "vie générale" de la nature, avec la vie de l'esprit, avec un monde naturel d'esprits. La maladie nerveuse et la maladie psychique qui sont, en vertu de la loi d'analogie si chère aux Romantiques, en petit ce que la mort est en grand, sont définies par Kerner comme un autre mode d'être dans le monde, comme une initiation à la vie spirituelle de la nature. Novalis ne conçoit pas la maladie autrement quand il écrit :

> Les maladies, en particulier les maladies de longue durée, sont les années d'apprentissage de l'art de vivre, de l'école de l'être intérieur [...]. Chaque tourment de la nature, chaque souffrance est un rappel d'une patrie plus haute, le souvenir d'une nature plus noble et d'une parenté plus proche.

Cette définition de la maladie s'applique à Justinus Kerner qui, dès l'âge de neuf ans, fait l'expérience de la maladie nerveuse. Celle-ci, rappelons-le, n'a cédé que devant la thérapie magnétique opérée par le magnétiseur Gmelin. Véritable initiation et "années d'apprentissage", la maladie de Kerner eut pour conséquence l'éclosion en lui d'une vie intérieure. L'auteur de la lettre à Uhland précise les pouvoirs et les connaissances de l'homme doté d'une vie intérieure qui n'est autre chose que le commerce le plus intime avec la nature :

> sensibilité aux métaux et aux eaux profondes, vision dans le futur, vision des esprits etc., bref tout ce qui fait écran à l'esprit à travers la garnison du corps, massive, limitée et n'existant que pour soi, comme par exemple l'état de santé

ainsi que l'état qui constitue la norme de la vie terrestre et qui est en conformité avec elle.

Kerner fait l'éloge de la mort et de la maladie, non pas pour elles-mêmes, mais pour ce qu'elles promettent comme vie supérieure de l'esprit, comme initiation au véritable art de vivre. En revendiquant les droits de l'esprit à une vie naturelle en même temps que les droits de la nature à une vie spirituelle, Kerner prend le corps pour cible privilégiée. Mais ce corps à abattre et dont la décomposition est appelée de ses voeux par l'auteur de la lettre à Uhland n'est pas synonyme de la négation totale et absolue du corps. Le corps auquel Kerner s'en prend est un corps ravalé au rang de geôlier réduisant l'esprit au silence et l'enfermant dans la cécité des catégories et de la pesanteur. Ce que Kerner vise ici, ce sont les fonctions du corps qui entravent le commerce de celui-ci avec l'esprit de la nature, qui remettent en question la sympathie de l'homme et de l'esprit de la nature. Le corps subtil et éthéré, disposé à tout moment à entrer en communion avec l'esprit de la nature et avec la nature spirituelle, est cité dans le procès que Kerner intente au corps grossier. En exemple de corps subtil et éthéré, le correspondant d'Uhland mentionne celui de la femme, laquelle est "en soi une maladie". Ce qui pourrait paraître scandaleux pour une conscience féministe ! Qu'on se rassure, car le défenseur des droits de l'esprit est aussi un défenseur des droits de la femme. En effet, il ajoute aussitôt qu'en comparaison avec l'homme, la femme "est déjà en rapport plus intime avec la nature". De ce fait, elle est aussi exposée à plusieurs maladies et arrive plutôt que l'homme à s'unir totalement à la nature, à la mort. Normalement, elle meurt plus tôt que l'homme. Etant encore enfermée dans la garnison du corps, elle est, plus que l'homme, en rapport intime avec les astres, avec la lune. Elle a une faculté d'intuition plus développée que celle de l'homme. Pythies, sibylles et sorcières sont là pour en témoigner. Qu'on ne s'étonne donc point si on rencontre dans la population des somnambules plus de femmes que d'hommes !

S'il est vrai que Schubert est le premier des philosophes de la Nature à mettre l'accent sur l'analogie de la mort et de l'expérience magnétique, Kerner, lui, est peut-être celui qui exhausse la mort et la maladie au rang de thèmes spécifiques, au coeur de ce que nous convenons d'appeler une mystique de la nature. Celle-ci correspond à des faits d'expérience immédiatement et intensément vécus par le poète-médecin. L'accumulation de ces faits débouche naturellement sur une vision du monde et une attitude originale devant la vie, la maladie et la mort. Pas moins que les autres Romantiques, Kerner n'est hanté par le désir d'embrasser en une synthèse aussi bien la nature que l'esprit. Mais l'originalité de l'auteur du "conte de la lumière" consiste dans sa démarche qui accorde la préséance, dans son effort de synthèse, au drame humain et au dessein mystérieux de la vie. D'abord de son drame personnel : l'âme du poète-médecin est endolorie par la mort qui lui a arraché des être chers de son entourage immédiat et à laquelle il est confronté dans son activité de praticien. Il avait à choisir entre deux possibilités qui se présenteraient à tout homme en pareille circonstance : soit refouler la mort, soit tenter de l'apprivoiser en la réhabilitant. Telle est en réalité la tension qui marque de son empreinte la vie de ce poète-médecin pendant les années 1810. Après bien des hésitations, qui se traduisent dans l'oeuvre poétique et dans la correspondance par des états mélancoliques et dépressifs frôlant le désespoir et le mal-être dans le monde, Kerner semble se résoudre, dans sa lettre à Uhland du 26 novembre 1812, à opter pour la solution qui consiste à réhabiliter la mort. Tandis qu'il la prend pour ainsi dire à bras-le-corps, elle lui apparaît dans sa réalité, dans sa nudité. La mort n'est pas un phénomène en marge de la vie. Elle revêt certes un caractère effroyable et désorganisant, mais elle n'en est pas moins fascinante. Comme l'écrit avec pertinence Louis-Vincent Thomas, "si le grain ne meurt -pour reprendre la formule évangélique- il n'y a plus de place pour les aventures créatrices de la vie, plus de jeunesse et de mutations possibles". Cela, Kerner l'a déjà observé en se situant sur le terrain de l'exploration de la nature et en particulier sur celui de la métamorphose. En 1812, il s'en souvient toujours sans renoncer à mettre en parallèle la métamorphose des lépidoptères et le sommeil magnétique, ce frère de la mort :

> Avant que la chenille massive ne devienne spirituelle (*geistermässig*), avant que de planer dans l'espace, elle contracte une maladie, elle se dépouille et sombre dans un sommeil magnétique. En cet état, elle pressent déjà les ailes qui la porteront au-dessus des fleurs, elle a l'intuition de la vie future, brise son enveloppe et voltige en celle-ci [...]. Dans le cocon à peine formé, il n'y a à vrai dire qu'une matière fluide et pourrie : c'est la chenille qui progressivement donne naissance au sylphe spirituel.

De même que chez le lépidoptère, chez l'homme aussi, un processus de décomposition conditionne un processus de glorification et de naissance à la lumière. Aussi croyons-nous ici saisir sur le vif la démarche intellectuelle du correspondant d'Uhland. Celle-ci se fonde essentiellement sur deux principes chers aux Romantiques et dont Kerner ne se départit pas : l'analogie et le dualisme. De même que toute naissance à la lumière suppose une période de gestation et de décomposition chez le lépidoptère, de même chez l'homme, tout accès à la lumière -symbole puissant de l'esprit- est conditionné par la désagrégation des pouvoirs du corps grossier. Quant au dualisme qu'il faudrait voir comme l'expression d'une polarité d'essences et de modes d'existence, antagonistes et se conditionnant mutuellement, il s'exprime chez Kerner dans la prise en compte de deux états d'existence : la décomposition d'une part et la glorification de l'autre. Nous avons donc ici une des expressions de la polarité romantique comme élément constitutif de toute existence. C'est, écrit Schelling, "de l'obscurité de la pesanteur et de l'éclat de l'essence lumineuse que résulte la belle apparence de la vie, c'est grâce à leur union que la chose devient un réel au sens vrai du mot [...]".

Moment cosmique par excellence, pour reprendre ici l'heureuse expression de G. H. Schubert, le moment de la belle apparence de la vie est avant tout libération des ailes de l'esprit qui accède à la lumière. Cette libération se subordonnant à la dégradation n'en est pas moins favorisée par celle-ci. Les ténèbres de la décomposition sont nécessaires à l'illumination de l'esprit et sans l'écran de l'obscurité la lumière ne saurait ni se voir ni être vue. C'est pourquoi le privilège de la liberté spirituelle est donné en partage d'abord aux morts, ensuite aux personnes de constitution physique délicate, plus facilement magnétisables.

A la lecture de cette lettre de Kerner à Uhland, qui préfigure l'itinéraire du magnétiseur de Weinsberg, village où il s'installera en 1819, le "conte de la lumière" ne nous apparaît plus comme simple exercice de poésie oisive. Selon l'aveu de l'auteur lui-même, rappelons-le, ce conte eût mieux fait l'objet d'un traité philosophique. Car, au travers du "conte de la lumière", Kerner ne fait pas que réhabiliter le conte comme genre littéraire, encore moins se livrer à un esthétisme gratuit ; il tente surtout d'appréhender les ressorts internes du drame humain, à commencer par le sien. Expérience vécue douloureusement par le poète, mais aussi quotidiennement par le médecin. Celui pour qui la "poésie est une douleur profonde" semble d'autant plus fidèle à la formule novalisienne selon laquelle "le conte est le canon de la poésie", qu'il choisit le conte pour exprimer la situation du poète-médecin dans le monde. La poétique de la douleur débouche chez Kerner sur la poétique de la décomposition, de la maladie et de la mort en même temps que sur la poétique du magnétisme. Mais si la poésie est pour l'auteur de la lettre à Uhland "douleur profonde", il faut convenir aussi qu'elle est cette eau de jouvence ayant pour fonction de transcender la douleur et le quotidien. A travers la poésie, la mort et la maladie sont non pas domptées, mais euphémisées et haussées au rang de voies d'accès au royaume de la gloire et de l'éclat. La maladie et la mort obtiennent un statut privilégié dès l'instant qu'elles constituent les conditions de la communion mystique avec la nature. Rappelons que ce statut nouveau de la maladie et de la mort s'établit au détriment du corps grossier et compact :

> Cette union, ce commerce intime avec la nature, cette sortie de soi ne peut avoir lieu quand le corps remplit sa fonction de garnison, quand il étend sa domination et quand il est sain comme une masse protégée et existant pour soi.

Le statut de la mort et de la maladie finit par rejoindre celui de la poésie et de la musique en ce qu'elles permettent une "*ek-stasis*" semblable à la "sortie de soi" évoquée ici par Kerner et sont des sources fécondes de vie intérieure. Comme l'écrit Georges Gusdorf avec bonheur, "le romantisme confère à la maladie -et chaque homme est un malade au moins en puissance- une dignité ontologique ; la maladie devient une voie d'approche de la vérité, au moment où l'apprentissage de la vie revêt la signification d'un voyage initiatique". Pour Kerner comme pour la plupart des Romantiques, la maladie, qui est en petit ce que la mort est en grand, est l'occasion d'une remontée vers le ciel, d'un regard jeté sur le monde supérieur des natures parfaites des esprits. Pas plus que la mort, elle ne saurait être regardée comme simple dégradation et pur anéantissement. Mais elle est avant tout aspiration à la fusion dans l'unité, seule réelle au sens schellingien du terme, de même qu'elle est considérée comme un effort permettant d'échapper aux limites trop étroites du moi. Avant Kerner, G. H. Schubert écrit dans cette optique :

> Pour l'être humain, les moments les plus heureux, les plus extatiques de la vie sont justement les plus funestes de la vie, et souvent nous trouvons dans l'aspiration la plus noble, la plus sacrée de notre être, un bienheureux anéantissement.

Aux yeux du Romantique, la mort n'est pas cette fatalité hideuse et au masque grimaçant qu'on a trop souvent tendance à représenter, mais elle est, ainsi que l'écrit Novalis, "un triomphe de soi qui procure, comme toute victoire acquise sur soi-même, une vie nouvelle plus légère." Ce visage romantique d'une mort prometteuse de vie nouvelle et plus éthérée, Kerner l'appelle de ses voeux en plus d'un endroit. On peut citer comme exemple ce poème intitulé "Nuit de la mort" (*Todesnacht*) dans lequel le poète exprime son désir d'éprouver un sommeil semblable à celui de la chrysalide reposant dans la nuit de son enveloppe et ayant le pressentiment de son émergence en corps glorieux de papillon. Faisant écho à l'auteur des *Hymnes à la nuit* (1800), Kerner exprime sa nostalgie de la mort, mort qu'il conçoit non pas tant comme un anéantissement que comme une renaissance à la lumière et au réel au sens romantique. La descente dans les profondeurs de la nuit de la mort est pour Kerner génératrice d'une existence à la plus haute puissance, dans laquelle l'âme, libérée de toute contrainte de la pesanteur, du temps et de l'espace, effectue son entrée dans la communauté des corps de lumière, des esprits. Le sommeil dans la nuit de la mort, si convoité par le poète romantique, est comparable à l'état de l'enfant à naître, constamment agité par les mouvements de la mère dans le sombre placenta constitutif de son univers vital. C'est un retour dans le giron de la mère terrestre et céleste tout à la fois, patrie originelle et authentiquement réelle.

Tel apparaît l'univers intellectuel du poète-médecin pendant les années 1810. Ce n'est pas tant un système de pensée que Kerner s'attache à construire, qu'une manière de dire sa vie -sa peine et sa détresse-, si profondément marquée par l'idée de la mort et de la maladie, le "pain quotidien" du médecin. Moins qu'à travers des thèmes, c'est à travers des motifs qu'il exprime sa vie dans son oeuvre ; à cet égard, il semble significatif que Kerner choisisse le "canon de la poésie", c'est-à-dire le conte. Censé transcender la "douleur profonde" de l'auteur, le "conte de la lumière" incorporé au récit des *Apatrides* se fond dans l'Universel dont l'un des aspects est la situation dramatique de l'homme dans le monde. Loin d'être l'empreinte d'une vaine "inflation du moi", le "conte de la lumière" et le récit des *Apatrides* contiennent pourtant des éléments autobiographiques évidents que Kerner - et c'est là que son génie se révèle - met au service de l'effort commun des Romantiques consistant précisément à échapper aux limites appauvrissantes du moi et du subjectivisme pour se fondre dans l'unité seule réelle. Pas d'entrée en soi, sans sortie de soi : double opération que toute personnalité authentiquement romantique - et celle de Justinus Kerner en est bien une - regarde comme une exigence heuristique. A l'évidence, adoptée consciemment ou inconsciemment, cette démarche double rend possible l'implication du mystique dans la poétique, du moi dans le cosmos et du cosmos dans le moi. Elle permet aussi au poète de construire un espace dans lequel les tensions accablantes sont invitées à s'équilibrer. La situation du poète dans le monde éprouve l'efficacité d'une telle démarche dont le médecin ne doit pas s'écarter. Son époque lui propose un courant médical susceptible de s'accorder avec la démarche du poète. Il s'agit du "magnétisme animal" que le poète a déjà personnellement connu d'expérience. Une fois installé à Weinsberg en 1819 -jusqu'à la fin de sa vie en 1862-, il fait du "magnétisme animal" un domaine de recherches intenses. Son oeuvre majeure, *La Voyante de Prevorst* (1829), lui assure un grand renom dans l'histoire du mesmérisme en Allemagne. Avant de nous livrer à l'étude systématique de cette oeuvre de Justinus Kerner, c'est-à-dire à l'itinéraire magnétique et visionnaire de Frédérique Hauffe, nous nous proposons d'abord, dans le chapitre qui suit, de retracer la biographie de celle-ci à la lumière des travaux les plus récents.

# CHAPITRE II

## FREDERIQUE HAUFFE (1801-1829) : UNE SOMNAMBULE SPECULATIVE

S'il est vrai que la carrière du magnétiseur de Weinsberg a commencé dès 1824 avec notamment la publication de l'*Histoire de deux somnambules* (*Geschichte zweier Somnambülen*), sa notoriété n'a été établie que grâce à *La Voyante de Prevorst* (*Die Seherin von Prevorst*) (1829). En donnant au public sa monographie sur Frédérique Hauffe, Kerner a fait de celle-ci, quoiqu'à titre posthume, la somnambule la plus célèbre, sinon dans toute l'Europe, du moins en Allemagne. C'est à croire que le rapport magnétique assure la célébrité mutuelle tout aussi bien du magnétiseur que de la personne magnétisée ! Justinus Kerner n'est plus celui qu'on a appelé indûment le "poètereau" souabe, Frédérique Hauffe n'est plus cette jeune fille du peuple, plus tard cette épouse ordinaire d'un commerçant ambitieux. Kerner entreprend cette cure magnétique en prenant Frédérique Hauffe comme sujet, à un moment tournant de sa propre vie, ce qui ne va pas sans rappeler la cure de Mesmer, évoquée plus haut, avec la demoiselle Paradis. Comme Mesmer, Kerner est à l'âge de la quarantaine quand il prend en charge Frédérique Hauffe, avec qui il va entreprendre un voyage dans le monde du magnétisme. Mais ce voyage de Kerner n'est pas celui de Mesmer. Certes Mesmer, au terme de son périple avec Marie-Thérèse Paradis, a pu se mettre lui-même en question et réfléchir sur la nature de l'"agent universel", mais Kerner est conduit bien au-delà. Non seulement le monde des connivences subtiles se découvre concrètement devant lui, mais également, une fenêtre s'ouvre devant lui, donnant sur un monde peu fréquenté par les hommes de la terre : le monde des esprits. Aussi n'est-ce point un hasard si *La Voyante de Prevorst* comporte deux parties. L'une est intitulée "Ouvertures sur la vie intérieure de l'homme", l'autre "Ouvertures sur l'irruption d'un monde d'esprits dans le nôtre". Si les informations dont nous disposons sur la vie de Marie-Thérèse Paradis et sur son rapport à Mesmer sont indigentes, celles, au contraire, dont on dispose sur la vie de Frédérique Hauffe et son rapport au magnétiseur de Weinsberg sont éloquentes. Il y a à cela une raison majeure : Kerner était servi par un talent de poète et d'écrivain en même temps que par une plume assez fluide et abondante, ce qui n'était point donné en partage à Mesmer. Il est d'autre part indéniable que, si Mesmer n'a pas eu droit aux "ouvertures sur l'irruption d'un monde d'esprits dans le nôtre", c'est probablement parce que l'époque dans laquelle il entreprenait son expérience magnétique décisive avec Marie-Thérèse Paradis était dominée par l'esprit de l'*Aufklärung*, peu ouvert à semblable "irruption" d'un monde spirituel dans le nôtre. Et ce sont les représentants de cet esprit de l' *Aufklärung* que Mesmer s'était toujours efforcé à convaincre.

Si par conséquent Mesmer s'était trompé de camp, Kerner, au contraire, est toujours resté dans la mouvance du Romantisme si avide de l'ouverture de nouvelles fenêtres sur le monde spirituel. Alors que Mesmer ne savait guère écouter ceux qui n'avaient aucune peine à le reconnaître comme un des leurs, comme Oetinger, Kerner savait leur prêter une oreille attentive. Oetinger, Swedenborg, Novalis, Schelling, et plus particulièrement G.H. Schubert pouvaient exercer sur lui leur ascendant. C'est donc en homme épris de la grande synthèse romantique que Kerner nous livre son expérience magnétique avec Frédérique Hauffe et nous décrit le monde qui s'est ouvert à lui à l'occasion de cette cure magnétique. N'ayant jusqu'ici jamais fait l'objet d'une étude systématique tenant compte du goût de Kerner pour cette synthèse à laquelle il a consacré sa vie, *La Voyante de Prevorst* mérite un examen attentif. Non seulement parce qu'elle occupe une place privilégiée dans l'histoire du mesmérisme et du Romantisme, mais aussi et surtout parce qu'elle ouvre des perspectives nouvelles dans le domaine du magnétisme animal. Pour mener à bien une telle enquête, il nous paraît important d'ouvrir le livre de la vie de Frédérique Hauffe qui, sous le regard observateur, tantôt sceptique, tantôt naïf de Justinus Kerner, aurait brisé la cloison séparant le monde spirituel du monde naturel.

## L'itinéraire magnétique de F. Hauffe (1801-1829)

Frédérique Wanner est née le 23 septembre 1801 à Prevorst, petit bourg du nord du Wurtemberg. Fille aînée du garde-chasse Ernst Wanner et de Frédérique Schmidgall, Frédérique Wanner fut élevée dans un état de simplicité et d'ingénuité. Comme la plupart des habitants de Prevorst, cette famille Wanner vivait du commerce de charbon et des produits de la forêt. Dès leur première enfance, les petites soeurs de notre héroïne étaient atteintes de la goutte, maladie qui l'a épargnée. Mais en contrepartie à cette heureuse immunité, Frédérique était douée, dès son enfance, d'une intuition certaine qui prenait l'aspect de rêves prémonitoires, de visions instructives et prophétiques. Comme les structures pédagogiques étaient à l'époque insuffisantes à Prevorst, ses parents se résolurent à la confier aux soins de ses grand-parents maternels à Löwenstein. Commerçant et conseiller municipal en cette même ville, Johann Schmidgall (1743-1825), le grand-père de Frédérique, jouissait d'une grande notoriété à Löwenstein et contribuait à l'éducation de sa petite fille hypersensible.

Schmidgall remarqua aussitôt, lorsqu'elle l'accompagnait dans ses promenades en forêt, qu'elle ressentait soudain un malaise et un tressaillement qu'il ne pouvait s'expliquer. Il observa également qu'elle éprouvait le même malaise dans les cimetières ou dans les églises. A son grand étonnement, Schmidgall s'aperçut que sa petite fille avait par ailleurs une sensibilité non pas seulement aux métaux et aux corps morts, mais aussi à la présence des esprits. C'est chez son grand-père que lui apparut pour la première fois un esprit. Cette apparition étrange eut lieu au milieu de la nuit et resta gravée dans la mémoire de la jeune fille jusqu'à l'âge adulte. Le grand-père, qui avait été auparavant surpris par une apparition semblable, s'efforça de persuader Frédérique qu'il ne s'agissait là que d'une illusion et lui interdit de sortir de sa chambre la nuit. Est-il parvenu à la convaincre ? La suite de l'itinéraire psychologique et spirituel de la voyante de Prevorst nous indique le contraire. Quant à l'étrange état dans lequel elle se retrouve en certains lieux, quant à sa sensibilité aux métaux, c'est là le lot de plus d'une personne magnétique. Ce qui est sûr, c'est que Frédérique manifeste dès sa première enfance et à l'état de veille des facultés repérables chez les somnambules. Ce don de visionnaire, don grave et regrettable selon Kerner n'eut aucune incidence sur la croissance de la jeune fille. Mais une fâcheuse irritation de l'organe de la vue sans aucune lésion apparente l'obligea à l'isolement dans sa chambre pendant toute une année. Selon Kerner, cette irritation de l'organe de la vue n'était peut-être qu'une étape de préparation des yeux de Frédérique à percevoir des choses invisibles pour une vision normale. Autrement dit, l'irritation de la vue serait une étape présidant à la formation d'un organe spirituel au travers même de l'oeil charnel. Le principe de la métamorphose si cher à Kerner intervient donc ici comme principe d'explication d'un phénomène pathologique. Kerner ne fait pas, par ailleurs, l'économie de la loi d'analogie selon laquelle seul le semblable est sensible au semblable : pour que les esprits soient vus, il faut l'intervention d'un organe spirituel.

Une série de longues maladies de ses parents rappela Frédérique à Prevorst. Le chagrin et les nuits de veille passées au chevet des parents malades n'arrangèrent pas les choses ! Son hypersensibilité ne fit que croître : rêves prémonitoires et sensibilité aux choses cachées, aux natures spirituelles, ne firent qu'augmenter au fil des jours. Pour le médecin de Weinsberg, rappelons-le, il s'agit là d'un don grave et regrettable, ce qui laisse supposer que pour lui, la patiente doit avant tout recouvrer santé et joie de vivre. Pour des raisons liées à la profession du père de Frédérique, toute la famille se retrouva à Oberstenfeld. Frédérique était alors âgée de dix-sept ans. Elle se lia d'amitié avec le prédicateur Tritschler qui alors avait à peu près le même âge que le grand-père Schmidgall. Confesseur et instructeur de Frédérique, Tritschler, qui selon Rudolph Lang était au fait de la culture de son temps, notamment en matière de *Naturphilosophie*, théories pneumatologiques, théosophie et mesmérisme, n'hésitait pas à évoquer ces sujets avec elle. Si bien qu'à ses yeux, le prédicateur finit par personnifier le monde spirituel pour lequel elle avait un intérêt particulier. Mais l'existence de Frédérique ne dut pas rester seulement limitée aux choses de l'esprit, elle dut également se voir réserver sa part des jouissances terrestres. C'est ainsi que ses parents la promirent à un cousin lointain, Gottlieb Hauffe, lui-même fils de pasteur et riche commerçant ambitieux. Mariage par contrainte donc, pour lequel Frédérique n'éprouva guère d'enthousiasme :

> Elle sombra à cette époque dans une mélancolie que ses parents ne pouvaient s'expliquer. Elle pleurait à longueur de journée dans le grenier de la maison parentale. Elle s'y réfugia et ne sut plus ce qu'était le sommeil pendant cinq semaines entières.

En analyste confirmé avant la lettre, le magnétiseur de Weinsberg commente le comportement de sa future patiente en poursuivant : "Et c'est ainsi qu'elle suscita soudainement la vie affective qui avait prédominé son enfance". Par un mystérieux concours de circonstances que comprendrait seul un esprit ouvert aux connivences subtiles et aux lois secrètes de la nature, le jour de la célébration officielle de ses fiançailles avec Gottlieb Hauffe, le 5 juin 1821, le prédicateur Tritschler dut être enterré. Ce qui donnerait raison à G.H. Schubert quand il écrit que "les moments les plus élevés de la vie sont en rapport immédiat avec la mort : le mystère de l'amour et de la mort, l'espoir en une vie éternelle de notre être et la consolation pour le déclin du passé ancien supérieur".

Justinus Kerner semble confirmer la loi naturelle développée par G. H. Schubert selon laquelle une vie nouvelle supérieure émerge des cendres d'une existence antérieure. Selon cette loi naturelle et pour parler le même langage que Schubert, son promoteur, la date du 5 juin 1821 marque un tournant décisif dans la vie de Frédérique Hauffe. Elle correspond à un "moment cosmique" de sa vie. En ce jour s'unissent les extrêmes opposés : la joie, feinte ou authentique, du mariage, et la douleur de la mort. Ces deux circonstances biologiques, mais aussi et surtout psychologiques, président pour ainsi dire à la renaissance de Frédérique Hauffe. Voici comment Kerner décrit l'état de la jeune épouse en ce jour du 5 juin 1821 :

> Quelque abattu que son coeur eût été jusque là, arrivée sur la tombe [de Tritschler] elle se sentit légère et gaie. Une singulière vie intérieure s'éveilla en elle tout à coup. Elle devint tout à fait calme et ne pouvait plus s'éloigner de cette tombe. Elle finit par s'en aller. Ses larmes se tarirent et elle s'égaya. Mais depuis ce moment, elle devint indifférente à toutes les choses de ce monde et c'est là que commença non pas sa maladie, mais sa véritable vie intérieure.

L'émergence de la vie nouvelle et spirituelle de Frédérique Hauffe a pour facteur déterminant la double circonstance de la mort et du mariage. Si elle était contrariée par le mariage de chair avec Gottlieb Hauffe, imposé par ses parents et pour lequel elle n'avait point d'enthousiasme, la disparition du prédicateur au contraire lui procura joie et sérénité ; ce qui laisse supposer qu'elle voyait en lui l'image de l'époux spirituel. Le mariage de chair qu'elle consommera, au demeurant, à son corps défendant, se double d'un mariage spirituel à l'épreuve de la mort. Qui mieux est, c'est à l'occasion de celle-ci, à travers elle et au-delà d'elle, que se trouve renforcée l'union de Frédérique Hauffe et de l'époux spirituel dont le pasteur Tritschler n'est que le symbole. Frédérique, malade, ne préconisera pour sa guérison que la présence de l'époux spirituel : "Laissez-moi reposer uniquement auprès de ce défunt. Lui seul peut me guérir ; les médecins, eux, ne m'apportent aucun secours !" Ou encore : "Comme je me sens heureuse auprès de ce défunt ; me voilà tout à fait rétablie !"

Le rapport qu'entretenait Frédérique avec son confesseur Tritschler, l'incarnation même de l'honnêteté selon Kerner, n'est pas sans évoquer celui qui la reliait à son grand-père Johann Schmidgall. Les deux hommes semblent avoir exercé une influence décisive sur son développement spirituel. Tous deux paraissent avoir été très au fait de la culture de leur temps. Ils ont bien pu partager leur intérêt pour l'ésotérisme, la littérature piétiste et la *Naturphilosophie* avec Frédérique dont la vie intérieure ne serait pas sans porter la marque des entretiens qu'elle put avoir avec eux. Fille de pasteur, la grand-mère de la voyante de Prevorst était, elle aussi, semble-t-il, rompue à la littérature ésotérique, mystique et piétiste. Elle jouera, nous le verrons, le rôle d'"esprit protecteur" ou de guide initiatique de Madame Hauffe dans le monde des esprits. Par ailleurs, c'est auprès de ses grand-parents d'abord et de Tritschler ensuite que la jeune femme semble avoir retrouvé la paix intérieure de l'âme et l'épanouissement de l'esprit, conditions que ses propres parents ne pouvaient lui garantir. Chez ceux-ci, comme chez son époux de chair, elle ne pouvait prétendre à rien d'autre qu'à une existence où l'esprit n'a pour ainsi dire pas droit de cité et où les tâches ménagères ne pouvaient qu'entraver sa quête du monde spirituel et des horizons obscurs de la vie intérieure. Autant dire que sa vie, depuis le jour de la célébration de ses fiançailles et de la mort du pasteur Tritschler, se trouve placée sous le signe d'un conflit qui, tel un abîme, sépare son univers intérieur de son environnement extérieur. Comment la nouvelle maîtresse de maison, l'épouse de Gottlieb Hauffe depuis le 27 août 1821, date où leur mariage fut officiellement célébré, peut-elle dominer un tel conflit ? Il semble que c'est grâce à une retraite dans la vie intérieure qu'elle se résout à mettre un terme à son tiraillement entre les aspirations spirituelles et les exigences de la vie quotidienne. Mais cette retraite ne va pas sans engendrer dépressions et exaltations tout à la fois, laissant présager une mort précoce :

> Pendant sept mois, Madame Hauffe sembla mener une vie quotidienne normale. Cependant, aussi souvent que les circonstances le lui permettaient, elle recherchait la solitude pour pouvoir se retirer en elle-même. Mais elle ne pouvait continuer plus longtemps à faire mystère de sa vie intérieure et à lui substituer une vie extérieure d'apparence, laquelle n'existait [d'ailleurs] plus pour elle. Le corps ne résista plus à une telle contrainte et l'esprit se réfugia dans les sphères de la vie intérieure.

C'est ainsi que Frédérique réussit -consciemment ou inconsciemment- à susciter en elle une vie magnétique dont son enfance nous a déjà livré quelques aspects. C'est également ainsi qu'elle semble vérifier la loi de la métamorphose. Mais cette vie magnétique semble s'accompagner chez elle d'une dégradation physique. La vie du corps paie alors son tribut à la vie de l'esprit, la vie extérieure paie le sien à la vie intérieure. On pouvait caresser l'espoir qu'un équilibre allait s'instaurer, avec la maternité et ce que celle-ci peut engendrer comme source de rajeunissement et d'équilibre. Rien de tel ! En février 1823, elle donna le jour à un enfant qui ne vécut que quelques mois, dans des conditions difficiles. Les séquelles d'un accouchement artificiel, peut-être aussi la frustration due à la brièveté de la maternité, mirent le corps de la jeune mère à rude épreuve. Convulsions, hémorragies violentes, fièvre puerpérale, toutes sortes de misères étaient son lot quotidien. L'hydrothérapie et l'homéopathie n'ont eu d'efficacité pour lutter contre ce syndrome. Sur le conseil des grand-parents Schmidgall, on chercha conseil auprès d'un magnétiseur installé à Bretten, à quelques kilomètres de Prevorst. Ce magnétiseur, à en croire Kerner, vit juste en attribuant la maladie à un trouble nerveux, ou si l'on veut employer un terme plus moderne, à une névrose. Elle présentait bel et bien un cas de somnambulisme digne d'intérêt. Mais étant donné la distance qui sépare Bretten de Prevorst, un traitement magnétique régulier et prolongé ne pouvait avoir lieu. A la suite de cette première cure magnétique, relayée par une cure d'hydrothérapie qu'elle alla entreprendre à Löwenstein, son état de santé s'améliora sensiblement. Elle parvint à s'auto-magnétiser régulièrement, à se prescrire elle-même des remèdes quand elle se trouvait en état de somnambulisme. Mais bien qu'elle manifestât les signes d'une amélioration qui, au demeurant, resta relative, elle présenta cependant un état permanent de "semi-somnambulisme" (*Halbschlaf*). Sa vie psychique en fut particulièrement enrichie, d'autant que tout ce qui avait trait à l'esprit exerçait sur elle une singulière influence. Elle restait sujette à des rêves prémonitoires, au don de la seconde-vue, et se mettait à pratiquer la divination, la cristallomancie, ce qui ne pouvait que témoigner de l'intensité de sa vie intérieure. A cette époque déjà, la faculté que Frédérique avait possédée dès l'enfance, de voir les esprits, ne fit que se développer.

Le 28 décembre 1824, elle dut subir un second accouchement, non moins éprouvant que le premier. Pendant deux semaines, une fièvre tenace embrasa son corps à un point tel qu'elle passa ses nuits à délirer. Elle croyait se trouver en permanence dans une immense église. Cette fièvre ne se dissipa que pour faire place aux contractions, aux spasmes, et à une vie magnétique en progression constante. L'enfant à qui elle donna la vie et qui aura plus tard, ainsi que sa mère, le don de voir les esprits se retrouvait souvent pendant les deux premières semaines de son existence dans une position analogue à celle que sa mère avait l'habitude d'avoir en état de sommeil magnétique. Excédé par la persistance d'une maladie à laquelle il ne comprenait rien, l'entourage de Frédérique Hauffe finit par l'imputer à quelque influence démoniaque. On consulta un guérisseur ayant la réputation d'opérer des cures de sympathie. Il envoya une poudre verte, sorte de "poudre de sympathie", qu'elle se refusa à prendre. Mais on l'y força. Il prescrivit également une amulette suspendue à un triple fil qu'elle porta pendant trois mois sur le dos. Selon Kerner, qui entreprit plus tard d'analyser l'amulette, celle-ci comportait des plantes comme l'asa foetida, la sabine, le cyanure, deux graines de stramonium, un petit aimant et un morceau de papier portant cette inscription : "Le Fils de Dieu est apparu pour détruire les oeuvres du démon". Malgré tous ces efforts, l'état de santé de Frédérique ne fit qu'empirer : les crampes, jusque là limitées à la région de la poitrine, gagnèrent aussitôt celle du bas-ventre où les saignements vinrent s'ajouter aux crampes les plus violentes.

C'est dans une telle misère physiologique que Frédérique arriva le 25 novembre 1826 à Weinsberg où elle s'installa dans une maison située à quelques mètres du *Kernerhaus*. On sait que depuis la publication de son *Histoire de deux somnambules*, l'intérêt de Kerner pour les phénomènes du magnétisme n'a cessé de croître ; il s'y consacrera pour ainsi dire jusqu'à la fin de ses jours. Ne l'ayant jamais vue auparavant, le magnétiseur de Weinsberg ne connaissait Frau Hauffe qu'à travers le bruit que la société avait fait circuler à son sujet. Ce sont des opinions fausses et déformées le plus souvent, mais auxquelles il avoue avoir ajouté foi. Pour ne pas fausser les conditions et les données de l'observation, Kerner croit devoir, dans un premier temps, ne pas faire cas de l'état magnétique de sa patiente, encore moins des auto-prescriptions de celle-ci. Toute manipulation magnétique est, selon Kerner, à proscrire en cette phase de l'observation ; de même, il faut veiller à ce que la patiente soit tenue à l'écart de toute personne douée d'une forte constitution nerveuse. Le magnétiseur de Weinsberg n'a, pour l'instant, pas d'autre objectif que d'arracher Frédérique à son état magnétique permanent, peut-être par la même occasion de la mettre à l'abri d'une rumeur assassine. Son objectif est de traiter le corps de sa patiente, en même temps que de faire retrouver à celle-ci le chemin de la "norme" sociale. Or, comment faire admettre ces résolutions à Frédérique, elle qui, offrant l'image du martyr et de la mort, est devenue indifférente au monde extérieur ? Il envisage alors d'adopter une attitude empreinte d'énergie et de fermeté, semblant ainsi réprimer son désir de se pencher sur un cas singulier de magnétisme quasi permanent :

> Quand elle se réveilla, je me rendis chez elle et lui déclarai d'un ton bref et grave que je n'avais pas à tenir compte de ce qu'elle dirait pendant son sommeil, que je ne voulais rien savoir de ses révélations et que sa nature de somnambule, n'ayant donné depuis longtemps déjà que des inquiétudes à ses parents, devait prendre fin. J'appuyais cette déclaration de quelques formules particulièrement graves car mon dessein était de la porter à réprimer dans son cerveau la domination de sa vie végétative, grâce à une psychothérapie sérieuse et en suscitant chez elle une ferme volonté.

Kerner se résout dès lors à substituer au magnétisme un traitement purement classique, mais aussi homéopathique. Ce rejet du magnétisme par Kerner, au cours de cette première étape d'observation, est motivé par un double facteur. D'une part le médecin de Weinsberg ne juge ni utile, ni prudent d'interrompre le traitement classique et homéopathique -censé arracher Frédérique à son état magnétique quasi permanent- déjà engagé à Löwenstein par un certain Docteur Off. D'autre part, il s'aperçoit que la diversité des influences magnétiques dont sa patiente a jusqu'ici fait l'objet n'ont contribué qu'à imprimer à son système nerveux une direction exagérément opposée, si bien qu'elle ne pouvait plus puiser son énergie vitale dans son propre organisme, mais était devenue dépendante de l'énergie vitale d'autrui. Si cette stratégie thérapeutique n'a pas entraîné une nette amélioration de l'état de santé, elle a tout au moins contribué à réduire la fréquence des crises de somnambulisme. Il a fallu attendre plusieurs semaines pour voir Kerner assouplir sa position et envisager enfin une cure magnétique en bonne et due forme. Manifestement, il a eu aussi le temps de constater une fois de plus l'inefficacité de la médecine classique dans un cas aussi désespéré que celui-là :

> Le médecin qui jusqu'ici savait si peu la secourir grâce à sa pharmacopée, devait souvent avoir honte devant [le] médecin intérieur de [F. Hauffe]. Il devait reconnaître que ce médecin intérieur révélait des remèdes bien plus efficaces que les siens pour l'état désespéré de [F. Hauffe].

Le médecin peut dès lors, une fois établi ce constat d'importance majeure, se permettre de demander pour la première fois à sa patiente en état de somnambulisme si une cure magnétique régulièrement suivie lui serait utile. L'étonnant dans la réplique est qu'elle se laisse assortir d'une condition : la somnambule ne veut faire connaître sa réponse que si, le lendemain à sept heures du soir, on lui applique sept passes magnétiques. En cette phase de l'observation, le magnétiseur persiste encore dans son refus de nouer un rapport magnétique avec la patiente. En revanche, il demande à un de ses amis de lui donner satisfaction. C'est alors qu'elle déclare, en sommeil magnétique, qu'une cure magnétique en toute douceur, dispensée à raison d'une fois tous les sept jours, lui procurerait quelque soulagement. La prise en considération, par le magnétiseur de Weinsberg, du désir de la jeune femme, désir formulé en état de somnambulisme, entraîne une amélioration sensible de l'état de santé. Elle peut dès lors mener une vie autonome, de moins en moins dépendante de l'énergie vitale d'autrui, de même que sa tension nerveuse tend à retrouver son point d'équilibre. Au vu de ces effets rassurants, Kerner se résout le 22 décembre 1826 à nouer dans les règles de l'art un rapport magnétique avec elle. C'est que le médecin intérieur est bien plus sagace, en tout cas plus efficace, que le médecin classique ! Du moins Kerner en est-il bien convaincu.

Kerner doit désormais tenir compte des prescriptions proposées, voire imposées, par le médecin intérieur de la patiente, en même temps, renoncer à tout autre moyen classique. Dans une lettre à l'avocat Tafel, il se montre conscient de ses responsabilités de médecin. Avant tout, sa mission consiste à soigner le corps de la patiente, davantage qu'à prêter attention à son aventure visionnaire. S'il n'était pas médecin, souligne-t-il dans la même lettre, il l'aurait "suivie" -et cela volontiers, pourrions nous ajouter. Voilà qui laisse supposer que la présence de cette femme à Weinsberg suscite une réelle tension chez le poète-médecin . Il est tenté de l'accompagner dans son aventure visionnaire, en même temps qu'il est pleinement conscient de son devoir de la ramener à l'état de santé ordinaire : "Je dois le faire, aussi cher que cela me coûte. Je dois mettre fin aussitôt que possible à son état de somnambule [...]. Mon travail est pitoyable [...]. *Après la mort, elle peut vivre en communauté avec les esprits*".

Or, malgré les précautions prises pour la ramener à l'état de la "vie civile" (*Staatenleben*) malgré cette modification de la stratégie thérapeutique, le processus pathologique ne fait qu'observer une trêve à la suite du rapport magnétique établi entre Kerner et Frédérique Hauffe. Il reprend de plus belle à cause, notamment, de circonstances extérieures n'ayant, à en croire le médecin, aucun rapport immédiat avec le contexte magnétique de Weinsberg. L'événement majeur, ressenti par Frédérique Hauffe comme une décharge électrique, est la mort de son père en 1828. Des événements de cette nature étouffent tout espoir d'une guérison que Kerner au demeurant donnait déjà pour incertaine dès les premiers jours de l'observation.

Observation, disions-nous. Notion qui, dans la conception du savoir selon les Romantiques, est inséparable de sa soeur, l'expérimentation. Notre magnétiseur ne conçoit pas le savoir autrement. En tant qu'expérimentateur, pas seulement en tant que thérapeute, Kerner entreprend de nouer un rapport magnétique avec celle qui, dans toute la monographie, se présente comme un sujet expérimental. L'objet des recherches kernériennes s'inscrit dans la mouvance du mesmérisme tel qu'il a été compris et intégré par les romantiques. C'est pourquoi il convient de désigner le domaine de celle ci par cette expression, empruntée à G. H. Schubert, de "face nocturne de la nature" dont le somnambulisme est un des aspects et qui, chez le magnétiseur de Weinsberg, occupe le premier plan. Dans l'étude de la face nocturne de la nature telle qu'elle est menée sur le sujet expérimental Frédérique Hauffe, on peut discerner deux directions, suggérées par la subdivision de la monographie de Kerner. Il s'agit dès lors pour nous, en un premier temps, de cerner autant que possible les aspects de la vie intérieure de cette patiente, avant de nous livrer ensuite à l'étude systématique de son rapport au monde des esprits.

## Les aspects de la vie intérieure de F. Hauffe

L'une des idées chères aux magnétiseurs de l'ère romantique est sans doute l'affirmation de la dualité de la vie humaine. L'existence humaine n'est pas seulement limitée à la vie consciente, sinon elle ne serait qu'extérieure, elle se présente aussi sous une forme inconsciente : c'est la vie intérieure de l'homme. Celle-ci constitue un des grands thèmes de la recherche entreprise par les Romantiques qui ont su tirer profit de l'héritage mesmérien. C'est précisément ce thème que l'expérimentateur de Weinsberg se propose d'illustrer à travers l'observation du cas de somnambulisme de Frédérique Hauffe.

Comment se définit selon Kerner la vie intérieure de l'homme ? Quel rapport entretient-elle avec le monde extérieur ? Quelles en sont les différentes formes de manifestation ? C'est ce qu'il convient d'examiner ici.

Tout aussi naturelle que la vie consciente, la vie intérieure est une dimension donnée en partage à tous les hommes selon une échelle qui comporte des degrés. Si l'homme à l'état de conscience, sollicité par "le tumulte du monde extérieur", se rend ainsi peu attentif à l'homme intérieur qui vit en lui, l'homme à l'état de somnambulisme, au contraire, se replie sur lui-même et c'est alors qu'en lui se déploie la vie intérieure. Il s'agit là de l'état de sommeil magnétique que l'auteur de *La voyante de Prevorst* définit par cette formule poétique :

> Cet état ne doit pas être défini comme un sommeil, car il est plutôt la veille la plus lucide. C'est le lever d'un soleil plus intime, beaucoup plus lumineux que celui qui, de l'extérieur, illumine l'oeil. Sa lumière est d'une clarté plus vive que celle qui, à l'état de veille, se déploie à travers des concepts, déductions, définitions et systèmes. C'est un état analogue à celui de l'homme originel. C'est un état dans lequel l'homme accède à nouveau à l'ancienne communion intime avec la nature et peut avoir la faculté d'en contempler les lois et les archétypes.

Ces lignes, qui pourraient être lues comme un commentaire des travaux de G. H. Schubert, appellent une double remarque. D'abord, s'y affirme une fois de plus la perspective romantique de notre magnétiseur selon laquelle les états d'inconscience ne sont pas si incohérents qu'on pourrait le penser. Derrière l'extinction du soleil cosmique se lève en effet un soleil, non moins naturel que le premier, qui en clarté et en luminosité l'emporte sur celui-là. Le soleil nocturne, qui n'est pas autre chose que la face cachée de la nature humaine, se lève à la faveur de "moments cosmiques" dont l'état de sommeil magnétique est un des aspects, susceptible d'accéder au laboratoire et à l'expérimentation. Sa luminosité fait pâlir celle du soleil diurne. D'autre part, si la conscience, qui baigne dans la lumière du soleil diurne, fait référence à un langage conceptuel, l'Inconscient, lui, dont le sommeil magnétique est un des aspects, fait appel au langage symbolique, celui-là même qui fut parlé autrefois par l'homme adamique. Si le soleil diurne permet d'appréhender le monde selon un modèle de perception et un mode de discours analytiques, le soleil nocturne, qui illumine l'âme du somnambule, implique un modèle de perception et un mode de discours synthétiques :

> Au degré le plus pur et le plus élevé de l'état magnétique, il n'est plus question ni de voir, ni d'entendre, ni de sentir : c'est une synthèse des trois

[opérations]. Bien mieux, il s'agit d'un sentiment de certitude immédiate, de l'aspect de la vie et de la nature le plus vrai et le plus approprié qui soit.

La vie intérieure est donc un état à la faveur duquel plus aucune dissonance ne vient affecter la perception et l'objet perçu. La vision et la visée n'y font plus qu'une seule chose. La nature et l'esprit (ou la vie) se compénètrent dans l'harmonie la plus parfaite. Bref, la vie intérieure est le monde de la perception immédiate qu'aucune barrière causale, spatiale ou temporelle ne vient divertir. Si elle a pour condition une plongée dans les profondeurs de soi-même ou de ce que l'expérimentateur de Weinsberg appelle la "retraite dans l'intérieur" (*Zurückziehen ins Innere*), elle n'en suppose pas moins une "sortie de soi" (*Heraustreten aus sich selbst*). Il n'est pas sans intérêt de noter ici la parenté qui relie entre eux le monde de la vie intérieure du somnambule et celui de la poésie telle qu'elle est conçue par le théoricien de l'"idéalisme magique", Novalis.

La vie intérieure est le monde de la circulation harmonieuse de la nature et de l'esprit : la nature s'ouvre à l'esprit en même temps que l'esprit s'ouvre à la nature. Monde des connivences secrètes où la nature se dévoile sous son vrai visage, selon son esprit. Déjà dans sa lettre à Uhland, Kerner avait l'intuition de cette "vie générale" (*Allgemeinleben*) et de ce commerce intime du somnambule ou de l'homme intérieur avec la vie de la nature. La femme, écrivait-il, est, plus que l'homme, naturellement disposée à l'émergence en elle de l'homme intérieur. Mais il reste à l'expérimentateur de s'en rendre témoin. C'est notamment grâce à F. Hauffe qu'il en arrive à confirmer son intuition. Avec elle est aussi confirmée la métaphore favorite de Kerner, selon laquelle une étape de décomposition préside à une nouvelle naissance supérieure. Grâce à F. Hauffe, Kerner se rend témoin de la "mystique de la lumière" et de la "mystique de la nature" qu'il avait déjà, en poète, formulées dans le "conte de la lumière". C'est que la science romantique n'est pas une science qui prend tellement ses distances à l'égard de son objet, elle se présente bien davantage comme une science participative. En expérimentateur romantique, le magnétiseur de Weinsberg ne fait pas que se plier aux règles de l'expérimentation et de l'observation, il s'investit pleinement pour *sentir* les phénomènes observés. Avec sa patiente il se met réellement en "rapport magnétique". Les conclusions auxquelles il parvient sont en parfaite cohérence avec les intuitions du poète, car sous un ciel romantique, ce que le poète désire, la science le réalise. N'ayant aucune intention d'édifier une théorie qui rendrait compte du large éventail d'expériences entreprises non pas sur mais avec Frédérique Hauffe, Kerner se contente -ce qui rend difficile le travail du critique- d'accumuler les faits plaidant en faveur des intuitions du poète, élevés par l'expérimentateur au rang de postulats, mais selon un projet non systématique :

> Des manuels sur le magnétisme animal et d'autres écrits ont déjà *suffisamment* édifié des théories sur ces phénomènes. Je les connais tous. Qu'il me soit permis de n'en citer aucun, mais de montrer çà et là, à travers des exemples de phénomènes semblables, qu'il n'y a chez cette somnambule [F. Hauffe] rien d'anormal, que les phénomènes qu'elle présente existent déjà bien souvent chez d'autres personnes même à l'état de veille, que tout cela est fondé dans la nature et qu'il n'y a là rien de merveilleux.

Les phénomènes de la vie intérieure n'ont donc pour Kerner rien de surnaturel, tant leur fondement lui paraît inscrit dans la nature. Il semble ainsi souscrire à la démarche mesmérienne selon laquelle ce qui peut à certains paraître surnaturel doit être ramené dans le giron de la nature et, pour paraphraser une formule de Paracelse, auteur que l'expérimentateur de Weinsberg cite, le magnétisme est naturel parce que la nature est magnétique. Il n'y a dès lors aucune rupture à discerner, contrairement à ce qu'avait fait Straumann dont le travail présente au demeurant bien des mérites, chez le poète et l'expérimentateur de Weinsberg.

La vie intérieure de l'homme, ainsi que nous l'enseigne l'exemple de Frédérique Hauffe, peut donc se manifester de diverses manières, selon la situation de l'esprit par rapport à son centre, par rapport à l'âme, et par rapport au corps. On peut considérer que l'activité de notre expérimentateur commence le jour même où il prend la décision d'établir un rapport magnétique avec F. Hauffe. Au fur et à mesure qu'il s'assure de l'impossibilité de ramener la patiente à l'état de "citoyenne" (*Staatsleben*), l'idée d'envisager une démarche expérimentale commence à l'habiter. Pour lui, Frau Hauffe appartenait, déjà plusieurs années avant d'être confiée à ses soins, à un autre monde, celui de la vie *post-mortem* ; aussi avait-elle besoin de bien plus que ce que les mortels pourraient lui apporter :

> Plusieurs années déjà, avant que Madame H. fût emmenée ici, toute la terre avec son atmosphère et tout ce qu'elle contient y compris les hommes, avaient cessé de compter à ses yeux. Il lui fallait plus qu'un magnétiseur, il lui fallait plus que de l'amour, du sérieux, de la compréhension, aussi difficile qu'ils puissent être dans le pouvoir d'un seul homme. Elle avait besoin de beaucoup plus que ce qu'un mortel pouvait lui offrir. Elle avait besoin d'un autre ciel, d'un autre air, d'une autre nourriture que ce que la terre pouvait lui donner. Elle appartenait à un monde d'esprits. Elle était elle-même plus qu'à moitié esprit. Son état était celui de l'existence *post-mortem* qui souvent, était plus qu'à moitié la sienne.

Si tel est le profil de la candidate à la cure magnétique, comment ne pas succomber, toutes précautions étant prises, à l'attrait de l'aventure ? Comment ne pas succomber à celui de l'expérimentation, fondement de tout savoir selon une conscience romantique ? Comment ne pas "tenter l'expérience", même si le champ d'investigation est celui de l'invisible, de la connaissance immédiate du transcendant, bref le monde de la face nocturne de la nature ?

C'est alors qu'avec Justinus Kerner et la voyante de Prevorst une perspective nouvelle s'ouvre dans la carrière du magnétisme animal, en ce sens que l'accent est désormais mis moins sur la personne du thérapeute que sur celle du patient. Celui-ci, en effet, n'est plus cantonné dans son rôle de patient passif, soumis à l'emprise du thérapeute, mais il arrive pour ainsi dire au laboratoire comme un collaborateur actif, producteur de phénomènes en même temps qu'éclaireur instruisant l'expérimentateur.

Cette perspective, nouvelle dans l'histoire du magnétisme, consistant à faire grand cas de la contribution du somnambule à l'intelligibilité de sa propre pathologie, de sa propre histoire et de sa propre vision du monde, fait appel à une forme d'écriture nouvelle. Souvent, comme l'a déjà constaté L. B. Jennings, il est difficile de distinguer, dans le livre, les intuitions de la voyante de Prevorst des idées de l'expérimentateur. Ce qui rend complexe le travail du lecteur critique et remet en question le caractère objectif de la démarche kernérienne. Cependant, Kerner observe et décrit les phénomènes qui se déploient sous ses yeux. Si bien que l'on ne saurait lui contester la prétention à la scientificité qu'il revendique, dès l'instant qu'on sait que le terrain d'investigation qu'il pénètre volontiers est bien celui de l'âme. Or, en cette matière et sur ce terrain mouvant, l'on ne peut connaître que ce que l'on porte en soi, et une démarche purement désintéressée prétendant à une pure objectivité est nécessairement, du point de vue de ce savoir romantique, vouée à l'échec. Seule une démarche participative et par là même compréhensive pourrait mener l'observateur à constater la profondeur et la complexité des phénomènes de la face nocturne de la nature humaine.

Ce n'est pas un moindre mérite que ce constat, surtout quand on sait qu'en 1829, comme le remarque Jennings avec raison, on ne dispose pas encore d'une parfaite connaissance du rapport qu'entretient le moi avec l'imagination symbolique, ni de la dissociation de la conscience, notions qui au fil du siècle ne s'imposeront qu'à grand peine. Il s'ensuit que la démarche de Kerner et des médecins qui, comme lui, au lieu de recourir à des moyens drastiques, (l'enfermement par exemple), donnaient libre cours aux potentialités psychiques des somnambules, n'était pas particulièrement fautive. Et puis s'agissant des phénomènes psychiques, l'on ne peut connaître que ce que l'on porte en soi. Or, il importe de se souvenir que la personnalité de Kerner ne doit pas seulement être éclairée par le médecin, mais aussi par le poète et le somnambule qu'il fut. Le fait qu'il ait connu si intimement l'univers magnétique, univers de nature à accentuer son attachement à l'exploration de la face nocturne de la nature, n'implique pas qu'il faille lui reprocher de manquer d'"objectivité", de ne pas avoir mis en doute les phénomènes de la vie intérieure de Frau Hauffe. De la nature et de la complexité du monde de l'âme, il restait pleinement conscient, notamment pour en avoir immédiatement ressenti l'activité ou, pour parler la langue de la *Naturphilosophie*, la productivité. Kerner est le premier et rare magnétiseur à avoir eu l'intuition, non seulement en tant que poète, mais aussi en tant que somnambule, de cette productivité de la vie intérieure. C'est pourquoi, avec Frau Hauffe, le problème de l'émergence de l'homme intérieur ne se pose pas pour lui en termes d'"objectivité", mais en termes de réalité, au demeurant suffisamment constatée et décrite par les magnétiseurs de son temps. Si, en dernière analyse, il fallait tenir compte du rapport magnétique comparé par Passavant au cordon ombilical qui relie le foetus à sa mère, la difficulté consistant à chercher à distinguer les intuitions de Frau Hauffe des idées de Kerner s'évacuerait d'elle-même et autoriserait une lecture tenant compte non pas seulement des influences mais aussi des projections de l'un et de l'autre membres du couple magnétique.

Si donc, à propos de l'âme, on ne connaît que ce que l'on porte en soi, le rapport magnétique établi entre Frau Hauffe et Kerner est le domaine privilégié tout aussi bien des projections que des souvenirs. Lieu poétique par excellence, car ce domaine permet de relier entre eux le passé le plus ancien et le futur le plus éloigné, le monde-archétype - pour lequel le magnétiseur et le somnambule ont de la nostalgie- et le monde dernier qu'ils pressentent l'un et l'autre. Selon Novalis, également cité par l'auteur de *La Voyante de Prevorst* :

> Rien n'est plus poétique que le souvenir (la mémoire) et le pressentiment, ou la représentation du futur. Il y a un présent spirituel qui identifie par dissolution l'un et l'autre. Et ce mélange est l'élément, l'atmosphère du poète.

La complexité du rapport magnétique ne doit pas occulter la complexité de la vie intérieure. Pour Frau Hauffe comme du reste pour bien d'autres somnambules, avant et après elle, la vie magnétique ou intérieure se présente comme une échelle comportant des degrés, le premier étant celui dans lequel Frau Hauffe vivait en permanence. Sous l'apparence de l'homme éveillé, elle était pourtant absente au monde. Il s'agit d'un état à la faveur duquel rien ne permet de diagnostiquer un état de magnétisme, qui cependant en est un, sans que le "somnambule" lui-même en ait conscience. Le deuxième degré est celui du "rêve magnétique". Il correspond à l'état des hommes qu'on tiendrait pour des personnes présentant les symptômes de la démence. Le troisième degré est celui de la clairvoyance moyenne ou du semi-somnambulisme (*halbwach*). Chez Frau Hauffe, cet état se caractérise par l'acquisition spontanée de la langue intérieure qu'elle savait non seulement parler, mais écrire également. Le quatrième degré enfin correspond à celui du sommeil lucide ou de la clairvoyance pure (*Schlafwacher Zustand*). C'est un état de somnambulisme à la fois profond et parfait. Frau Hauffe y acquiert la faculté de la sagesse médicale. Elle peut se prescrire elle-même des remèdes aussi bien pour elle que pour autrui.

De cet état, Kerner peut écrire qu'on ne devrait pas l'appeler sommeil, car il est l'état de la veille la plus claire. Il correspond au lever du soleil le plus intime et le plus éclairant qui soit. Ce quatrième degré de l'échelle magnétique de Frau Hauffe est donc la manifestation de l'homme intérieur véritable qui, pour s'appréhender lui-même et appréhender le monde, n'a pas besoin de faire appel aux instruments habituels de la connaissance. Concepts, déductions, définitions et systèmes que l'homme habituel fait intervenir pour parvenir à la connaissance de lui-même et du monde ne sont pas l'apanage de l'homme intérieur pour qui, cependant, le monde s'éclaire. L'homme intérieur *naît* au monde qu'il *connaît* comme à la faveur d'un éclair fulgurant, semblable à celui qui devrait frapper le regard de l'homme paradigmatique qui fut en relation intime avec la nature. Celle-ci ne voilait à celui-là ni ses lois, ni ses archétypes. On croirait retrouver ici l'auteur de la "mystique de la lumière". Adoptant un schéma anthropologique à trois termes, pareillement à la plupart des Romantiques, F. Hauffe nous révèle, en état de clairvoyance, le rapport qui régit le corps, l'âme et l'esprit de la manière suivante :

> L'état de somnambulisme est la vie intérieure ou l'activité de l'homme intérieur. Il contient la preuve de la survie et de l'union future. Il s'agit chez l'homme de cette activité intérieure, en sommeil à l'état normal de santé. Cet homme intérieur est au repos notamment chez ceux dont la vie a pour centre le cerveau, qui ne remarquent que rarement quelque chose de leur vie affective (*Gefühl*) ou de leur voix intérieure (...). L'état de clairvoyance suscité par des manipulations magnétiques est un remède sûr, car dans la clairvoyance (*Hellschlafwachen*), l'homme intérieur émerge totalement et entrevoit l'homme extérieur, phénomène qui ne se produit ni dans le sommeil ordinaire ni dans le rêve. Il s'agit là de la veille la plus lucide, car l'homme intérieur, spirituel, vit alors en toute liberté et indépendamment du corps. c'est pourquoi je voudrais volontiers appeler le somnambulisme la manifestation de l'homme intérieur ou l'état de veille spirituelle de l'homme. Cet état de veille spirituelle n'a cependant lieu qu'en ces moments où le dormeur se perd en lui-

> même ou, (à l'inverse), sort de lui-même. En ces instants, donc, l'esprit se libère complètement et peut alors se dissocier de l'âme et du corps pour aller où il désire, tel un rayon de lumière. Le dormeur est alors certainement incapable de toute action impie, quel que soit le degré de pureté de son âme ; il ne peut alors *ni* mentir *ni* tromper. C'est le troisième degré de la clairvoyance. Le second degré du somnambulisme, inférieur au précédent, est l'émegence totale de l'homme intérieur, à la fois de l'âme et de l'esprit et non pas seulement de l'esprit comme dans le cas du troisième degré. Il y a un palier encore inférieur, dans lequel l'âme est unie à l'esprit. L'homme n'y est point au degré de la vision spirituelle pure, l'âme étant plus ou moins impure. Une âme tout à fait pure est certes difficile à trouver. Le degré le plus bas, le premier degré du somnambulisme, je le tiendrais pour un état d'excitation du système nerveux. C'est un état qu'on rencontre plus ou moins dans la vie ordinaire.

Cette longue citation, dont notre voyante est l'auteur, a le mérite de retracer le parcours et le cheminement spirituel du somnambule et de sa quête de l'homme intérieur. Elle a pour trait caractéristique de nous présenter l'échelle de progression de l'état magnétique d'une manière originale et intéressante. Commençons par la fin. L'originalité de cette échelle consiste en ce qu'elle est à rebours des autres échelles décrites en général par les magnétiseurs, même quand ceux-ci déclarent détenir leurs informations directement de leurs sujets somnambules. La forme directe du discours de Frau Hauffe, tel que Kerner nous le rapporte textuellement, nous place immédiatement dans la position privilégiée de l'expérimentateur lui-même. Pour la première fois dans l'histoire du mesmérisme, une somnambule nous informe directement de sa progression sur l'échelle du somnambulisme, ce qui n'est pas le moindre intérêt du passage longuement cité. Il convient, d'autre part, de souligner les prétentions didactiques qui s'expriment à travers le mode d'exposition des différents degrés de somnambulisme.

Mais il y a plus. Que l'échelle des degrés de somnambulisme soit présentée à rebours des échelles auxquelles la littérature mesmérienne nous a habitués jusqu'ici, voilà un fait qui n'est pas sans signification. De son propre point de vue -celui d'une somnambule- Frau Hauffe nous parle, et il n'y a rien de surprenant à ce qu'elle commence par le degré dans lequel elle se situe : C'est en état de clairvoyance qu'elle pronocait les paroles déjà citées. Et ce n'est pas un hasard si elle évoque le plus haut degré du somnambulisme beaucoup plus longuement que les autres ; pour le thérapeute et l'expérimentateur de Weinsberg, cet état suprême du somnambulisme qui est, pour reprendre l'expression de Frau Hauffe, celui de "la manifestation de l'homme intérieur", est souvent connu de la voyante de Prevorst. Comme l'écrit Kerner, il s'agit d'un état de "suppression de toute isolation". Etat de l'homme parvenu pour ainsi dire à la réalisation de sa nature spirituelle, le somnambulisme de Frau Hauffe permet de mettre en évidence, dans le laboratoire de Weinsberg, les intuitions du poète du "conte de la lumière".

On se souvient que dans sa lettre à Uhland du 26 novembre 1812, Kerner procédait au rapprochement de l'état de somnambulisme et de celui de l'homme *post mortem.* C'est en des termes analogues qu'il nous brosse le portrait de sa somnambule :

> De ses yeux jaillissait une lumière spirituelle toute singulière qui frappait aussitôt tous ceux qui la voyaient, fût-ce brièvement. Elle-même était à tout égard plus un esprit qu'un homme. Si on voulait la comparer à un être humain, on pourrait dire qu'elle était un homme à l'article de la mort, maintenu par on ne sait quel lien dans un état entre la mort et la vie, un homme qui était capable de voir dans le monde se trouvant devant lui plus que dans celui qui est derrière lui.

Aussi analogue à la mort qu'il puisse être, le sommeil magnétique est en tout cas, déjà pour l'auteur de la lettre, une "émergence de l'esprit" (*Heraustreten des Geistes*) qui quitte le corps, ainsi que c'était le cas pour Serpentin dans le "conte de la lumière" où il s'agissait d'entrer en commerce intime avec l'esprit de la nature (*Geist der Natur*). Or, Frau Hauffe, ainsi qu'elle nous l'a appris elle-même, possède cette faculté de l'émergence de son être intérieur -faculté en repos chez ceux dont la vie est centralisée dans le cerveau. Il reste à voir comment se manifeste le commerce intime du sujet expérimental de notre magnétiseur avec l'esprit de la nature, plus tard avec le monde des esprits :

> Dans le commerce intime avec la nature, on peut être conduit à ressentir dans les profondeurs [de la terre] l'existence des métaux et des eaux, voir le futur, les esprits, etc., bref, à reconnaître tout ce qui est voilé en face de l'esprit à cause de ce qui n'existe que pour soi, à cause du bastion du corps, solide et emmuré, c'est-à-dire la santé, cet état qui est la norme et la loi de la vie terrestre.

Ces lignes qui sont celles du poète, nous les retrouvons presque mot pour mot dix-sept ans plus tard chez l'expérimentateur de Weinsberg :

> L'esprit de toutes choses dont nous n'avons dans notre état aucune notion lui [F. Hauffe] était sensible et avait une influence sur elle. En particulier, il en était ainsi pour l'esprit des métaux, des plantes, des hommes et des animaux. Toutes les substances impondérables et même les différentes couleurs du rayon lumineux produisaient sur elle des effets spéciaux. La matière

électrique, quand elle n'était plus visible ni sensible pour nous, l'était pour elle. Ce qui est certes incroyable c'est que même la langue humaine écrite était pour elle sensible.

De cette confrontation des textes, nous pouvons tirer certaines conclusions décisives pour notre connaissance de l'oeuvre kernérienne, mais aussi et surtout pour ce qui concerne l'examen de l'évolution conjointe du mesmérisme et de la *Naturphilosophie*. Il apparaît, à l'évidence, qu'il n'y a nulle rupture entre le poète et l'expérimentateur. Bien au contraire, il y a une continuité dans la manière de se représenter le monde, et la démarche mise en oeuvre : observation et expérimentation ont guidé les premiers pas de Kerner pour pénétrer le mystère de la métamorphose des insectes, pour appréhender le monde de la face nocturne de la nature. La volonté d'explorer le monde de l'âme, en particulier, l'intérêt porté au phénomène de la métamorphose chez les insectes et chez l'homme découlent d'un besoin d'affirmer la continuité de l'univers et d'embrasser dans un même mouvement de synthèse, sur le mode de la poétique ou sur celui de l'expérimentation, l'esprit et la nature. De cette intuition qui, pour nous, constitue le trait essentiel de la *Naturphilosophie*, Kerner ne s'est jamais départi.

Ce que la poésie désire, la science le réalise. Voilà une formule qui s'applique non seulement à la personnalité du magnétiseur de Weinsberg, mais aussi à la plupart des philosophes de la nature de l'ère romantique, notamment ceux qui ont pris pour axe de recherche le domaine de la face nocturne de la nature, comme G. H. Schubert à qui Kerner doit beaucoup. Quant à l'importance de la confrontation des textes cités relativement à l'évolution conjointe du mesmérisme et de la *Naturphilosophie*, elle réside dans le fait que le mesmérisme se fond entre 1812 et 1829 dans le courant général du Romantisme. L'on n'envisage plus de parler du magnétisme animal sans faire référence à la vision du monde selon la *Naturphilosophie* et sans parler le même langage qu'elle. Mais ces remarques ne doivent pas nous éloigner du problème qui nous occupe ici et qui consiste à savoir comment, à Weinsberg, Frau Hauffe entre en relation avec l'esprit de la nature.

### Le *Nervengeist* ou la substance spirituelle des nerfs

Fondamentale est la notion de *Nervengeist* pour la compréhension de la vie intérieure de Frau Hauffe et du rapport qui s'établit entre son être intérieur et l'ensemble de la nature est la notion de *Nervengeist* ou substance spirituelle des nerfs. Expression en apparence contradictoire, mais quiconque connaît la théorie de la *Geistleiblichkeit* ou corporéité spirituelle selon Oetinger saura qu'il s'agit d'une volonté de réconcilier le monde de l'esprit et celui de la matière, celui du ciel et celui de la terre. Selon le magnétiseur de

Weinsberg, la notion de *Nervengeist* est de la propre invention de son sujet expérimental. Nous rencontrons une expression voisine chez Jung-Stilling (1740-1817), celle de la substance lumineuse (*Lichtwesen*), conçue comme élément intermédiaire entre l'esprit et la matière. Cette substance lumineuse et éthérée est en correspondance avec l'éther, que Jung-Stilling substitue au "magnétisme animal" de Mesmer. Pour le théoricien de la science des esprits, la substance lumineuse est le véritable principe vital de toute organisation animale ; à ce titre, elle est identifiée à l'âme (*anima animans*). A l'état ordinaire, elle est partout présente dans les limites du corps qui la contient. Néanmoins, elle a la faculté de s'élever au rang des anges, de même qu'elle peut être rabaissée au rang du diable. Sous ce rapport, elle est un citoyen du monde des esprits avec qui elle peut entrer en relation. A l'état de somnambulisme, la "substance lumineuse", que Jung-Stilling appelle ainsi à la suite de Maître Eckhart notamment, pour qui elle est "étincelle divine" (*der göttliche Funke*) est perçue comme un corps de lumière de couleur bleu-azur, cernant l'ensemble du corps, semblablement à une aura.

Le *Nervengeist* de Frau Hauffe n'est pas tout à fait la même chose que la substance lumineuse des nerfs selon Jung-Stilling. C'est à travers le *Nervengeist*, déclare Frau Hauffe, que l'âme est reliée au corps et celui-ci au monde. Chez elle, le *Nervengeist* se dégage sans peine de l'âme et des nerfs ; c'est ce qui est à l'origine de son état "anormal". Après la mort, il accompagne l'âme et il est indestructible. C'est grâce à lui que l'âme constitue une enveloppe éthérée autour de l'esprit. La mort n'arrête pas sa croissance et c'est grâce à lui que les esprits du monde intermédiaire ou du monde hadésien, dont nous aurons à nous occuper plus loin, reliés à une substance particulière existant dans l'air, produisent des sons leur permettant de se faire entendre par les hommes. Grâce à lui encore, ces esprits se rendent capables de suspendre les lois de la pesanteur et de faire mouvoir les corps à leur guise, de même qu'ils peuvent se faire sentir par nous. Pour notre magnétiseur, le *Nervengeist* comme beaucoup d'espèces de gaz est invisible à notre oeil de chair. Mais il fait partie, en tant que substance éthérée, des potentialités (*Potenzen)* de la nature non pas physique, mais organique. Il possède en lui-même la plus grande énergie, la force la plus élevée en intensité. Non seulement le médecin le fait intervenir, voire le rend responsable, en tant que potentialité de l'organisme humain, dans la contraction musculaire, mais il le voit, plus tard, à l'oeuvre dans le phénomène des fameuses tables tournantes. Le *Nervengeist* entre dans la constitution de l'organisation humaine et fait dès lors partie du schéma anthropologique de Kerner, qu'adopteront d'autres magnétiseurs et philosophes de la nature comme Eschenmayer (1768-1852).

Il s'agit donc d'une énergie psychique complexe, qui sans être identifiée à l'âme, en est cependant l'aspect le plus important. Par son dynamisme, et grâce à son caractère organique indestructible, il évoque ce "noyau infracassable" de l'auteur de *Clara*. Si chez l'homme ordinaire, à l'état de veille, le *Nervengeist* est maintenu lié, chez la voyante de Prevorst, au contraire, il se dégage ou se délie avec facilité, si bien que toutes les propriétés et tous les pouvoirs que renferment les substances naturelles, n'ayant aucun effet sur un *Nervengeist* lié, deviennent sensibles et produisent même des secousses sur le système nerveux de Frau Hauffe, (dont le *Nervengeist* est particulièrement délié). C'est de cette manière que les éléments ou les esprits élémentaux, pourrait-on dire, des minéraux, métaux, plantes et organismes animaux, produisent sur notre visionnaire des effets en proportion de chacune de leurs propriétés respectives. Le *Nervengeist* intervient donc comme une extension des pouvoirs qu'on appellerait aujourd'hui paranormaux, déjà attribués par G. H. Schubert dans sa *Symbolique du rêve* au système nerveux ganglionnaire ou sympathique. Pour Eschenmayer, le *Nervengeist* seul est la potentialité vitale qui opère tout, aussi bien dans l'âme que dans le corps. Lui seul a une double appartenance ; il appartient à la nature physique et à la nature spirituelle à la fois et c'est grâce à lui que le rapport réciproque entre l'âme et le corps reçoit son fondement.

Rendant compte de l'importance de la découverte du *Nervengeist* pour les études psychologiques, dont il était lui-même l'un des plus grands promoteurs à l'ère romantique, Eschenmayer affirme que sans lui, la physiologie elle-même demeurerait incompréhensible, et seul le somnambulisme le laisse apparaître dans toute son ampleur. On comprend mieux le propos du philosophe de la nature si l'on sait que pour lui, déjà en 1822, physiologie et psychologie devaient marcher en commun, notamment pour éclairer les phénomènes du magnétisme animal. Le disciple d'Eschenmeyer, Heinrich Werner, identifie le *Nervengeist* au principe vital formateur (*das bildende Lebensprinzip*) qui anime l'organisme humain et qui, d'une certaine manière, évoque le *Bildungstrieb* ou instinct formateur de Schelling. Heinrich Werner définit le *Nervengeist* par référence à la *Naturphilosophie* du premier Schelling. Le *Nervengeist* est pour lui le lien (*das Band*) qui relie entre elles les trois potentialités du schéma anthropologique traditionnel : esprit, âme et corps. C'est une force supérieure, un lien vital d'origine divine qui maintient et enserre tout étant (*Seiende*), elle anime toute chose. Le *Nervengeist*, parcelle de l'âme universelle, doit être mis en rapport avec le "magnétisme animal" dont il peut être envisagé comme une nouvelle appellation proposée cette fois, c'est-à-dire dans le cas de Frau Hauffe, non pas selon la perspective d'une élaboration théorique, mais selon celle d'une intuition immédiate s'enracinant dans l'état de somnambulisme, donc vécue expérimentalement. C'est toute la différence qui sépare un Mesmer -dont les efforts se sont épuisés à édifier une théorie- d'un Kerner disposant de l'expérience vécue de l'homme magnétique, puis de toute une littérature théorique sur le magnétisme animal, domaine où il pénètre avec assurance en se plaçant dans une perspective expérimentale.

L'idée de *Nervengeist* résume donc non seulement la théorie du "magnétisme animal", mais aussi et surtout sa fusion dans le cadre, beaucoup plus vaste et général, de la *Naturphilosophie*. Cette idée correspond également au désir, ressenti par les âmes de l'époque, de se réapproprier le pouvoir et le savoir détenus par les humains d'un monde paradisiaque ayant précédé la grande confusion babélienne, pour reprendre ici une expression de G.H. Schubert. Ce monde des correspondances et des influences sympathiques, de l'union sacrée du ciel et de la terre, de l'esprit et de la nature, l'homme peut le retrouver dès cette vie à la faveur de l'émergence de l'homme intérieur, c'est-à-dire quand le *Nervengeist* se libère de l'emprise du corps.

Clé d'explication de tous les phénomènes de la face nocturne de la nature, le *Nervengeist* relie entre eux non seulement les différents ordres constitutifs de la nature humaine, mais aussi celle-ci à la nature visible d'une part, à la nature invisible d'autre part, au monde naturel et au monde spirituel. De la complexité de cette "quatrième" dimension constitutive de l'anthropologie kernérienne, Franz von Baader laisse entendre qu'elle s'inscrit en droite ligne dans la tradition hermétique d'inspiration paracelsienne et böhméenne :

> Ce que Paracelse, notamment, appelle esprit astral, J. Böhme corps spirituel de teinture et la voyante de Prevorst *Nervengeist* est la même chose que ce que les Anciens entendaient par les esprits animaux, au pluriel, car il s'agit là toujours d'un complexe ou d'une pluralité de potentialités, ou de principes vitaux secondaires (en tant que principes vitaux auxiliaires) sans quoi aucune vie n'existe ni ne se maintient. La philosophie hébraïque en recherchait l'origine en Dieu lui-même.

Si le *Nervengeist* est complexe, complexes sont aussi les phénomènes qu'il engendre. Aussi n'est-il pas surprenant que la complexité du *Nervengeist* trouve son prolongement dans le rapport magnétique qui relie Frau Hauffe à son thérapeute. En effet, si le magnétisme animal est le terrain privilégié des influences subtiles mutuelles, il n'est pas exclu, il est même nécessaire, qu'elles impliquent le monde des représentations et du magnétiseur et de la somnambule. D'autant qu'avec Frau Hauffe nous avons affaire à une somnambule qui, selon Eschenmayer, se distingue des somnambules "ordinaires" si nombreuses à l'époque. La lecture de pensées, le don d'ubiquité, la transgression des lois de la pesanteur, du temps et de l'espace, le dédoublement, la lecture de documents par le creux épigastrique, voilà autant de phénomènes offrant un intérêt particulier pour le parapsychologue. Ce qui nous laisse supposer que dans le cadre précis du rapport magnétique, avec tout ce que cette notion recouvre comme lieu d'influences mutuelles, des idées, des représentations, ont pu traverser le réseau complexe constitué par les *Nervengeister* du magnétiseur et de la somnambule. Par conséquent, on pourrait penser, sans pour cela remettre nécessairement en question l'authenticité des faits observés et rapportés par l'expérimentateur de Weinsberg, que l'un et l'autre, c'est-à-dire le magnétiseur et la somnambule, sont placés sous le sceau d'Apollon, le dieu des poètes, des voyants et de la médecine.

Dans ses états de somnambulisme parfait, ou de ce que Kerner appelle aussi "l'extase pythique", il arrive à la voyante de Prevorst de parler en vers, usant ainsi du mode de discours le plus jaillissant, mais aussi le mieux agencé. Déjà G. H. Schubert avait évoqué dans sa *Symbolique du rêve* (1814) l'existence en nous du "poète caché". D'autres magnétiseurs ont observé ce phénomène fort ancien. Selon Passavant, les pythies énonçaient leurs formules extatiques en hexamètres :

> là où la langue se dégage de la simple communication de concepts et se constitue en poésie grâce à la mise en évidence d'intuitions supérieures, elle ne peut plus se passer de l'agencement du discours si elle ne veut pas dégénérer en dithyrambe sauvage. Elle évolue en oeuvre organique et toutes les manifestations organiques de la vie ont une facture rythmique.

Pour Passavant, de même que les traits du visage du somnambule gagnent en noblesse, de même sa langue, elle aussi, fait l'objet d'une transfiguration. Elle accède à une dignité nouvelle inconnue jusque là. La langue -l'organe- du somnambule devient analogue à un instrument de l'âme parfaitement accordé, comme l'est au demeurant l'ensemble du système nerveux s'accordant au rythme secret de l'univers et de toutes ses dimensions. En vertu de cet accord parfait qui fait correspondre l'univers et l'âme, le macrocosme et le microcosme, l'âme est promue au rang de reflet de l'univers. Dans ce contexte doit être accordé à la voyante de Prevorst un brevet d'invention pour avoir conçu un instrument qu'elle baptisa "l'accordeur des nerfs" (*Nervenstimmer*). Conçu et décrit en état de sommeil magnétique, il n'est pas sans évoquer le baquet mesmérien.

## La langue intérieure et la quête du centre

Or, ce n'est pas tant dans la faculté poétique que réside l'un des phénomènes les plus intéressants de la vie intérieure de Frau Hauffe. C'est davantage dans la langue spécifique qu'elle appelle sa "langue intérieure" (*innere Sprache*). Non seulement elle parle cette langue à l'état magnétique mais elle l'écrit également. Il semble qu'il s'agisse d'une langue présentant quelque ressemblance avec celles d'Orient. On croirait déceler ici une certaine attirance à l'égard de l'enquête philologique et mythologique que le couple magnétique (Frau Hauffe et Justinus Kerner) aurait partagée avec toute l'époque. Ou plutôt la fascination d'une quête des origines, ou encore celle d'un retour à ce moment privilégié où, entre Dieu, l'homme et la nature, la transparence n'était pas encore brouillée. Car la "langue intérieure" de notre somnambule présente bien des points communs avec la *Ursprache* selon Johann Gottfried Herder. Pour l'expérimentateur de Weinsberg, cette langue n'est pas sans analogie avec les langues orientales, alors que pour la somnambule, il s'agit là d'un idiome que la nature elle-même a déposé en elle. C'est une langue qui aurait quelque ressemblance avec celle qui fut parlée du temps de Jacob. Elle présenterait un caractère universel, en ce sens qu'elle serait donnée en partage à tous les hommes.

En cette langue, Frau Hauffe peut exprimer ses sentiments les plus intimes et, quand elle veut en rendre compte en Allemand, il lui faut procéder à une traduction. Cette langue, pense-t-elle, ne vient pas de sa tête, mais, étant le moyen d'expression de la vie intérieure, elle vient de la région épigastrique. Chaque mot qu'elle écrit dans cette langue est pourvu d'un nombre, car pour elle, lettres et nombres sont intimement liés. Si les mots écrits rendent compte de la propriété des choses, les nombres eux, en déterminent la valeur, voire la profondeur du sens :

> Le mot auquel je n'attribue pas un signe numérique a pour moi peu d'importance ; il exprime certes la chose, mais sans [en indiquer] le sens profond. Dieu sans signe numérique signifie pour moi simplement Dieu, mais pourvu de signes numériques il exprime pour moi la totalité de l'essence divine. Il est pour ainsi dire éclairé par les nombres, on est introduit dans sa profondeur. Les nombres sans les caractères sont pour moi, au fond, plus sacrés que les mots. Mais pour les choses insignifiantes, l'on n'a pas besoin de nombres [...].

On serait tenté de repérer ici les germes d'une arithmosophie, solidaire d'une théosophie propre à cette somnambule éprise de sens et animée par le désir qu'elle partage probablement avec l'expérimentateur de Weinsberg. Désir qui consiste à scruter les mystères de l'homme, de la nature et de Dieu. Hélas, Frau Hauffe ne peut nous fournir la clé nous permettant de *déchiffrer* l'alphabet de sa langue intérieure !

Contrairement à la langue intérieure de la somnambule, nos langues modernes, ainsi que le constate l'expérimentateur, ne sont pas assez appropriées pour rendre compte des faits de la vie intérieure. Tout au plus sont-elles adaptées à traduire les mouvements de la "vie intellectuelle" et c'est la raison pour laquelle nous avons du mal à y trouver des mots pour exprimer des choses et des sentiments qui plongent leurs racines dans bien d'autres sphères. S'il est vrai que ce qui vaut pour la langue le vaut aussi pour la science, il nous faut nous remémorer ici le songe qu'a eu Kerner, alors étudiant à Tübingen, mettant en scène ce cerf aux pattes de cigognes réclamant que lui soit trouvée une place dans la taxinomie linnéenne. Si cette créature est naturelle, naturelle l'est aussi la langue intérieure de Frau Hauffe. Il n'est dès lors pas pour surprendre que le poète et expérimentateur puisse applaudir à l'acte créateur -en lui-même poétique- de sa somnambule. De même qu'il n'est pas pour surprendre qu'il revendique l'excellence et le primat de la langue intérieure. Langue des origines de l'humanité primordiale, cette langue naturelle (*Natursprache*) présente bien des similitudes avec les langues parlées en Orient, lesquelles ne sont pas autre chose que des résidus de l'*Ursprache* de l'humanité déchue. Les philologues d'alors n'y ont-ils pas repéré ici et là des éléments dérivant du copte, de l'arabe et de l'hébreu ? La langue intérieure de Frau Hauffe n'est pas seulement la langue de l'intériorité, elle est également celle de l'intimité, car, en état magnétique, la somnambule ne fait référence à aucun titre un tant soit peu conventionnel pour s'adresser à son interlocuteur : seul le tutoiement est de rigueur. Quand elle parle en allemand en état de somnambulisme, faut-il le rappeler, Frau Hauffe ne fait que se livrer à un exercice de traduction. Sa langue intérieure est une variante de la langue de la vie contemplative. Elle n'est pas seulement le privilège des seuls somnambules, mais aussi des contemplatifs, mystiques et visionnaires. L'expérimentateur connaît bien l'exemple de Jacob Böhme qui, précise-t-il, inventa toute une série de mots qui lui sont propres. Pour la voyante de Prevorst, cette langue intérieure n'est pas sans rapport avec le monde spirituel car elle est une propriété inséparable de l'âme.

La langue intérieure est le moyen d'expression de l'âme au moment précis où celle-ci se contemple et contemple le monde sous son aspect véritable. Elle accompagne l'âme dans le monde des esprits. Car, en fait, douée d'une faculté plastique, l'âme est l'instance qui gouverne l'homme et qui forme elle-même son corps dans le monde des corps subtils et spirituels, tel un peintre virtuose esquissant son autoportrait. En ces instants de contemplation, très fréquents chez la voyante de Prevorst, tout voile et toute cloison que l'homme s'est dressés entre lui et le monde -par exemple, la barrière linguistique- se trouvent abolis. Dans un souci de précision et de cohérence, Frau Hauffe enseigne que les esprits, dans leur monde, n'ont pas tous besoin de parler cette langue de la contemplation, car si d'aucuns y ont recours, d'autres, par contraste, en sont dispensés et procèdent seulement à la lecture des pensées. Tout dépend du degré de progression et des énergies spirituelles de chacun : là-bas, tout comme ici, la progression est de règle.

Au-delà de l'effort contemplatif et créateur tenant du prodige qu'elle suppose, la langue intérieure, rappelons-le, pourrait être mise en rapport avec les recherches philologiques et mythologiques entreprises à l'époque. On pourrait y voir la contribution du couple magnétique à l'archéologie des langues. Plus que d'une enquête, c'est d'une quête des origines et des heures stellaires de l'humanité première qu'il s'agit. Dans un contexte thérapeutique, on ne saurait passer sous silence sa fonction symboliquement sotériologique. Non seulement la langue intérieure élève la voyante de Prevorst au rang de collaboratrice à l'entreprise philologique de son temps, mais elle la replace symboliquement dans la situation centrale de l'humanité primitive. Situation centrale, en ce sens qu'elle confère à Frau Hauffe le pouvoir et le statut d'être intermédiaire entre le ciel et la terre, entre le monde spirituel et le monde matériel. Un tel statut de médiatrice, que la langue intérieure confère à cette visionnaire, la fait participer à l'oeuvre et au temps de la création. Plus précisément, ce statut lui permet de réactualiser l'acte exemplaire de la Création (Jean 1,1). Frau Hauffe est une malade assoiffée d'*être*, de *vie*, d'*esprit*. Cette soif fait naître en elle le désir d'abolir le chaos dans lequel sa longue et inclassifiable maladie l'a plongée. Ainsi que l'écrit Mircéa Eliade :

> désirer réintégrer le Temps de l'origine, c'est désirer aussi bien retrouver la *présence des dieux* que récupérer le *Monde fort, frais et pur,* tel qu'il était *in illo tempore.* C'est à la fois une soif du *sacré* et une nostalgie de l'*Etre.* Sur le plan existentiel, cette expérience se traduit par la certitude de pouvoir recommencer périodiquement la vie avec le maximum de "chances". C'est, en effet, non seulement une vision optimiste de l'existence, mais aussi une adhésion totale à l'Etre.

La quête du centre qui, dans le cas de notre somnambule, correspond à l'abolition du chaos et à la reconquête de la dignité de l'humanité originelle, va de pair avec l'expérience contemplative de la voyante de Prevorst. Celle-ci a pu rendre compte de sa quête en traçant à main levée des figures parfaitement circulaires, qu'elle a appelées "cercle vital" et "cercle solaire". Ces figures, faut-il le préciser, ne sont pas conçues mais ressenties par elle, notamment dans la région de l'épigastre, leur centre étant le creux épigastrique. Au même titre d'ailleurs que la langue intérieure et l'arithmosophie de Frau Hauffe, elles ont un rapport immédiat avec son univers psychique et ses différents états contemplatifs. Comme le suggère L.B. Jennings, ils correspondent à un désir inconscient d'exorciser le chaos et de créer un autre ordre, ce qui va dans le même sens que nos analyses sur la langue intérieure. Les cercles vital et solaire sont pour l'essentiel des calendriers de forme circulaire, pourvus d'inscriptions empruntées à sa langue intérieure. Ils rendraient compte, selon Jennings, d'une sorte de cosmogonie. Mieux vaudrait parler d'une bio-cosmogonie, car les sphères proposées par la somnambule nous semblent, dans un élan de synthèse, correspondre à une tentative de figurer, voire préfigurer sa situation dans le monde, en même temps que les rapports qui unissent sa propre destinée en tant que microcosme à celle de l'univers ou macrocosme. N'est-ce-pas, en tout cas, dans les arcanes d'une telle bio-cosmogonie -qui trouve sa traduction concrète dans cette bio-cosmographie que sont les sphères solaire et vitale- que Frau Hauffe a prévu, trois mois et trois jours à l'avance, sa mort survenue le 5 août 1829 ? L'idée de la circularité de l'univers intérieur ou, si l'on veut, du monde de l'âme, ne fait pas défaut chez d'autres somnambules, sans pour autant être élevée à un tel rang bio-cosmogonique. Bien qu'ils semblent évoquer, à l'évidence, les *mandalas* décrits par C.G. Jung, les cercles solaire et vital de Frau Hauffe résistent à toute tentative d'interprétation, en raison de l'impossibilité dans laquelle nous nous trouvons de déchiffrer les signes, caractères et symboles si énigmatiques de cette langue intérieure.

# CHAPITRE III

## JUSTINUS KERNER, FRAU HAUFFE ET LE MONDE DES ESPRITS

Nous avons tenté de mettre en lumière ce qui nous a semblé représenter les aspects les plus caractéristiques de la vie intérieure de Frau Hauffe. S'il est vrai qu'on rencontre certains d'entre eux chez d'autres somnambules de son temps, on ne les rencontre pas tous ensemble exprimés avec la même précision et la même cohérence. C'est dire qu'en matière de vie intérieure, la prudence, la défiance à l'égard de toute perspective systématique, de tout effort de construction théorique, sont une règle à laquelle le magnétiseur de Weinsberg se montre particulièrement attaché. Procéder autrement eût été une entreprise trop ambitieuse, en tout cas hasardeuse, à une époque où la psychologie des profondeurs en était encore à son stade embryonnaire et ne disposait en conséquence, ni de concepts, ni de balises, ni de contours précis. Plus qu'à une science quantitative, c'est à une science qualitative que Kerner semble attacher une grande importance. Là est sans doute la raison pour laquelle nous avons renoncé, à notre tour, à nous lancer dans une entreprise trop généralisante, ce qui aurait occulté ce trait majeur de l'optique kernérienne, celui de la science qualitative et, de surcroît, aurait pu donner lieu à l'évanouissement du cas de Frau Hauffe dans un tissu inconsistant de généralités.

Cependant, les phénomènes paranormaux, eux aussi constitutifs de la vie intérieure de Frau Hauffe et susceptibles d'être cernés à la lumière d'un dénominateur commun, comme la faculté de prévision, la seconde-vue, la vision de soi ou le phénomène du dédoublement, n'ont été évoqués que de manière allusive, au passage, pour la raison que déjà la littérature mesmérienne du temps s'en est largement faite l'écho. Or, l'intention de Kerner a précisément consisté à s'en démarquer. Le souci de cohérence et la démarche explicative conduisent Frau Hauffe à postuler l'existence d'un *Nervengeist* à l'oeuvre dans tous ces phénomènes. Ce n'est qu'en observant, en profondeur, un cas de somnambulisme *sui generis* qu'on peut prétendre faire oeuvre de science qualitative. Les phénomènes psychiques, dont on a déjà relevé le caractère complexe, peuvent revêtir, chez une même personne, plusieurs modalités d'expression. Chaque état d'âme diffère de l'autre, et Frau Hauffe nous a appris elle-même qu'elle "voit" plus qu'elle n'en dit. Vision immédiate, la vision de l'homme intérieur a certes du mal à s'accommoder de nos langues usuelles. Ce qui rend nécessaire l'adoption de moyens spécifiques pour exprimer l'état dans lequel l'âme vit l'expérience d'elle-même et du monde qu'elle contemple.

Un trait que notre somnambule a en commun avec la plupart des philosophes de la nature consiste en ce que, ensemble, ils attachent le plus grand prix au caractère concret, pour ne pas dire objectif, de l'expérience immédiate. Pas moins qu'eux, Frau Hauffe n'est assoiffée de l'Etre dont ni l'esprit, ni la matière ne sont en mesure de rendre compte. Seule l'union harmonieuse des deux donne consistance au réel. Sans la prise en considération de ce postulat, aucun phénomène de la vie intérieure de la somnambule ne nous serait intelligible. Le monde des esprits en est un. Ainsi qu'on l'a vu, Frau Hauffe, est comme Kerner, placée sous le signe d'Apollon qui dispose de trois cordes à son arc : poésie, médecine et faculté visionnaire. Nous avons tenté d'analyser les facultés poétique et thérapeutique dont se prévaut F. Hauffe. Il convient à présent d'examiner le troisième aspect du triptyque apollonien dont elle a le bénéfice : la faculté visionnaire.

### F. Hauffe et le monde des esprits

Y a-t-il un Dieu ? - Oui, il y a un Dieu ! - Y a-t-il des esprits ? - Oui, il y a des esprits ! Ce sont là les éléments d'un dialogue noué entre Kerner et Frau Hauffe. Ce type de dialogue, dans un contexte spirite, est courant, voire classique. Mais n'anticipons pas. Nous sommes bel et bien dans un contexte mesmérien et romantique, point encore franchement spirite. S'informer sur l'existence, réelle ou supposée, d'un monde d'esprits en interaction plus ou moins concrète avec notre monde correspond à un désir qui chez l'homme n'est pas neuf. Plus proche de nous, le savant et théosophe suédois Emmanuel Swedenborg (1688-1772) passe pour un modèle du type visionnaire ayant noué des rapports avec un tel monde. Modèle original de l'eschatologie visionnaire, le monde des esprits selon Swedenborg mérite d'être exposé ici. Dans la seconde moitié du XVIIIème siècle, Swedenborg a fait l'objet en Allemagne d'un accueil controversé. Sa grande influence dans le sud de l'Allemagne, il la doit à celui qui l'y a introduit : Friedrich Christoph Oetinger. Ecoutons le "mage du Sud" :

> [Swedenborg] s'est rendu maître de son imagination par les mathématiques. Qu'on ne l'accuse donc pas de ne faire qu'imaginer [...]. Qu'on ne dise pas : nous avons Moïse et les prophètes, il est donc permis de ne pas le lire. Un homme désireux de s'instruire a-t-il le droit de négliger l'ouverture de nouvelles fenêtres sur le vrai ?"

Le monde des esprits tel qu'il est décrit par le visionnaire suédois en est une. Or, à quelles conditions un monde spirituel est-il possible, ce monde auquel Swedenborg s'est consacré depuis 1745 jusqu'à la fin de sa vie ? Il a pour fondement une interrogation sur les fins dernières de l'homme qui, à l'époque de Swedenborg, ne cesse de préoccuper les consciences. Tout le problème consiste à savoir quel sort sera réservé aux âmes défuntes, notamment en cette période qui sépare la mort du jour du jugement dernier. La théologie issue de la Réforme rejette certes la théorie de l'Eglise romaine du purgatoire, mais elle se contente de lui substituer l'idée vague et inconsistante d'un "sommeil des âmes". Comme l'écrit si bien Ernst Benz, la théorie de la vie future figure, dans la doctrine de l'orthodoxie de l'époque, comme un simple appendice historique de la théologie et n'ayant guère de fonction dans la pratique religieuse. Autant dire que cette "nuit de la mort" ou ce "sommeil des âmes" est, pour une conscience romantique, propre à figurer parmi les aspects de la face nocturne de la nature humaine. S'y investir correspond, ainsi que l'a déjà observé Oetinger, à poser les vraies questions ou, pour reprendre ici sa propre expression, à se prévaloir du droit de ne pas négliger "l'ouverture de nouvelles fenêtres sur le vrai". Pour le croyant, l'idée de la nuit de la mort n'est pas moins une source d'angoisse que la représentation d'un sommeil éternel.

L'état *post-mortem* de l'homme suscite donc des interrogations au moment où Swedenborg, en visionnaire et en herméneute, vient combler le vide laissé par les représentations traditionnelles de la vie future en proposant une perspective neuve, en reconduisant la conception des fins dernières de l'homme à sa source originelle et scripturaire. La théorie du monde spirituel, inséparable de l'état *post-mortem* de l'homme est comprise non pas comme un fait historique, mais comme un ensemble de processus métaphysiques vitaux à l'oeuvre dans la progression spirituelle de la nature humaine. A l'origine et à l'appui de cette reconstruction qui est en même temps une reconduction aux sources même de l'humanité, il y a cette conception swedenborgienne de l'homme. En homme assoiffé de synthèse, en observateur rigoureux de la loi des correspondances, Swedenborg ne distingue pas, à première vue, plusieurs catégories d'entités spirituelles. Pour lui, il n'en est qu'une : c'est l'homme. Anges et démons sont avant tout des hommes, mais selon le mode d'être qu'ils reçoivent, en fonction de la progression ou de la régression de leur être intérieur :

> Car, écrit Swedenborg, autant les intérieurs ont été ouverts, autant l'homme regarde vers le Ciel, et autant les intérieurs ont été fermés et les extérieurs ouverts, autant il regarde vers l'enfer. Les intérieurs de l'homme ont été formés pour la réception de toutes les choses du Ciel, et les extérieurs pour la réception de toutes les choses du monde, et les hommes qui reçoivent le monde sans recevoir en même temps le Ciel, reçoivent l'enfer.

Le monde spirituel et le monde terrestre ne sont rien d'autre que le monde de l'homme. Ainsi que l'a déjà remarqué Ernst Benz, ciel, monde des esprits et monde terrestre sont pour Swedenborg des lieux de formation, d'individuation et d'exposition de l'homme selon ses hauteurs et profondeurs, ses possibilités et particularités, son individualité et sa sociabilité. L'ange et l'homme ne se distinguent donc pas comme deux espèces de créatures irréductiblement distinctes, mais comme deux niveaux de développement de la même espèce, ainsi le papillon et la chenille. Comme le monde terrestre, le monde spirituel où séjournent les âmes défuntes est un lieu de progression ou d'acquisition progressive de l'humanité spirituelle. C'est un lieu d'accomplissement et d'achèvement de l'individuation de la vie, telle qu'elle a *commencé* ici-bas. Le monde spirituel de Swedenborg n'est pas un monde décharné, désexué, dépersonnalisé, défiguré et dépourvu d'histoire ; s'il en était ainsi, il serait tout simplement déshumanisé et ne concernerait en rien notre nature humaine. Bien au contraire, c'est un monde vivant et personnel, dans lequel chaque homme continue d'être "en possession de tous ses sens, de la mémoire, de la pensée, de l'affection". Cependant, en vertu de la loi des correspondances que Swedenborg, ainsi que nous l'avons signalé, observe scrupuleusement, l'homme abandonne son corps terrestre pour se vêtir d'un corps spirituel, conduit qu'il est par la mort à vivre en communauté spirituelle :

> Le spirituel voit et touche le spirituel, comme le naturel voit et touche le naturel. Il résulte de cela que l'homme devenu esprit ne sait autre chose, sinon qu'il est dans le corps dans lequel il était dans le monde, et par suite il ne sait pas qu'il est mort. L'homme-esprit jouit aussi de tous les sens internes et externes dont il a joui dans le monde ; il voit, entend, et parle, comme auparavant. Il a aussi le goût et l'odorat, et sent par le toucher comme auparavant. Il a des inclinations, il forme des souhaits, il désire, il pense, réfléchit, il est affecté, il aime, il veut comme auparavant.

Monde de l'homme, le monde des esprits selon le visionnaire suédois n'est ni le ciel, ni l'enfer, mais un lieu intermédiaire entre l'un et l'autre. C'est le séjour des âmes. Elles résident dans ce monde intermédiaire pendant une durée déterminée par leurs vies dans le monde :

> Le monde des esprits est un lieu intermédiaire entre le ciel et l'enfer, c'est aussi l'état intermédiaire de l'homme après la mort. Il m'a été montré qu'il y a non seulement un lieu intermédiaire ayant les enfers au-dessous et les cieux

au-dessus, mais également un état, puisqu'aussi longtemps qu'un homme s'y trouve, il n'est ni au ciel ni en enfer.

Assoiffé de concret, comme du reste son introducteur en Allemagne, Oetinger, mais aussi la plupart des Romantiques, Swedenborg va jusqu'à désigner des villes d'accueil pour les hommes-esprits. Ces villes sont en tous points de vue en correspondance avec celles qui figurent sur nos cartes géographiques. Les habitations, le costume, les habitudes culinaires des citoyens de chaque cité ne diffèrent apparemment en rien de ceux qu'ils avaient en ce monde. C'est dire à quel point le monde spirituel de Swedenborg n'est pas édifié à coup d'abstractions, mais vécu expérimentalement à la faveur d'un voyage intérieur. Celui-ci nous est rapporté "d'après ce qui a été entendu et vu", ainsi que l'énonce le sous-titre de l'ouvrage du théosophe, *Le Ciel et ses merveilles* .

Lieu de transfiguration ou, pour reprendre ici une expression chère aux Romantiques, de métamorphose, le monde intermédiaire est à la fois un *topos* et un état où s'effectue l'intériorisation de l'extérieur et l'extériorisation de l'intérieur. La spiritualisation de l'homme et l'humanisation du monde des esprits se convoquent et se conditionnent mutuellement selon la loi de l'amour, comme l'a souligné Ernst Benz. Pour le visionnaire suédois, la progression spirituelle *post-mortem* de l'homme est déterminée par la direction qu'il a *voulu,* en cette vie, imprimer à son amour ou à sa volonté. Pour Swedenborg, amour et volonté, c'est tout un : "Que l'on dise l'amour de l'homme ou la volonté de l'homme, c'est la même chose".

A côté du principe de l'amour qui intervient dans la construction swedenborgienne du monde spirituel il y a aussi celui de l'harmonie qui régit, en cette vie comme dans l'autre, le rapport de l'homme intérieur et de l'homme extérieur. Autrement dit, notre progression spirituelle est en proportion de l'accord ou de la tension qui ont marqué de leur empreinte le rapport de notre extérieur et de notre intérieur. Cet accord ou cette tension, au même titre que l'amour, sont par conséquent les lois fondamentales qui régissent le monde spirituel. Ils déterminent soit l'ascension, soit la chute de l'homme-esprit. Dans le monde spirituel, Swedenborg distingue trois états que nous traversons après la mort avant d'aller soit dans le Ciel, soit dans l'enfer. Si d'aucuns sont dispensés de les traverser tous trois et vont immédiatement soit dans le Ciel, soit en enfer, d'autres, au contraire, constituant le plus grand nombre, sont maintenus dans le monde intermédiaire pour être préparés, soit pour l'un, soit pour l'autre. Dans le premier état, l'homme reste en possession de sa nature extérieure. Il ne se rend pas compte de la métamorphose dont il fait l'objet :

[Il s'agit donc d'un état] semblable à l'état [de l'homme] dans le monde, car il est pareillement dans les externes. Sa face, son langage, son caractère sont semblables, ainsi que sa vie morale et sociale. Il s'ensuit qu'il ne peut que se croire encore dans le monde, s'il ne porte son attention sur les objets qu'il rencontre et sur ce que lui ont dit les anges lors de sa résurrection, à savoir qu'il est maintenant un esprit. Ainsi une vie est continuée dans l'autre, et la mort est seulement un passage.

Le second état *post-mortem* de l'homme correspond en fait à celui de l'homme intérieur. Dans l'autre monde, il est en frappante analogie avec celui de l'homme magnétique qui en ce monde accède à l'état de somnambulisme parfait ou au troisième degré de l'échelle magnétique établie par Frau Hauffe. L'homme-esprit se révèle donc, en ce deuxième état de la survie, tel qu'il est lui-même, selon sa volonté ou son amour. Si en état de magnétisme parfait, l'homme se découvre tel qu'il est en son intérieur, s'il se contemple et contemple le monde en une vision immédiate sans voile ni cloison de quelque nature que ce soit, l'homme-esprit, lui, "agit sagement, et même plus sagement que dans le monde, parce qu'il a été dégagé du lien qui l'attachait au corps et par suite aux choses terrestres, lesquelles produisaient de l'obscurité et interposaient une sorte de nuage". Voilà qui permet de rapprocher l'homme-intérieur et l'homme-esprit et, d'un autre point de vue, tend à faire de Swedenborg un des pères spirituels des Romantiques. G. H. Schubert, Schelling l'auteur de *Clara*, mais aussi Kerner, sont fidèles à la loi de l'analogie. Chez tous trois, elle est illustrée par le fait que la vie magnétique est en petit ce que la vie *post-mortem* de l'homme est en grand. En ce deuxième état de survie, les bons esprits se séparent des méchants, et chacun va s'agréger à la société qui lui sied, en vertu d'une sorte de loi de sympathie ou d'affinité élective, "car, écrit Swedenborg, l'esprit de l'homme est conjoint à quelque société, ou infernale pour le méchant, ou céleste pour le bon". L'enfer est dès lors une sorte de confédération de sociétés humano-spirituelles dont le caractère essentiel est l'égoïsme ainsi que l'acte de rébellion qu'elles ont entrepris, en ce monde, contre Dieu et contre sa Parole. L'égoïsme, c'est de l'amour, mais orienté vers une certaine direction. A cause de leurs cupidités mauvaises, de leurs haines, de leurs instincts de vengeance, de leur malice, de leurs blasphèmes auxquels elles se livrent en toute liberté et avec extravagance, ces sociétés s'embraseraient elles-mêmes "d'un incendie semblable à celui des intérieurs [qui] consumerait toute leur vie". Dans ces conditions, l'idée d'enfer n'apparaît plus que comme une abstraction d'ordre théologique, dûe à une mauvaise lecture de l'Ecriture : "il est évident qu'aucun diable n'a soumis les enfers, parce que tous ceux qui sont dans les enfers, comme tous ceux qui sont dans les Cieux viennent du genre humain". Par conséquent, le "Seigneur ne précipite personne dans l'enfer, mais l'Esprit s'y précipite de lui-même".

De même qu'il n'y a pas de diable, il n'y a pas d'anges non plus dans la théorie du monde spirituel selon le visionnaire suédois. Semblablement à l'enfer, le Ciel y apparaît moins comme un espace que comme un état promis aux justes en amour. Dans le second état de survie, dont aucune âme défunte n'est dispensée, ceux-ci apparaissent tels qu'ils sont dans leur intérieur :

> Quand ils sont mis dans l'état de leurs intérieurs ils ont l'impression d'être comme ceux qui, réveillés d'un profond sommeil, entrent dans un état de veille, et comme ceux qui passent de l'ombre à la lumière.

En des termes analogues, on l'a vu, Kerner décrit l'état de clairvoyance magnétique. Pour le théosophe suédois, l'accès à la lumière est le lot de ces hommes-esprits qui, en cette vie, se sont appliqués à reconnaître le divin et à mener une vie chrétienne selon les enseignements de la Révélation. Ce sont, en effet, ceux qui ont su vivre extérieurement en harmonie avec leur intérieur, leur amour -ou leur volonté- n'étant attaché qu'au divin, au bien, au vrai. Dans le deuxième état de l'humanité spirituelle, "le Ciel influe même dans leurs pensées et dans leurs affections, produisant une béatitude et un plaisir intérieurs, dont ils n'avaient eu auparavant aucune connaissance, car ils ont communication avec les anges du Ciel". Ils s'agrègent à la société céleste selon la loi de l'affinité élective. Le troisième état de l'homme-esprit enfin est celui de la formation ou de l'instruction. Il ne concerne que ceux qui vont dans le Ciel. Ceux qui vont en enfer en sont exclus. Les hommes-esprits méchants ne connaissent, en fait, que deux états. Le second les révèle tels qu'ils sont en eux-mêmes à eux-mêmes et aux autres hommes-esprits, selon leur amour qui ne les prédispose pas à l'instruction ni au savoir du vrai et du bien. L'homme-esprit bon, lui, tend volontairement au savoir du "vrai et du bien spirituels" :

> Lorsque, écrit Swedenborg, l'homme veut ces vérités, le Ciel influe, c'est-à-dire que par le Ciel le Seigneur influe dans la vie de l'homme, car il influe dans la volonté, et par la volonté dans la pensée, et par l'une et l'autre dans la vie [...]. Dans la mesure où le Seigneur influe dans la vie de quelqu'un, il l'instruit, car il enflamme la volonté de savoir le vrai et éclaire la pensée afin que l'homme les sache. Dans la mesure où cela se fait, les intérieurs de l'homme sont ouverts et le Ciel [y] est implanté [...].

Ainsi la théorie de Swedenborg sur le monde des esprits ne procède-t-elle pas d'une volonté de construction théorique, mais d'une expérience visionnaire concrète et vécue. Trois idées essentielles y sont mises en valeur. D'une part, la progression spirituelle de l'homme dans l'autre monde prolonge sa progression spirituelle dans celui-ci. Le devenir spirituel commence dès ici-bas, il n'est pas lié à une espérance fixée par une loi théologique abstraite ou par ce qu'on pourrait appeler un attentisme. Aussi Swedenborg s'inscrit-il en faux contre les thèses des théologies régnantes de son temps, pour qui seuls le Ciel et l'enfer sont proposés au croyant comme dernières "chances" de salut. D'autre part, et cette deuxième idée procède de la première, le projet d'un monde intermédiaire entre Ciel et enfer vise à instaurer l'homme dans sa dignité de créature humano-spirituelle. L'homme, par le jeu même de son libre-arbitre, est institué maître de son propre destin, de son propre devenir, de son ascension ou de sa déchéance. Dieu "ne précipite personne dans l'enfer, mais l'esprit s'y précipite de lui-même". Séjour des âmes défuntes, enfin, le monde des esprits n'est pas absence, mais présence de vie et d'amour. Le règne de l'amour ou ce qui s'appelle "l'amour régnant" définit en propre la nature humaine. Sans la fonction amoureuse qui suit l'homme après la mort et lui est coéternelle, les autres fonctions vitales et spirituelles, comme la foi et la pensée, sont appelées à s'évanouir ou à se dissiper avec la mort, précisément "parce qu'elles n'appartiennent pas à l'homme". Fonction originaire, puisque les autres n'y sont que conjointes, l'amour se traduit par des actes et détermine la situation de l'homme non seulement ici-bas, mais aussi et surtout dans le monde des esprits, là ou l'intérieur s'extériorise et l'extérieur s'intériorise. Son goût du concret conduit Swedenborg jusqu'à prévoir le mariage -spirituel, s'entend- des anges dans le Ciel :

> Puisque le Ciel est composé du genre humain, les anges y sont donc des deux sexes ; puisque dès la création la femme a été faite pour l'homme et l'homme pour la femme, et que l'amour est inné dans l'un et dans l'autre, il s'ensuit que dans les Cieux, il y a des mariages comme sur la terre [...].

Ce monde spirituel de Swedenborg, qui a exercé une considérable influence non seulement en Suède et en Allemagne, mais aussi en Angleterre et en France, voire dans toute l'Europe, a fasciné bien des Romantiques et philosophes de la nature, notamment leur chef de file, Schelling, l'auteur de *Clara.* Si l'univers swedenborgien séduit tant, c'est qu'il s'inscrit dans une réalité anthropologique. Faisant allusion à Nietzsche, Paul Valéry écrit en préfacant la monographie de Martin Lamm sur le théosophe suédois :

> l'Univers Swedenborgien, le Monde Spirituel, le Lien de l'Amour Conjugal dans la Sphère des Anges et des Esprits, est donc humain, trop humain, trop semblable au nôtre, tandis que les Univers de fabrication scientifique (et même ceux que l'on concevait du temps de Swedenborg) sont au contraire de

plus en plus 'inhumains' : on n'y trouve ni noces, ni beaux discours, ni vierges éclatantes ; et ils ne peuvent servir de symboles à quoi que ce soit, n'étant eux-mêmes que symboles, tenseurs, opérateurs, matrices, et symboles dont la signification concrète nous échappe [...] Le monde "spirituel" donna son vrai sens au monde visible ; mais lui-même n'est que l'expression symbolique d'un monde essentiel inaccessible où cesse la distinction de l'*être* et du *connaître*.

Un monde de l'au-delà, sinon tout à fait compréhensible, du moins explorable expérimentalement, c'est là une fenêtre ouverte par Swedenborg sur le vrai, pour reprendre ici une expression de Oetinger. Plus que ses travaux de philosophie de la nature antérieurs à 1745 dont la rigueur scientifique incita Paul Valéry à le qualifier de "rationaliste initial", ce sont ses écrits théosophiques qui ont retenu l'attention de la postérité. Swedenborg n'a jamais manqué d'émules, non plus que d'adversaires. Aussi bien reste-t-il le précurseur immédiat de tous ceux qui, à l'ère romantique, ont éprouvé une expérience visionnaire, soit sur la voie de l'expérience concrète, soit sur celle de la spéculation. Les somnambules sont du nombre. Si Frau Hauffe n'est ni la seule, ni la première somnambule de l'ère romantique à avoir eu l'oeil ouvert, pour ne pas dire rivé, sur un monde spirituel, il n'en demeure pas moins qu'elle les éclipsa toutes. Parce qu'elle nous présente un monde spirituel qui ne manque ni de cohérence, ni de rigueur, dans lequel se recoupent des influences de la *Naturphilosophie* mais aussi du magnétisme ; parce qu'autour d'elle et de son expérience visionnaire se focalise le débat sur le magnétisme et sur la question des fins dernières ; parce qu'enfin, assoiffée de l'Etre -dont le monde spirituel est une dimension structurante- et du caractère tellement concret de celui-ci, elle en fait intervenir directement, voire instrumentalement, les citoyens sur le théâtre de notre monde, préfigurant ainsi la grande mode du spiritisme. Par ce rôle de psychopompe, la voyante de Prevorst se situe au point de convergence de la spiritualité visionnaire, du magnétisme, du préromantisme, du romantisme et du spiritisme. Le monde des esprits qui est le sien mérite d'être examiné ici, tant à la lumière du théosophe suédois qu'indépendamment de lui, car les traits communs à toutes les expériences de ce type n'autorisent pas à réduire tous les visionnaires à un seul et même type.

Si, comme on l'a vu, le monde des esprits constituait pour l'auteur de *Clara* un élément essentiel dans la continuité de la nature, mais aussi de la philosophie, pour Frédérique Hauffe, il paraît répondre à une exigence simplement vitale. Cependant, un trait essentiel unit les deux femmes "assoiffées d'Esprit", Clara et Frédérique. Le contexte magnétique sert aussi bien à l'une qu'à l'autre pour justifier l'hypothèse -dans le cas de la première- et la réalité -dans le cas de la seconde- du monde des esprits. Aussi bien le magnétisme est-il la voie obligée menant droit vers cet univers là, en cette époque où l'exploration de la face nocturne de la nature se fait de plus en plus intense, où les consciences se montrent préoccupées par l'état de l'homme après la mort, les conditions de la survie, en un mot le salut individuel. Peut-être les théories ne furent-elles jamais aussi nombreuses qu'alors. Or, le somnambulisme offre un terrain propice à l'expérimentation, on le salue comme une révélation sur l'état de l'homme après la mort. Si l'on ignore ce qu'auraient pensé le fondateur du magnétisme animal et son disciple Puységur, de l'orientation prise par leurs découvertes dans le climat romantique, on sait du moins que c'est à leur suite, dans le cadre de leurs découvertes respectives, limitées à la seule dimension thérapeutique, que les interrogations sur la survie ont fleuri. Les exemples ne manquent pas. En voici un qui, parmi tant d'autres, est fort caractéristique ; il concerne la triple question formulée par Passavant en 1820 :

> N'y a-t-il pas par hasard dans le monde des idées et des intelligences un rapport bien plus intime [entre les êtres] que dans le monde naturel ? Ne devons-nous pas plutôt penser tous les points de ces deux hémisphères du monde comme étant compris dans une sympathie organique ? [...] Y a-t-il eu un peuple, un pays, une époque, une religion où ce commerce avec des entités spirituelles n'a pas fait l'objet d'une croyance ?

Selon la *Naturphilosophie* romantique, chargée d'un gros héritage, notamment celui de Paracelse et du paracelsisme, la réponse est comprise dans la triple question de Passavant. Un rapport entre le monde des esprits et nous est vécu d'expérience par le visionnaire suédois ; l'auteur de *Clara* le suppose ; Kerner et Frau Hauffe s'en rendent témoins. C'est dire que ce problème est un de ceux qui préoccupent les âmes d'alors. Cela suscite une triple interrogation à laquelle nous tenterons de répondre, à la lumière de l'expérience visionnaire de notre somnambule. A quelles conditions un monde d'esprits est-il possible ? Quels en sont les modes de manifestation et quel type de rapport entretient-il avec notre monde ?

Sans la théorie du *Nervengeist*, telle que nous l'avons examinée plus haut, le monde des esprits selon Frédérique Hauffe ne saurait être construit et peuplé. Doué d'une faculté plastique à peu près comparable à la "nature plastique" selon les néoplatoniciens de Cambridge comme Ralph Cudworth et Henry More, le *Nervengeist*, ce quatrième élément du schéma anthropologique de notre visionnaire, construit son corps dans le monde spirituel. L'âme lui étant conjointe, il l'accompagne dans l'autre monde. En d'autres termes, c'est grâce à lui que l'âme prend corps dans le monde spirituel. L'intuition du *Nervengeist* -qui manifestement n'existe pas chez Swedenborg- rend compte de la volonté de Frau Hauffe de jeter un pont entre le monde naturel et le monde spirituel. Le *Nervengeist*, en tant que substance spirituelle, au sens de "vitale" des nerfs, est ce qu'il y a en l'homme d'éternellement vivant. Ses fonctions en ce monde sont identiques à celles qu'il exerce dans l'autre. Sa nature énergétique, en ce monde à l'origine de la contraction musculaire, le rend capable, dans l'au-delà, de produire la vie et le mouvement. Les esprits formés grâce aux *Nervengeister* peuvent également se rendre audibles, ceux-ci s'associant à l'air qui leur sert de véhicule. C'est ainsi que les esprits peuvent produire les sons les plus variés, semblables au sable et au gravier qu'on projette, à une démarche feutrée, au roulement de billes, à des coups frappés. L'influence du monde supérieur sur le nôtre gagne ainsi en cohérence, perd du même coup son caractère mystérieux ou surnaturel, grâce à la théorie de ce *Nervengeist* dont nous avons déjà relevé la parenté avec la théorie du *Nervenäther* de Jung-Stilling.

Tout comme le monde spirituel de Swedenborg et, après lui, de Jung-Stilling, celui de Frau Hauffe est intermédiaire, il n'est ni ciel ni enfer. A la suite de Johann Friedrich von Meyer, le fameux "Bibel-Meyer", Jung-Stilling l'identifie à l'Hadès, mais Frau Hauffe s'en tient soit à la dénomination de "monde des esprits", soit à celle de "monde intermédiaire". La différence essentielle entre les théories de Swedenborg et de Frau Hauffe sur ce point, ne réside pas tant dans les représentations ou dans les images que dans le langage qui les exprime. En effet, le langage de Frau Hauffe doit beaucoup à celui de la *Naturphilosophie*, et de la théosophie d'inspiration boehmiste. Le monde des esprits, zone intermédiaire, espace-état de métamorphose, n'est pas le lieu de séjour des âmes bienheureuses auquel on pense généralement, il n'a rien à voir par exemple avec un monde de lumière "célestielle". Les entités peuplant cet univers intermédiaire sont ceux qui ont traversé l'épreuve-limite du monde naturel, c'est-à-dire les âmes dont les illusions sont restées insatisfaites en ce monde et qui font leur incursion dans le nôtre. Cela laisse supposer que le monde intermédiaire est, quantitativement, plus peuplé d'esprits inférieurs que d'esprits supérieurs. En ce monde, réel aux yeux de la visionnaire, tout idéalisme s'évapore. Ici, précisément, elle utilise un langage, tel qu'il est rapporté par Kerner, teinté par celui de la *Naturphilosophie*. La notion d'idéalisme doit être entendue ici au sens schellingien de "réal-idéalisme" ou "d'idéalisme réel". Car dans le monde spirituel de Frau Hauffe, comme dans celui de Swedenborg du reste, l'homme apparaît tel qu'il est en son intérieur, dans sa nudité et dépouillé de son masque. Les désirs qu'il exprime sous cette nouvelle forme d'être sont plus transparents parce qu'ils sont plus vrais. Ils le sont parce qu'ils ne restent pas suspendus au corps, lequel d'ailleurs cesse d'être avec la mort, mais à l'âme. Les désirs, passions, affections, bref, toutes les propriétés de celle-ci accompagnent l'homme dans l'autre monde. Ces propriétés continuent à subsister en lui, selon la direction qu'elles avaient prise ici-bas. On distingue deux directions s'exprimant dans deux thèmes chers à la *Naturphilosophie* : la lumière et son pôle opposé la pesanteur. De même qu'il y a une pesanteur et une lumière naturelles, de même il y a une pesanteur et une lumière spirituelles ou morales. En règle générale, les esprits qui apparaissent à la voyante de Prevorst sont moins ceux qui sont attirés pour ainsi dire magnétiquement vers le ciel que ceux qui le sont vers la terre. Ce sont des esprits mutilés, non accomplis, non encore parvenus à l'état de nature célestielle, ou à celui de nature infernale. Si en ce monde l'homme a aimé et convoîté les plaisirs extérieurs, son coeur ou son homme intérieur restera lié à ceux-là dans la mort, sans pouvoir s'en défaire. Or, l'impossibilité où il se trouve de s'en défaire est un supplice. Privé de corps matériel dans le monde spirituel, l'esprit éprouvant une vive nostalgie pour le monde d'ici-bas ne peut satisfaire ses désirs. A ce citoyen du monde intermédiaire, la jouissance de la plus haute béatitude est interdite, les portes du ciel lui sont fermées.

Telle est, selon Frau Hauffe, la juste peine méritée par ceux qui sont attachés aux jouissances matérielles. Ce verdict qu'ils font tomber, en quelque sorte, sur eux-mêmes est-il la seule voie possible de leur régénération ? Eschenmayer, commentateur de *La Voyante de Prevorst* (1829), considère le monde intermédiaire comme une "institution de correction morale" où doivent être envisagés non seulement un châtiment et une pénitence en proportion avec les fautes commises en ce monde, mais aussi une récompense. D'ailleurs, s'interroge-t-il, n'avons-nous pas ici-bas des institutions semblables pour les mauvais citoyens ? Là-bas aussi, les chemins de la grâce sont ouverts pour tous. Choisir de les emprunter, cela doit provenir du "fond intime et libre de l'âme". Selon Frau Hauffe, l'âme emporte avec elle dans l'autre monde tout ce qui reste inscrit dans sa sphère vitale, c'est-à-dire dans son esprit, ou dans ce que Eschenmayer appelle le "fond intime et libre de l'âme" (*der innere freie Grund der Seele*). C'est là que s'inscrivent les valeurs morales, bonnes et mauvaises. Remarquons au passage que la notion de "valeur" renvoie à la prédilection de Frau Hauffe pour les nombres qui, pour elle, sont plus expressifs que les lettres. La valeur morale, bonne ou mauvaise, de chacun *figure* en toute correspondance dans ce que Justinus Kerner appelle "l'esprit de la volonté" (*Willensgeist*), expression qu'il emprunte, au demeurant, à Jacob Böhme dont il cite un long texte. La valeur morale y reproduit ce que l'âme a aimé en ce monde. Dans cette opération d'écriture, le *Nervengeist* se trouve une fois de plus sollicité. Plus que d'un acte d'écriture, c'est d'un acte de figuration plastique qu'il s'agit, car le *Nervengeist* évoque davantage le sculpteur ou le peintre que le simple scribe. Doué comme on l'a vu d'une faculté plastique, il peint ou sculpte, en artiste sûr et précis, les traits, les caractères, ou les valeurs morales de l'âme qu'il accompagne dans le monde intermédiaire. La fonction de cet artiste en chacun de nous est de reproduire avec toute la précision dont il est capable les idées et les sentiments déposés dans les profondeurs de l'âme. Ces idées et ces sentiments, le *Nervengeist* les forme et les modèle. C'est par lui que l'âme obtient son image, c'est par lui qu'elle prend forme et corps dans le monde intermédiaire des "images-archétypes" :

> L'acte même de figuration est réalisé par le *Nervengeist* que l'âme emporte avec elle. Précisément, il enregistre en lui d'une manière plastique les seuls caractères et empreintes moraux puis il leur donne forme. Cela veut dire que par lui l'âme prend forme et image.

Au delà de la tentative de Kerner s'appliquant à cerner la propriété du *Nervengeist*, nous croyons retrouver au travers de ces lignes le poète épris de création et aspirant à imiter jusque dans ses gestes l'acte créateur. L'âme, ici le *Nervengeist*, semble se souvenir des mains d'où elle est sortie. Ce *Nervengeist* aspire à imiter, à réactualiser le geste de son créateur dans l'autre monde. Comme l'a déjà prévu Swedenborg, l'homme se crée lui-même dans l'au-delà par le jeu de son libre-arbitre, ou par son *Willensgeist* dirait un Kerner. En attribuant au *Nervengeist* la fonction reproductrice des idées et sentiments tels qu'ils sont eux-mêmes, Kerner semble faire référence à la théorie de Swedenborg sur la mémoire. Celui-ci, en effet, prévoit deux types de mémoire : l'une naturelle ou extérieure, l'autre spirituelle ou intérieure. La première, faculté de l'homme extérieur, est inopérante dans le monde spirituel, où seule la seconde suit l'homme. C'est ainsi que, écrit Swedenborg, "de la mémoire d'un esprit peuvent être tirées les choses les plus particulières, même celles que dans le monde il avait lui-même oubliées". Ainsi définies, la mémoire naturelle ou extérieure peut être envisagée comme une faculté de la conscience, et à l'inverse, la mémoire spirituelle ou intérieure comme une faculté de l'Inconscient.

De cette manière, le *Nervengeist* nous apparaît comme la faculté *imageante*, créatrice et reproductrice des souvenirs inconscients les plus reculés en chacun de nous. Et le monde intermédiaire nous apparaît comme celui de la "trans-figuration", au sens étymologique du terme. Frédérique Hauffe reconstruit ou recrée un univers psychique en harmonie avec ses options spirituelles, qui se trouvent être celles de son magnétiseur et, à travers lui, de toute l'époque. Plus le corps de Frau Hauffe faiblit et se réduit, plus son âme reconquiert ses droits de créatrice d'images trans-figurantes, régénérantes, en un mot salutaires.

Novalis, pour qui la maladie était l'école de la vie, le savait bien en ayant prévu ce rôle propédeutique de la maladie.

Le monde intermédiaire de Frau Hauffe est "humain", à l'instar de celui de Swedenborg et de Jung-Stilling. Les tensions qui règnent en ce monde sont en parfaite correspondance avec celles de l'autre monde. Pour Jung-Stilling, les esprits célestiels, c'est-à-dire les bienheureux, et les esprits infernaux ne se manifestent jamais. Seuls les esprits de l'*Hadès* peuvent ou pourraient donc nous apparaître. Puisqu'il en est ainsi et puisque la loi d'analogie postule que seul le semblable agit sur le semblable, il n'est pas douteux que les esprits du monde intermédiaire peuvent être ceux qui sont parvenus à régler les tensions qu'ils auraient emportées avec eux. Frau Hauffe et son observateur le savent bien. Certes, dans cet intermonde que Kerner propose d'appeler poétiquement "monde crépusculaire", les tensions subsistent entre le bien et le mal, la lumière et les ténèbres, l'intérieur et l'extérieur. Mais à quel degré et en quelles proportions ? Là-bas aussi, les esprits s'unissent en sociétés suivant la loi, très magnétique celle-là, de la sympathie et des affinités électives. En vertu de cette loi de sympathie réciproque est instituée la pluralité des demeures dans le monde spirituel. Il reste, pour le magnétiseur, à établir une échelle de valeurs où la loi de la sympathie règne en maîtresse. C'est alors que la référence à la terre, c'est-à-dire à notre monde naturel, s'avère nécessaire. De même qu'il y a ici-bas des lois naturelles pour sanctionner les coupables et récompenser les justes, de même qu'il y a une pesanteur et une lumière naturelles, de même là-bas, selon la très rigoureuse loi d'analogie et de correspondance, il y a une lumière et une pesanteur spirituelles, ainsi que des règles pour sanctionner et récompenser. Toute la différence réside dans l'intensité et dans le rapport qui règle l'intériorité et l'extériorité de chacun, le bien et le mal en chacun. Dans l'autre monde, chaque esprit perçoit le salaire qu'il mérite, en fonction des actes qu'il a accomplis ici-bas. Kerner et sa voyante ont nettement tendance à parler moins de ceux qui regardent vers le Ciel, la lumière, que de ceux qui regardent vers l'enfer, les ténèbres.

Plus que par l'éclosion progressive de la lumière, c'est par son éclipse que se définit le monde intermédiaire. Il est moins celui de l'aurore que celui du crépuscule, puisqu'à la mort

> [...] succède une longue nuit qui exige un effort considérable pour maintenir en vie l'ultime étincelle incandescente du Bien, pour vaincre la pesanteur morale qui altère avec une intensité plus grande que la pesanteur physique.

Un peu plus loin, Kerner donne encore l'exemple du mauvais citoyen du monde intermédiaire : "Le méchant porte en lui sa faute et son péché en une seule image indélébile, comme s'ils étaient gravés sur une toile". Cette faute et ce péché qui suivent l'homme dans le monde de la mort et qui entravent sa progression vers la lumière ne sont pas autre chose que le crime de l'"arrogance" et de l'"avarice" dont parle Jacob Böhme. Il s'agit de la faute originelle par laquelle l'homme a provoqué la discorde et la séparation du Ciel et de la terre, de l'esprit et de la nature, du Bien et du Mal. Ici encore, nous retrouvons le mythe cher à la *Naturphilosophie*. Par sa faute, l'homme a rendu nécessaire l'institution d'un monde intermédiaire, monde crépusculaire comportant des degrés ou, mieux, des effets de dégradé. En effet : "[...] entre le royaume de la lumière et celui des ténèbres, il y a le royaume du crépuscule, et c'est ainsi qu'entre le Ciel et l'enfer il y a le monde intermédiaire".

De fait, le monde intermédiaire doit son existence à la faute de l'homme aussi bien qu'à une défaillance de sa mémoire. Le temps de l'oubli est un temps à jamais perdu, car il est suivi d'une longue nuit qui exige un effort titanesque pour maintenir l'incandescence de l'étincelle. Les voies de la Grâce sont ouvertes en cette vie, et ce que l'homme ici-bas peut accomplir en quelques années, il ne peut l'accomplir en plusieurs siècles après la mort. Frau Hauffe a donc raison, souligne l'expérimentateur de Weinsberg, de dire que les âmes du monde intermédiaire doivent être beaucoup plus ignorantes qu'elles ne l'étaient en ce monde. Cependant, celles qui séjournent en enfer ne remontent jamais dans ce monde. Celles qui, à l'inverse, séjournent dans le Ciel ne redescendent jamais sur terre, sauf exceptionnellement si elles sont motivées par l'amour et ont l'intention de se mettre au service de l'humanité. Bien plus nombreuses sont celles qui séjournent dans le monde intermédiaire : fascinées par notre monde, elles ne cessent d'éprouver de la nostalgie pour lui. Les formes qui se manifestent à Frau Hauffe appartiennent à ce monde intermédiaire. Quelques unes d'entre elles accèdent à la lumière grâce à la prière et cessent de se manifester à la visionnaire. Sans aller jusqu'à décrire les demeures et les états constitutifs de cet intermonde comme l'avait fait Swedenborg, ce topographe du monde des esprits, Frau Hauffe n'en entretient pas moins avec celui-ci des rapports physiques.

### Processus de la vision

De même que Frau Hauffe voit l'esprit des choses et celui des hommes, de même elle voit les esprits du monde intermédiaire. Son oeil n'est pas seulement charnel, il est aussi de nature spirituelle. Kerner parle volontiers d'"oeil perçant" (*Stechblick*) pour évoquer l'aspect "geistleiblich" ou caro-spirituel de l'oeil de Frau Hauffe. Quand elle regarde dans l'oeil droit d'une personne, elle ne voit pas seulement le reflet de sa propre image, mais une autre derrière celle-ci. Cette image, explique le magnétiseur de Weinsberg, n'est ni le reflet de celle de la voyante, ni tout à fait celle de la personne qu'elle voit. Cette image que Frau Hauffe perçoit au-delà de la sienne propre est, selon elle, la figure de l'homme intérieur de la personne regardée. A la vue de certaines personnes, cette image apparaît à la voyante sous un aspect plus net que celui de l'homme extérieur. Ce n'est pas tant l'homme extérieur, ce n'est pas tant l'homme "réel" ou l'homme visible qui captive la puissance visuelle de Frau Hauffe, que l'homme intérieur, potentiel, invisible. Nous avons écrit l'homme "réel" non pas pour l'opposer à l'homme intérieur, mais simplement pour en distinguer la double dimension, seule constitutive du réel ou de la réalité humaine selon la visionnaire de Prevorst. La puissance visuelle de cette dernière a ceci de commun avec d'autres visionnaires, comme Böhme et Swedenborg par exemple, de rendre l'absent présent et le présent absent. Plus qu'à une vision, c'est à une trans-vision, plus qu'à un "regard perçant", c'est à un regard trans-perçant que semble s'identifier son acuité visuelle. Sa faculté visionnaire s'enracine dans le contexte culturel et spirituel de l'époque, dont fait partie la pratique médicale du Romantisme. Cette faculté a une fonction thérapeutique dont elle sait tirer parti. En bénéficient ceux qui s'offrent à sa vue, ainsi que l'indique Kerner :

> Quand elle regarde une personne dans l'oeil gauche, la maladie interne dont souffre celle-ci, comme par exemple une affection pulmonaire, gastrique ou toute autre affection, se profile en lui en même temps que le remède. Dans mon oeil gauche, elle voyait des prescriptions pour elle-même. Chez une personne qui n'avait qu'un oeil gauche, elle voyait en ce dernier tout à la fois l'homme intérieur, la maladie interne et les remèdes appropriés.

Acuité visuelle qui ne se limite pas à l'espèce humaine, mais s'étend à tous les règnes de la nature visible et invisible. Par exemple, dans l'oeil droit d'un animal domestique elle voit une petite flamme bleue que le magnétiseur identifie avec certitude -en s'appuyant sur l'autorité de G. H. Schubert- à ce qui est "immortel dans l'animal, l'âme".

La simple matière inorganique, elle aussi, sert de support à l'acuité visuelle de Frau Hauffe. Il en est ainsi des bulles de savon, de l'eau, du verre et du miroir. Ces substances, qui réfléchissent d'ordinaire la lumière naturelle, contribuent à ouvrir son oeil spirituel. Selon Frau Hauffe, l'image qui se profile derrière sa propre image dans l'oeil droit des personnes qu'elle voit n'est pas le fait de l'oeil ordinaire, mais de l'oeil spirituel qui loge dans l'oeil charnel. Tel est le processus visuel qui lui permet de percevoir les figures du monde des esprits. Pour Eschenmayer, l'acuité visuelle et visionnaire de Frédérique Hauffe est un don qu'elle possède depuis l'enfance. Il a atteint chez elle des proportions telles qu'elle mérite la place qui lui revient aux côtés de Böhme et Swedenborg.

L'acuité visuelle et le don visionnaire de la voyante de Prevorst perdent ainsi leur caractère surnaturel. A une question que lui adresse Eschenmayer, désireux de savoir si la vision des esprits est universelle ou si elle est réservée à ceux-là seuls dont l'oeil spirituel opère à travers l'oeil charnel, Frau Hauffe donne cette réponse :

> La vision des esprits existe bien en tout homme. Mais elle ne devient contemplation qu'en de rares cas, notamment chaque fois qu'il s'agit de susciter l'homme intérieur de quelque manière que ce soit. Etant donné que celui-ci est refoulé et étouffé chez la plupart des hommes par la raison (*Vernunft*), la vision des esprits ne revêt chez eux qu'un caractère instantané.

### Nature des esprits

Qu'on ne s'imagine donc pas que les esprits ou les formes perçus par la voyante de Prevorst soient inconsistants, créés de toutes pièces. Aussi bien n'éprouve-t-elle pas la moindre joie à les voir. Bien au contraire, ces visions pénibles la contrarient. Elle-même n'y pense jamais, mais ce sont les esprits qui s'imposent à sa vue. Pour que Frau Hauffe y pense, il faut qu'on l'interroge sur leur nature, et encore ne répond-elle aux questions qu'avec peine. Malheureusement, dit-elle, son corps est organisé de telle sorte que son âme et son esprit donnent comme une fenêtre sur ce "Geisterwelt" pour ainsi dire situé juste au-dessus de notre terre. Et ce qu'elle voit alors, ce ne sont pas seulement des esprits isolés, mais aussi des groupements d'esprits de différentes sortes. Ce sont des âmes défuntes, unies par une affinité de pensées et de sentiments. Frau Hauffe voit de tels esprits et, comme Swedenborg, les entend aussi. Avec eux elle noue un rapport analogue au rapport magnétique : ses yeux sont rivés sur eux à un point tel qu'il lui est pénible d'en détourner le regard. Pour qu'il y ait vision d'esprits, il faut qu'il y ait fixité du regard, que les yeux soient bien ouverts, qu'aucun objet ne fasse écran. Telles sont les conditions nécessaires de la vision. Celle-ci est moins trouble à la lumière du soleil ou de la lune que dans l'obscurité. Cependant, notre voyante se montre tellement sensible que, si elle ne voit pas les esprits, elle peut du moins sentir leur présence. Ainsi, elle peut désigner l'endroit où ils se tiennent, en gardant les yeux fermés, ou sans avoir besoin de fixer des yeux ces entités. De la même manière, elle peut les entendre parler, après s'être bouchée les oreilles. Elle n'oublie cependant pas d'ajouter que de telles présences l'affaiblissent surtout quand elles se tiennent trop près d'elle, et elle éprouve même beaucoup de mal à les supporter. Elle déclare aussi les voir quel que soit son état de santé ou ses états d'âme :

> Je les vois, que je me sente bien portante ou malade, que j'aie un excès (*vollblütig*) ou un défaut (*Blutverlust*) de sang ; [je les vois], que je souffre ou que j'éprouve du plaisir. Je les vois aussi dans les moments de la plus grande douleur comme dans les moments de joie ; que je sois distraite ou non, je les vois. Bref, je ne puis leur échapper.

Il est des esprits avec qui elle entretient un rapport "magnétique" pendant plusieurs mois, il en est d'autres avec qui elle n'a aucun commerce. Certains viennent la réveiller de son sommeil ordinaire. Ils se rendent alors sensibles et visibles également à ceux qui dorment avec elle dans la chambre. Souvent, c'est alors en rêve que les esprits apparaissent à ceux-ci. De cela, elle s'est bien assurée en comparant leur récit onirique à ce qu'elle-même a vu.

Qui sont donc ces hôtes inopportuns venant troubler sa paix et son sommeil ? Quelles sont ces entités si soucieuses de se soustraire aux regards d'observateurs indiscrets ? Sous quel visage se manifestent-ils ? Quel mobile les pousse à voyager vers nous ? Et que peut entreprendre le thérapeute pour faire cesser cette valse de citoyens d'un autre monde ?

La quête d'un *Geisterwelt* n'est pas, selon Frau Hauffe, celle d'un monde abstrait, mais d'un ensemble concret, vécu d'expérience, revêtu des couleurs de l'évidence. Aussi bien la forme des esprits ne peut-elle être qu'analogue à celle qu'ils avaient en ce monde. Simplement, la couleur qu'ils avaient ici-bas perd de son éclat ; elle est terne, comme si leurs vêtements étaient taillés dans un tissu de nuages ; c'est sous un aspect nuageux ou "grisâtre" qu'ils se présentent à elle. Leurs vêtements ne diffèrent pas, quant à la forme, de ceux qu'ils portaient en cette vie. Seuls les moins sombres, c'est-à-dire les meilleurs portent toujours une tenue longue et plissée avec une ceinture à la taille. Le faciès de ces créatures est identique à celui qu'elles avaient en cette vie, avec cependant une note de tristesse. Leurs yeux sont clairs et brillants comme du feu ; quant à leurs cheveux, elle n'en dit mot, n'en ayant jamais vu. Puisque, selon Frau Hauffe comme pour Swedenborg, le monde intermédiaire est peuplé de genre humain, les esprits y sont des deux sexes. C'est ainsi que les esprits-femmes apparaissent toutes avec la même coiffure que celle qu'elles ont portée dans la vie, à savoir un voile couvrant le front et masquant les cheveux. Si la visionnaire de Prevorst garde le silence sur un rapport possible entre les femmes et les hommes peuplant l'intermonde, le visionnaire suédois, lui, est prolixe sur ce sujet ; et c'est sans doute là un trait essentiel constitutif de l'originalité de son monde spirituel, ainsi que Ernst Benz, à la suite de Martin Lamm, l'a remarqué.

**Les noces spirituelles**

Selon Ernst Benz, la théorie de Swedenborg sur l'amour dans le monde spirituel ne saurait se réduire à une explication de type psychanalytique. En effet, aux yeux de l'école freudienne, peu sensible à une interprétation du fait humain à la lumière du mythe, école démythologisante au nom d'une prétendue objectivité scientifique réductrice et simplificatrice, l'érotique de Swedenborg serait simplement le fait de complexes refoulés et consisterait en une sublimation de ceux-ci. Certes, ceux qui connaissent la vie de Swedenborg savent que celui-ci aurait demandé la main d'Emerentia Polhem, union qui lui aurait été refusée. Bien des auteurs ont glosé sur cette "déception amoureuse" de Swedenborg. Or, ce n'est pas dans un fait isolé de la vie psychique qui, on le conçoit, doit avoir son importance, mais plutôt dans la quête spirituelle de Swedenborg, comprise comme un ensemble homogène, comme une vision globale des rapports qui unissent Dieu, l'homme et la nature, qu'il faut situer sa théorie du mariage dans le monde spirituel. Dans cette perspective, c'est moins en termes de mariage qu'en termes de hiérogamie qu'il faut chercher à résoudre la question de l'union des sexes dans ce monde spirituel. A cet égard, Ernst Benz nous apparaît comme un guide sûr. En effet, pour Benz, l'interprétation que propose la psychanalyse -une certaine psychanalyse faudrait-il ajouter, c'est-à-dire d'inspiration freudienne- s'avère ici inopérante. La théorie de Swedenborg sur l'hiérogamie dans le monde spirituel doit être située dans le contexte d'une métaphysique traditionnelle de l'amour, ancienne de plusieurs siècles, allant de Platon jusqu'à Schelling et Baader, en passant par l'école néo-platonicienne, la philosophie de la Renaissance et la théosophie de Böhme. C'est à la lumière du mythe de l'androgyne, dans le contexte de cette tradition dont l'un des principaux aspects est la construction d'une métaphysique de l'amour, que l'érotique swedenborgienne doit être envisagée. En effet, si chez le visionnaire suédois, contrairement à Böhme et aux néo-platoniciens de Cambridge -tels Henry More, Ralph Cudworth et P. Valente Milton-, le mythe de l'androgynie n'est pas énoncé de manière explicite, il n'en demeure pas moins que pour lui l'homme et la femme constituent ensemble un individu. Car l'un et l'autre sont faits de telle sorte que dans l'intermonde, ils ne doivent constituer qu'une seule personne, un seul corps, un seul esprit. Seule leur conjonction, dans l'unité, engendre l'homme dans sa totalité :

> Le mariage dans les Cieux, souligne Swedenborg, est la conjonction de deux en un mental. [...] Le mental consiste en deux parties, dont l'une est appelée entendement et l'autre volonté ; quand ces deux parties agissent à l'unisson, elles forment un seul mental. Le mari tient le rôle de l'entendement, et l'épouse, celui de la volonté. Lorsque cette conjonction qui appartient aux intérieurs descend dans les inférieurs qui appartiennent au corps, elle est alors perçue et sentie comme amour ; cet amour est l'amour conjugal. Il est ainsi évident que l'amour conjugal tire son origine de la conjonction de deux mentals en un seul, ce qui est appelé dans le Ciel, cohabitation. Il est dit alors qu'ils sont un et non deux, et deux époux dans le Ciel sont appelés non deux anges, mais un ange.

Il apparaît dès lors qu'il s'agit moins, chez Swedenborg, d'une tentative de sublimation de la libido que d'une quête d'hiérogamie en tant que quête spirituelle de l'unité androgyne qui fut celle de l'homme primordial d'avant la chute. La métaphysique de l'amour conjugal, solidaire de la construction du monde spirituel selon Swedenborg, correspond davantage à une quête de la totalité, de l'unité de l'homme avec toutes ses dimensions corporelle, psychique et spirituelle. Elle vise, suivant une procédure spirituelle vécue d'expérience, la restauration du Soi.

Revenons à Frau Hauffe. En l'absence de toute indication relative à l'union des sexes dans le monde intermédiaire, nous en sommes réduits à de simples conjectures. Mais le contenu implicite de son discours nous conduit à formuler l'hypothèse d'une métaphysique de l'amour. Et cela, d'autant qu'un fait majeur se trouve à l'origine de l'émergence de sa vie intérieure. Il s'agit, l'on s'en souvient, de la coïncidence de la célébration de ses fiançailles qui eut lieu le même jour que l'enterrement du pasteur Tritschler. Avec lui, nous l'avons vu, elle dut souvent s'entretenir de choses spirituelles. Son mariage de chair avec Gottlieb n'a pas été le couronnement d'un amour qu'elle portait à celui-ci, mais il a dû avoir lieu conformément aux souhaits de ses parents. L'affection particulière que Frau Hauffe éprouvait pour le pasteur Tritschler et son indifférence à l'égard de son mari de chair, Gottlieb Hauffe, nous ont permis de parler de noces spirituelles qu'elle aurait, au delà de la mort, célébrées avec le pasteur disparu.

Ainsi pourrait-on rendre compte du silence de la visionnaire concernant une hypothétique hiérogamie dans le monde des esprits. Si l'on admet cette hypothèse, l'amour conjugal dans le monde des esprits devrait alors se définir à la lumière de ce que nous avons rappelé plus haut au sujet de l'amour conjugal selon Swedenborg. Il s'agirait donc d'une quête spirituelle d'hiérogamie, quête de la totalité, de l'unité, de l'androgynie adamique. Le point de départ de ce processus hiérogamique serait un amour, un espace transfiguré, où l'autre et le moi fusionneraient dans l'unité du même.

Parmi les esprits-femmes qui apparaissent à Frau Hauffe, il faut mentionner sa grand-mère défunte, l'épouse de Schmidgall. Elle se manifestait dans la même tenue que les autres esprits-femmes, à cette différence près qu'elle est plus lumineuse que d'autres, mais aussi plus aimable. Notre visionnaire reconnaît en elle son "esprit protecteur" ou "esprit-guide" qu'évoquent bien d'autres somnambules. Selon quelle fréquence cet esprit-guide apparaît à Frau Hauffe ? Voilà qui est difficile à préciser. Ce qui est sûr, c'est que cette figure spirituelle a pu, à deux reprises, magnétiser notre voyante. Le magnétisme opéré par la figure spirituelle de la grand-mère défunte est bienfaisant et, suggère-t-elle à notre visionnaire, on ferait bien de s'en inspirer. L'esprit-magnétiseur procède à des attouchements opérés avec l'ensemble des doigts : les pouces sont imposés sur les paupières, les autres doigts sur le front et les tempes. Etendus de manière à rappeler des rayons de lumière, les doigts de l'esprit-magnétiseur dessinent des mouvements circulaires avant d'aller se poser sur la caverne du coeur. Cette opération de "magnétisme spirituel" entraîne un sommeil doux et bienfaisant, la somnambule ne pouvant plus ouvrir les paupières. Afin de ne rien oublier au réveil, elle se voit intimer l'ordre suivant, formulé par l'esprit-magnétiseur :

> Lève-toi et écris ! [...] De même que tu as été magnétisée ici, de même ton médecin devra te magnétiser par la suite. Et quand tu auras lu ceci, tu te rappelleras la manière dont tu as été magnétisée et tu le lui diras.

Cette forme de magnétisme spirituel appelle trois remarques. D'abord, l'âme défunte emporte avec elle non seulement son être essentiel, son être intérieur ou son *Nervengeist*, mais aussi son savoir et son pouvoir. Car selon la loi des correspondances scrupuleusement observée par Frau Hauffe, comme le magnétiseur de Weinsberg semble le suggérer, si l'esprit-guide magnétise dans le monde spirituel, c'est que ce savoir et ce pouvoir ne lui étaient guère étrangers en ce monde. Voilà qui peut rassurer ceux qui caressent l'espoir de voir leur oeuvre s'inscrire non pas dans le temps, mais dans l'éternité ! Espoir qu'en tout cas partagent la plupart des Romantiques. L'eschatologie de Frau Hauffe n'est point optimiste, puisqu' elle prévoit un ciel pour les bons et un enfer pour les méchants. Ensuite, l'événement en question donne à voir un phénomène nouveau dans l'histoire du "magnétisme animal" : l'écriture en état de somnambulisme. Il ne semble pas avoir attiré l'attention des magnétiseurs de l'époque, contrairement au phénomène de la lecture de documents sans le secours des yeux. Ce n'est que plus tard, c'est-à-dire dans le sillage du spiritisme et de la parapsychologie, que le même phénomène sera observé chez des médiums et recevra l'appellation d'écriture automatique. La troisième remarque, enfin, consiste à regarder l'événement du magnétisme opéré par l'esprit-guide, comme une preuve venant à l'appui de la croyance dans la survie de l'âme, croyance sans laquelle toute eschatologie serait à peu près privée de fondement. L'événement du "magnétisme spirituel" fournit d'autre part à Kerner une preuve supplémentaire à l'appui de la métamorphose comprise comme phénomène universel, mais observé cette fois sur le plan humain, non plus simplement sur celui des insectes.

## La pédagogie spirituelle de F. Hauffe

Toutefois, si l'esprit-guide de Frau Hauffe semble être le modèle d'esprit en progrès vers le Ciel, et de ce fait exerçant sur elle une influence bienfaisante, il ne faut pas oublier qu'il ne fait partie que du plus petit nombre des rares élus. La plupart des esprits qui se manifestent à elle ne sont pas parvenus à un tel degré d'élection, de clarté, de subtilité. Tous ne sont pas aussi bons pédagogues -experts en magnétisme-, que la figure spirituelle de l'épouse de Schmidgall. Rares en effet sont les moments où, comme l'explique Frau Hauffe, l'esprit se sépare de l'âme. En ces moments privilégiés seulement, elle entre en communication avec les esprits bienheureux. C'est dire qu'en règle générale, l'esprit étant lié à l'âme, la communication ne s'établit qu'avec les esprits sombres et malheureux, ceux que la nostalgie de la terre ronge et consume. Si l'apparition des esprits bienheureux est ressentie comme revitalisante, bienfaisante et dispensatrice de vie et d'esprit, celle, au contraire, des esprits malheureux est épuisante, dissolvante et anémiante. La voyante de Prevorst parle de ces derniers en termes analogues à ceux qu'on applique aux vampires, comme par exemple celui de succion.

Si la vision des esprits bienheureux correspond, chez elle, à un état de ravissement ou de rapt à la faveur duquel l'instruction de la visionnaire, non pas en matière de choses terrestres, mais en matière de choses célestes, se produit sans parole, la vision des autres, à l'inverse, ne peut se passer du langage ou d'autres moyens de communication. Avec les esprits célestiels, la communication est immédiate et subtile, l'esprit et l'âme de la visionnaire étant séparés l'un de l'autre. A l'inverse, avec les esprits méchants, la communication est grossière et revêt la forme d'un dialogue. Ils ne se contentent pas d'être visibles, ils cherchent aussi à attirer sur eux l'attention en se faisant audibles :

> J'observe que plus un esprit est sombre, plus il est capable de produire des sons et effets fantomatiques. Sons et mouvements sont produits grâce à l'air et au *Nervengeist* qu'ils emportent avec eux.

Contrairement aux prétendus vampires, ce n'est pas le sang que viennent sucer les esprits méchants, mais la parole. Car, nous l'avons vu, ils se dirigent vers notre visionnaire, qu'elle ait un excès ou un défaut de sang. Seule la parole se voit revêtue du statut d'élément vital et spirituel. La quête de ces esprits n'est pas tant charnelle que spirituelle. La porte du Ciel leur étant fermée à cause de leur pesanteur, seul l'homme peut servir d'intermédiaire. Les conversations de Frau Hauffe avec les esprits de l'intermonde ne portent donc pas sur n'importe quel sujet. Seul le chapitre de la foi est inscrit au programme. Et c'est à la visionnaire qu'échoit le rôle de pédagogue spirituel :

> Ce n'est pas moi qui délivre les esprits, ils doivent se libérer eux-mêmes de leurs chaînes [...] Je cherche toujours à les faire revenir de leur illusion qui consiste à croire que moi ou d'autres hommes peuvent les délivrer. Je ne fais que prier instamment pour eux, les reconduisant ainsi peu à peu vers le grand Rédempteur. Mais cela exige beaucoup d'effort pour qu'une âme puisse rejoindre le Seigneur.

Pour la voyante de Prevorst, promouvoir la progression spirituelle des esprits sombres en les rendant capables de lumière est la mission que l'homme a en propre. L'instruction de l'Autre, qui n'est pas étrangère à l'instruction du Moi, semble être une exigence de la vie intérieure de Frau Hauffe. Aspect essentiel de sa quête spirituelle, analogue à l'oeuvre accomplie par l'alchimiste qui vise aussi bien la transmutation de l'Autre ou du monde que la transmutation du Moi. Domaine du Même, l'univers visionnaire de Frau Hauffe est l'espace dans lequel est censée s'opérer la régénération de l'Autre, ou du monde tant spirituel que naturel. Mission confiée à l'homme pour qu'il se mette du même coup en mesure de retrouver sa dignité de créature centrale et médiatrice entre le monde spirituel et le monde naturel, entre le Ciel et la Terre. L'expérience visionnaire intervient dès lors comme une éducation du regard. Avec Frau Hauffe, le monde intermédiaire n'est pas, comme pour le Schelling de *Clara*, une hypothèse, mais une réalité concrète, revêtue des couleurs de l'évidence. Ce plan spirituel ne répond pas chez elle à une exigence philosophique, fût-elle sous-tendue par une intention didactique comme dans *Clara*, mais répond à une exigence vitale. Son expérience visionnaire replace Frau Hauffe dans la situation de l'humanité divine incarnée par le Christ.

La voyante de Prevorst illustre la fécondité de la vie magnétique, vie intérieure par excellence. Elle établit d'une manière concrète la possibilité d'un rapport magnétique entre les différents plans du réel : cosmique, psychique et spirituel. Elle légitime l'espoir de l'homme en une survie, espoir qui se trouve haussé au rang de réalité, du moins aux yeux du thérapeute. Celui-ci avait médité sur la métamorphose des insectes. Frau Hauffe confirme, au plan supérieur de l'échelle humaine, les intuitions du thérapeute. Elle enseigne, au travers de son expérience visionnaire que le monde spirituel intermédiaire n'est pas aussi loin qu'on le croit, qu'il est un espace-état tout proche de notre monde naturel. La quête de celui-là est une quête du centre : l'homme, créature centrale, a pour mission de rendre présente l'alliance du Ciel et de la Terre, de réactualiser la mission du Christ. Mission didactique censée rééduquer le regard des hommes frappés de cécité et d'oubli.

L'idée maîtresse au coeur de l'enseignement de Frau Hauffe consiste en ce que le processus de régénération commence dès ici-bas, qu'il est plus facile de l'entreprendre en ce monde que dans l'autre. La quête de Frau Hauffe est une quête du sens, du sens de la vie. Celle-ci, enseigne-t-elle, ne reçoit sa pleine signification qu'en accordant à la mort le rôle non pas d'épiphénomène, mais de phénomène central. En accomplissant ce geste, la mort cesse aussitôt d'être un événement terrifiant et effroyable. Aussi cette idée l'apparente-t-elle à la plupart des Romantiques, à commencer par Kerner, jusqu'au théoricien de "l'idéalisme magique". Si, pour celui-ci, la maladie est l'école de la vie, Frau Hauffe s'applique non seulement à se faire l'éxégète de cette formule, mais à la faire sienne, à l'inscrire au centre de sa vie. Son expérience visionnaire -et tout Romantique est un visionnaire sinon en acte, du moins en puissance-, s'inscrit dans un processus de réhabilitation de l'homme malade et la maladie acquiert du même coup un statut pédagogique.

# BILAN ET PERSPECTIVES

Un examen direct des textes nous a permis de restituer au mesmérisme et à Mesmer lui-même la dimension qui est la leur et la place qui leur est due. Peu enclin à l'abstraction pure, et comparable en cela à la plupart des philosophes de la nature, Mesmer a conçu son agent magnétique comme matériel au départ, mais de bonne heure il s'est rendu compte que rien dans la nature matérielle ne saurait le désigner. Sans doute la langue de convention, le lexique épistémologique du XVIIIème siècle, ne disposait-il point de mot pour désigner cette chose qu'il avait vécue d'expérience. D'où la théorie du "feu invisible", "évangile de la Nature", sorte de théorie naturelle des pouvoirs de l'homme. Le mesmérisme fonctionne, nous a-t-il semblé, non pas comme un système clos, mais comme une théorie en devenir, celle de l'expérience vécue d'un pouvoir concret et individuel. L'étape biographique que nous avons désignée par l'expression de "noces magnétiques" nous a révélé un Mesmer déchiré par une *tension* entre le Moi et la Nature. Tension qui l'a conduit à reconnaître le Moi et l'Autre comme étant le domaine du Même. La Nature doit devenir Moi et le Moi Nature. Telle est le sens du contrat que Mesmer a établi avec la Nature. En cela, il annonce la Synthèse romantique et participe de l'attitude d'esprit de l'homme "traditionnel" telle que la pensée ésotérique du XVIIIème siècle s'efforçait de l'esquisser.

L'étude des phénomènes du somnambulisme artificiel, par la génération des Romantiques qui pour la plupart sont des philosophes de la Nature doublés de praticiens, a permis une exploration en profondeur de la vie intérieure. Ce somnambulisme artificiel, père de l'hypnose et de la suggestion dont on sait la fortune et le rôle qu'elles ont joué dans le développement de la psychothérapie et de la psychanalyse, est le fils naturel du magnétisme animal. Déjà Novalis savait que les chemins mystérieux menaient vers l'intérieur. Animé par le *désir*, au sens saint-martinien, d'opérer la grande synthèse du ciel et de la terre, de l'intérieur et de l'extérieur, du sacré et du profane, du naturel et du spirituel, de l'absolu et du relatif, et adoptant une démarche - elle aussi synthétique - fondée sur l'expérimentation et la spéculation, le Romantique est sensible aux rapports, ou pour reprendre une notion chère à Schelling au "lien" (*Band, Zusammenhang*), aux connivences secrètes, qui se tissent entre Dieu, l'homme et la nature. Accordant au poétique comme mode de discours jaillissant un statut priviligié et plaçant le mythe comme point de départ concret de l'histoire, le philosophe de la nature se veut aussi très au fait des sciences de son temps. Les états-limites de la vie le préoccupent. Les origines, les transitions, les progressions, les métamorphoses constituent pou lui un terrain de recherche anthropologique fécond, une thématique séduisante. Fascinants et inquiétants, ces états sont guettés, repérés par le philosophe de la nature, tel G. H. Schubert, comme le lieu des conjonctions, des connivences secrètes, lieu du *mysterium conjunctionis*. Etats privilégiés rythmant tant l'histoire de la nature que celle de l'esprit, ils ne sont accessibles ni au microscope, ni au scalpel, ni à l'oeil de chair. Seul l'oeil de feu peut les contempler à la faveur d'un regard "converti". Au nombre de ces états ou, pour parler le langage de G. H. Schubert, de ces "moments cosmiques", figure le somnambulisme.

Etat semblable à celui qui suit la mort, autre thème cher au Romantisme, le somnambulisme représente aux yeux de la plupart des philosophes de la nature un vaste champ d'investigation expérimentale de la *metamorphôsis* au sens de trans-figuration. La loi de l'analogie reconnaît dans le somnambulisme un état de petite métamorphose qui préfigure la grande : la vie *post-mortem*. Vu sous ce rapport, c'est-à-dire comme étape de transition ou de passage d'un état à un autre, le sommeil magnétique offre le modèle et l'argument du passage de la philosophie de la nature à la philosophie de l'esprit. Moment cosmique par excellence, le somnambulisme est précisément cet état à la faveur duquel l'homme entre en lui-même non pas pour y sombrer et s'y abîmer, mais pour contempler le monde avec un oeil *converti*, transmuté et non plus *diverti*. Le monde pénétré par le somnambule est semblable à celui du contemplatif, car peuplé d'images concrètes, issues de cette matrice que Paracelse appelait "imaginatio vera". Evénement mystique si l'on veut, que Paul Valéry définira avec bonheur comme "l'introduction ou l'intervention présumée dans le groupe des attributions d'un Moi, de quasi-phénomènes, de puissances impulsives, de jugements etc., que le MOI ne reconnaît par pour siens, qu'i. ıe peut attribuer qu'à un AUTRE... dans le domaine où normalement il n'y a pas d'AUTRE, le domaine indivisible du MEME".

En cet instant de la conversion du regard, se déploie sous l'oeil de feu ou de ce que Justinus Kerner appelle le *Stechblick*, un monde plénier, archétype, dont le nôtre n'est qu'une copie, et que Henry Corbin appelle l'*imaginal*, monde des images en suspens, ou encore *Mundus imaginalis*. N'y mène pas une démarche discursive. Seule un procès synchrone, intuitif, attentif aux symboles, aux hiéroglyphes, aux chiffres, bref aux signatures, peut y conduire. Placé délibérément en rupture avec nombre de perspectives héritées du siècle des Lumières, sacrificatrices de l'âme par défaut d'herméneutique, le philosophe de la nature questionne avec audace le mythe, le rêve, les états d'inconscience, le sommeil magnétique, le "poète caché" en nous pour lire à travers les réponses de celui-ci l'histoire naturelle de l'esprit en même temps que l'histoire spirituelle de la nature. D'où le souci de ne pas distinguer ni opposer le moi et le monde, pour lui deux expressions du même verbe. C'est pourquoi le praticien romantique apparaît comme un anthropologue exerçant une médecine de sympathie, de synthèse, solidaire de la loi d'analogie.

Une compréhension gnostique de l'Univers et de ses rapports doit transiter par la reconnaissance des analogies, des similitudes, des homologies, seule méthode susceptible de conduire à la connaissance de l'organisme universel appréhendé dans sa totalité. Seule une démarche intuitive, donnée en partage au poète, au médecin de synthèse, au visionnaire, mais aussi au magnétiseur romantique qui allie en lui ces trois dimensions, -tel Justinus Kerner, médecin placé sous le signe d'Apollon- permet de connaître l'homme dans ses rapports avec la nature et avec l'esprit. Ayant fait lui-même l'objet d'une cure magnétique, donc ouvert d'expérience un oeil visionnaire sur l'univers du somnambulisme, Kerner a eu l'occasion d'observer le sujet le plus représentatif de l'histoire du mesmérisme, Frau Hauffe. Et celle-ci nous donne, à notre tour, la possibilité de pénétrer le monde magnétique dans sa double dimension, naturelle et spirituelle. Egalement, d'approcher la période romantique dans laquelle sa vie terrestre s'est trouvée inscrite (1801-1829). Elle nous livre en effet, au travers de son expérience particulière, haute en couleur, ce qui est peut-être le meilleur écho du rapport ou, pour mieux dire, du lien qui se tisse, en cette période du Romantisme, entre la vie de conscience et les états d'inconscience, entre l'homme "extérieur" et l'homme "intérieur". Quel Romantique pour qui la "maladie est l'école de la vie" n'aurait pas envié à Kerner une telle fonction de thérapeute, observateur et expérimentateur ? Quel Romantique n'aurait pas reconnu l'histoire spirituelle de son époque dans cet itinéraire magnétique et spirituel de Frau Hauffe ? Qui mieux que cette somnambule aux accents spéculatifs -dont il faut souligner la cohérence- nous renseignerait sur les rapports qui s'établissent, à l'ère romantique, entre la vie de veille et les états d'inconscience ?

Le message de Frau Hauffe est à la fois temporel et a-temporel. Temporel, en ce sens qu'il traduit l'ambition faustienne de *l'homo romanticus* -rappelant singulièrement celle de *l'homo universalis* de la Renaissance-, de relier le Ciel et la terre, la nature et l'esprit ; la référence à la première alliance, celle de l'homme primordial, et à la deuxième alliance, celle du Christ, ne devant pas faire défaut. Imitant le Christ, Frau Hauffe -protestante de confession- est animée par le désir de faire redescendre le Ciel sur la terre et d'élever celle-ci vers le Ciel, dans les hauteurs où réside l'esprit. En ce sens, elle joue le rôle de médiatrice à plus d'un titre. Non seulement elle est au service des esprits du monde intermédiaire, priant pour eux et oeuvrant pour leur salut, mais encore elle instruit du même coup les hommes de la terre des conditions de leur survie. Son message établit un lien entre l'homme intérieur et l'homme extérieur, et en ce sens on peut dire qu'elle partage les préoccupations des consciences de son temps. Son message se situe dans l'intéressante phase de transition qui marque le déclin du mesmérisme et annonce la mode déferlante du spiritisme. La manière dont les esprits affirment leur présence chez cette visionnaire est singulièrement semblable à celle dont ils se manifesteront dix-huit ans plus tard aux jeunes soeurs Fox, à Hydesville. Aussi bien la dette du Kardécisme, c'est-à-dire du mouvement spirite fondé en Europe par Hippolyte Léon Denizart Rivail alias Allan Kardec (1804-1869), à l'égard du magnétisme animal et de la théorie du *Nervengeist* développée par Justinus Kerner, est-elle loin d'être négligeable.

Ici, un point nous paraît des plus significatifs. Evoquant la théorie du *périsprit*, l'auteur du *Livre des esprits* (1857) envisage celui-ci comme une substance semi-matérielle enveloppant l'esprit. Elle puise son périsprit dans le fluide universel. La forme de chaque périsprit dépend de la volonté de l'esprit qu'il enveloppe. L'esprit peut se manifester en rêve, dans les songes ou à l'état de veille ; il peut prendre une forme visible, palpable, grâce à cette substance semi-matérielle qu'est le périsprit. Il serait fructueux de procéder, plus systématiquement et précisément qu'on ne l'a fait à l'étude systématique des prolongements du mesmérisme depuis 1829, non seulement dans le Kardécisme, mais aussi dans le mouvement "théosophiste" fondé à Madras par Helena Petrovna Blavatsky (1831-1891), ainsi que dans la "Christian Science" de Mary Baker-Eddy (1821-1910). Ainsi verrait-on sans doute que l'ésotérisme occidental n'est pas toujours, autant qu'on a souvent tendance à le penser, tributaire de la sagesse orientale.

Le message de Frau Hauffe est a-temporel parce qu'il concerne l'être humain en tout temps et en tout lieu, *in illo tempore*. Il concerne l'être humain en ceci qu'il prétend lui rappeller son statut de créature médiatrice, humano-divine, entre le Ciel et la terre, la nature et l'esprit. Une quête spirituelle et initiatique, de type gnostique, consiste à retrouver, ainsi que la visionnaire nous l'a montré, cet instant de médiation qu'accompagnent un savoir et un pouvoir restituant à l'homme ses droits originels, sa dignité et sa splendeur. Retrouver cet instant d'entrée et de sortie de soi, ou de ce qu'on appellera volontiers la contemplation expansive du centre du moi, s'apparente à un processus de type sotériologique, symboliquement euphémisant.

Ce processus s'accompagne chez la somnambule ou chez l'initiée de phénomènes dûment constatés et enregistrés par le magnétiseur de Weinsberg, comparables en cela à ceux que la parapsychologie de nos jours s'applique à répertorier avec soin. Le magnétiseur de Weinsberg fait ici figure de pionnier. Si la parapsychologie n'ose rien conclure quant à la transgression des conditions de la perception sensible, Frau Hauffe et Kerner émettent la théorie du *Nervengeist* qui revitalise à la lumière du "magnétisme animal" la théorie de la *Geistleiblichkeit* chère à Oetinger, proche parente du périsprit des kardécistes. Le magnétiseur et sa somnambule le voient à l'oeuvre dans les manifestations d'esprits, la seconde vue, la prévision, la vue à distance, la lévitation, la lecture de pensées et de documents sans le secours des yeux, tous phénomènes auxquels s'intéresse la parapsychologie. Récemment, le parapsychologue Eberhard Bauer faisait, non sans affliction, le constat suivant :

> La réalité de tels phénomènes est bien entendu aujourd'hui encore controversée. La parapsychologie de nos jours appelle Psychocinèse cette influence "directe" du psychisme sur les objets. Cette nouvelle détermination n'apporte en effet aucun changement dans l'affaire, étant donné que notre intelligibilité des processus à l'oeuvre dans ces phénomènes est restée aussi rudimentaire que la représentation que l'on se faisait du *Nervengeist* il y a cent cinquante ans.

Voilà qui rend l'oeuvre de Justinus Kerner, mais aussi la mémoire de Frau Hauffe et d'une façon générale celle du "magnétisme animal", d'une singulière actualité. D'autre part, cette citation ne fait pas que traduire la nécessité du souvenir, donc de l'histoire, ils révèlent la démarche scientifique et historique dont se prévaut la parapsychologie contemporaine. Démarche réductrice et simplificatrice qui ne retient des mots et des notions que ce qui lui semble s'inscrire dans le domaine qu'elle s'est construit *a priori*. Car la notion de *Nervengeist* fait référence non seulement à l'âme, mais aussi à l'esprit, c'est-à-dire à ce que celle-ci a d'immortel, d'a-temporel, d'a-spatial et d'a-causal. L'esprit est compris par le magnétiseur de Weinsberg, précurseur de la parapsychologie, comme le pôle supérieur de l'âme, ce qui implique l'inscription de celle-ci dans une histoire non seulement horizontale mais aussi verticale. Le *Nervengeist* n'explique pas seulement l'influence du psychisme sur les objets, ou si l'on veut, sur la matière, il explique aussi le processus d'incarnation, au-delà de la mort, du principe immatériel en l'homme. Ne pas tenir compte de la dimension spirituelle qui imprime à l'âme son orientation verticale -ce qui fait d'elle une citoyenne du monde des esprits- tendrait à édulcorer le sens, la nature et la fonction du *Nervengeist*. Sans doute faudrait-il rappeler ici que l'anthropologie de Frau Hauffe et de Justinus Kerner n'est pas dualiste, mais qu'elle s'articule sur quatre termes : corps, âme, esprit et *Nervengeist*, anthropologie de la figure traditionnelle de l'homme certes, mais revue et augmentée d'un quatrième terme nouveau pour l'époque.

Le mariage du mesmérisme et de la *Naturphilosophie* romantique confère à cette anthropologie une de ses couleurs spécifiques, grâce notamment au couple magnétique de Weinsberg. L'anthropologie de celui-ci attribue au *Nervengeist* un statut privilégié puisque c'est grâce à lui que l'âme s'inscrit non seulement dans l'histoire naturelle mais aussi dans la hiérohistoire et dans la métahistoire ; dans l'histoire à la fois individuelle et universelle ; dans le passé, comme dans l'avenir. La prise en compte du mythe de l'âge d'or et de celui de l'homme de la Promesse est indispensable pour quiconque désire approcher cette notion de *Nervengeist*. Situé au carrefour ou, si l'on préfère, au point nodal de la conjonction de la terre et du Ciel, de la matière et de l'esprit, des axes horizontal et vertical de l'histoire de l'âme, le *Nervengeist* échappe à l'objectivité scientifique de notre parapsychologie d'aujourd'hui. A sa manière le magnétiseur de Weinsberg était objectif lui aussi. Mais il y a une différence fondamentale entre celui-ci et le parapsychologue de nos jours : celui-ci, semblable à la plupart des tenants du positivisme scientiste, ne fait point preuve de cette audace mythologisante qu'avaient le magnétiseur de Weinsberg et ses collègues romantiques. N'avait-il pas dit un jour à un de ses contemporains, théologien et liquidateur du mythe, David Friedrich Strauss :

> [...] nous deux, ludwigsbourgeois, devons nous compléter dans nos activités : plus vous extirpez les mythes, plus, de nouveau, j'en sème d'autres.

Si Mesmer mérite le titre de Prométhée du XVIIIème siècle parce qu'il a arraché au Ciel ou, si l'on veut, à la Surnature, le "feu invisible" pour le répandre sur la terre ou l'introduire dans la nature, le magnétiseur de Weinsberg semble en avoir fait l'usage qu'en ferait tout esprit "traditionnel". A ce titre, lui revient la dénomination de l'Apollon du magnétisme puisqu'en lui se rencontrent le poète romantique semeur de mythes, le thérapeute, et le visionnaire.

## BIBLIOGRAPHIE

La présente bibliographie ne prétend pas être exhaustive. Elle se veut davantage sélective. Elle se limite, dans une première partie, aux ouvrages qui nous paraissent avoir marqué l'évolution du mesmérisme sous ses aspects historique, philosophique et critique.

Intitulée *Repères chronologiques (1766-1829)*, la première partie se présente suivant un ordre chronologique et s'accompagne de dates et d'événements significatifs pour l'histoire du mesmérisme ; bien que ceux-ci ne concernent pas tous des documents écrits, ils constituent comme autant de repères utiles.

Des bibliographies relatives au sujet étudié ici existent déjà. Nous nous sommes servi des plus complètes, tant pour entreprendre nos recherches, que pour établir les présents *repères chronologiques*. Néanmoins, ceux-ci ne font pas double emploi avec ces bibliographies déjà existantes, étant donné que nous citons, au-delà des titres ressortissant au magnétisme au sens strict, d'autres ouvrages qui traitent également du magnétisme dans ses rapports avec la *Naturphilosophie*, comme par exemple ceux de G. H. Schubert. Ces ouvrages viennent compléter utilement les meilleures bibliographies établies jusqu'ici sur le mesmérisme.

On doit au psychothérapeute et écrivain canadien Adam Crabtree la bibliographie la plus complète du magnétisme. Il s'agit de *Animal magnetism, early hypnotism, and psychical research (1766-1925) : An annotated bibliography* (White Plains-New York : Kraus International Publications, 1988, XXXIII + 522 pages). Précédée d'une introduction historique et pourvue de plusieurs index, cette bibliographie qui ne recense pas moins de 1905 titres est d'une consultation aisée.

On trouvera dans les Actes du Colloque de 1984 sur *Franz Anton Mesmer und die Geschichte des Mesmerismus* (édités par Heinz Schott, Stuttgart : Steiner, 1985) une abondante bibliographie des travaux effectués sur le mesmrérisme de 1900 à 1984 établie par l'éditeur. Nous nous permettons de citer ici quelques éléments contribuant à mettre à jour la bibliographie de Heinz Schott.

Dans les Actes du Colloque *Romantik in Deutschland* (Munich : Metzler, 1978), Dietrich von Engelhardt présente une bilbiographie exhaustive des travaux publiés sur le Romantisme allemand de 1950 à 1975.

Hartmut Froeschle, pour sa part, recense de manière exhaustive les travaux effectués sur Justinus Kerner de 1945 à 1980 dans les *Beiträge zur schwäbischen Literatur- und Geistesgeschichte* (Weinsberg : Justinus-Kerner-Verein, 1982, tome 2).

La seconde partie, intitulée *Ouvrages et articles consultés*, présente par ordre alphabétique, à la fois des oeuvres de magnétisme et des travaux historico-critiques effectués sur ce sujet. Certains titres de cette liste ne paraissent pas avoir un rapport évident avec l'objet du présent travail, néanmoins tous contiennent au moins un élément y relatif, et sont utilisés ou cités dans le corps de notre développement.

Les ouvrages et articles marqués d'une étoile (*) ne figurent dans aucune des bibliographies citées *supra* ; ils contribuent à les compléter. Certains d'entre eux nous ont été aimablement communiqués par Heinrich Feldt, chercheur à l'Institut d'Histoire de la Médecine (Université de Bonn) - nous tenons à l'en remercier ici - et sont signalés par deux étoiles(**).

## I. REPERES CHRONOLOGIQUES

| ANNEES | EVENEMENTS RELATIFS AU MESMERISME |
|---|---|
| 1766 | F. A. MESMER.- *Dissertatio Physico Medica de Planetarum Influxu*- -Vienne. |
| 1775 | F. A. MESMER.- "Schreiben über die Magnetkur von Hern A. Mesmer, Doktor der Arzneygelärtheit, diverse Schreiben und Atteste Behandelter enthaltend, u. a. Erstes Schreiben an einen auswärtigen Arzt". |
| 1779 | F. A. MESMER.- *Mémoire sur la découverte du Magnétisme animal.* -Paris et Genève. |
| 1781 | F. A. MESMER.- *Précis historique des faits relatifs au magnétisme animal jusqu'en avril 1781.*- Londres. |
| 1784 | *Rapport des Commissaires chargés par le Roi de l'examen du magnétisme animal.*- Paris : Imprimerie royale. |
| 1784 | A. M. J. de CHASTENET, Marquis de PUYSEGUR.- *Mémoires pour servir à l'histoire et à l'établissement du magnétisme animal.* -Paris: Dentu. |
| 1785 | "Réglements des Sociétés de l'Harmonie universelle, adoptés par la Société de l'Harmonie de France, dans l'Assemblée générale tenue à Paris le 12 mai". |
| 1799 | C. W. HUFELAND.- *Kunst das menschliche Leben zu verlängern.*- Iena. |
| 1797 | F. W. J. SCHELLING.- *Ideen zu einer Philosophie der Natur. In : Sämmtliche Werke*,(1856-1861). Stuttgart/Augsburg : Cotta, Bd. II, pp. 1-73 ; (éd. Manfred Schröter : Bd. I, pp. 653-723). |
| 1798 | F. W. J. SCHELLING.- *Von der Weltseele : eine Hypthese der höheren Physik zur Erklärung des Allgemeinen Organismus. In : Sämmtliche Werke* (1856-1861).- Stuttgart/Augsburg : Cotta, Bd. II, pp. 345-583 ; (éd. Manfred Schröter : Bd. II, pp. 413-651). |
| 1799 | F. A. MESMER.- *Mémoire de F. A. Mesmer, Docteur en médecine, sur ses découvertes.*- Paris. |
| 1807 | A.M.J. de CHASTENET, Marquis de PUYSEGUR.- *Du magnétisme animal, considéré dans ses rapports avec diverses branches de la physique générale.* - Paris : Desenne. (2e éd. à Paris chez Dentu en 1820). |
| 1808 | G. H. SCHUBERT.- *Ansichten von der Nachtseite der Naturwissenschaften.*- Dresde : Arnoldische Buchhandlung. |
| 1808 | J. H. JUNG-STILLING.- *Theorie der Geisterkunde [...].*- Nürenberg : Raw'sche Buchhandlung. |
| 1809 | L. OKEN rend visite à Mesmer, à Frauenfeld. Cf. Dietrich Georg KIESER.- *Archiv für den thierischen Magnetismus* (1823), Bd. 12, St. 2, p. 141 s. |
| 1809 | C. W. HUFELAND prend position pour l'étude et la pratique du magnétisme animal. Cf. C. W. HUFELAND.- *Journal der praktischen Arzneykunde und Wundarzneykunst*, Bd. 29, St. 8, pp. 1-68. |

1810 J. W. RITTER.- *Fragmente aus dem Nachlasse eines jungen Physikers : Ein Taschenbuch für die Freunde der Natur.*- Heidelberg : Mohr & Zimmer, 2 vol. ; réimpression en fac-similé à Heidelberg : Lambert Schneider, 1969.

1810 L. OKEN.- "Ueber Mesmer". *In : Intelligenzblatt der Jenaischen Allgemeinen Literatur-Zeitung.* Colonnes 43-46.

1810 F. W. J. SCHELLING.- *Clara oder über den Zusammenhang der Natur mit der Geisterwelt. In : Sämmtliche Werke.* Edition originale de Schelling Fils.- Stuttgart et Augsburg : Cotta, 1861, t. IX, pp. 1-110.

1811 C. A. F. KLUGE.- *Versuch einer Darstellung des animalischen Magnetismus als Heilmittel.*- Berlin ; (3e éd. paraît également à Berlin : Realschulbuchhandlung, 1818).

1811 Lettre de F. A. MESMER à L. Oken (22.10.1811) sur l'"Evangile de la Nature". *In* : E. BENZ.- *F. A. Mesmer (1735-1815) und seine Ausstrahlung in Europa und Amerika.*- München : Wilhelm Fink, 1976, p. 25 s.

1813 J. P. F. DELEUZE.- *Histoire critique du magnétisme animal.*- Paris : Mame.

1814 G. H. SCHUBERT.- *Symbolik des Traumes.*- Bamberg : C. F. Kunz, réimp. en fac-similé à Heidelberg : Lambert Schneider, 1968.

1814 F. A. MESMER.- *Mesmerismus oder System der Wechselwirkungen, Theorie und Anwendung des thierischen Magnetismus als die allgemeine Heilkunde zur Erhaltung des Menschen.* Hrsg. von K. C. WOLFAHRT.- Berlin : Nikolai.

1814 K. C. WOLFART.- *Erläuterungen zum Mesmerismus.*- Berlin.

1815 Mort de Mesmer.

1816 A. C. A. ESCHENMAYER.- *Versuch die scheinbare Magie des thierischen Magnetismus aus physiologischen und psychischen Gesetzen zu erklären.* - Stuttgart et Tübingen : Cotta.

1819 J. ENNEMOSER.- *Der Magnetismus nach der allseitigen Beziehung seines Wesens, seiner Erscheinungen, Anwendung und Enträthselung in einer geschichtlichen Entwickelung von allen Zeiten und bei allen Völkern wissenschaftlich dargestellt.*- Leipzig : Brockhaus.

1821 J. C. PASSAVANT.- *Untersuchungen über den Lebensmagnetismus und das Hellsehen.*- Frankfurt/Main : H. L. Bronn.

1824 J. KERNER.- *Geschichte zweyer Somnambülen. Nebst einigen andern Denkwürdigkeiten aus dem Gebiete der magischen Heilkunde und der Psychologie.*- Karlsruhe : Gottlieb Braun.

1829 J. KERNER.- *Die Seherin von Prevorst : Eröffnungen über das innere Leben des Menschen und über das Hereinragen einer Geisterwelt in die unsere.*- Stuttgart : Cotta.

## II. OUVRAGES ET ARTICLES CONSULTES


AMADOU (Robert).- "Attention à Mesmer". *In* : F.A. Mesmer.-*Le magnétisme animal* : Oeuvres publiées par Robert Amadou.- Paris : Payot, 1971, "Bibliothque scientifique".

*L'Androgyne* (Ouvrage collectif).- Paris : A. Michel, 1986, coll. "Cahiers de l'Hermétisme".

ANGELLOZ (Jean-François).- *Le romantisme allemand*.- Paris : P.U.F., 1973, coll. "Que sais-je ?"

ARTELT (Walter).- "Der Mesmerismus im deutschen Geistesleben". *In : Gesnerus*. Nr. 8, 1951, pp. 4-14.

- *Der Mesmerismus in Berlin. Abhandlungen der Geistes - und sozialwissenschaftlichen Klasse*.- Mainz : Akademie der Wissenschaften und der Literatur, Jg. 6, pp. 389-476.

AZOUVI (François).- "L'historicité du mesmérisme". *In : Franz Anton Mesmer und die Geschichte des Mesmerismus*. Hrsg. von Heinz SCHOTT. - Stuttgart : Steiner, 1975, pp. 144-151.

BAADER (Franz Xaver von).- "Bemerkungen bei Lesung der *Geschichten Besessener neuerer Zeit* in einer Zuschrift an Justinus Kerner". *In : Blätter aus Prevorst : Originalien und Lesefrüchte für Freunde des innern Lebens*. Hrsg. von Justinus KERNER.- Karlsruhe : Gottlieb Braun, 1935, Bd. VI, pp. 72-82.

BACHELARD (Gaston).- *La formation de l'esprit scientifique*.- Paris : Vrin, 1938, (13e éd. : 1986).

- *La psychanalyse du feu*.- Paris : Gallimard, 1949.

BARRUCAND (Dominique).- *Histoire de l'hypnose en France*.- Paris : P.U.F., 1967.

BARUK (Henri).- *L'hypnose*.- Paris : P.U.F., 1972, coll. "Que sais-je ?"

BAUER (Eberhard).- "Ein noch nicht publizierter Brief Sigmund Freuds über Mesmerismus". *In : Mesmer : Wirkungen eines spekulierenden Arztes der Goethezeit. Freiburger Universitätsblätter*. Heft 93, 1986, 93-110. *

- "Kerner und die Parapsychlogie". *In* : KERNER (Justinus). *Nur wenn man von Geistern spricht : Briefe und Klecksographien*. Hrsg. v. Andrea Berger-Fix.- Stuttgart : Erdmann, 1986, pp. 105-123. *

BENOIST (Luc).- *L'ésotérisme*.- Paris : P.U.F., 1963 (2e éd. 1975), coll. "Que sais-je ?"

BENZ (Ernst).- "Franz Anton Mesmer (1734-1815) und seine Ausstrahlung in Europa und Amerika". *In Abhandlungen der Marburger Gelehrten Gesellschaft*. Nr. 2, Jg. 1973, pp. 61-97, München : Wihlelm Fink, 1976.

- "Franz Anton Mesmer und die philosophischen Grundlagen des 'animalischen Magnetismus'".- Mainz : Akademie der Wissenschaften und der Literatur. *Abhandlungen der Geistes - und Sozialwissenschaftlichen Klasse*.- Jg. 4, 1977, pp. 1-29.

- *Die Vision : Erfahrungsformen und Bilderwelt*. -Stuttgart : E. Klett, 1969.

- *Emmanuel Swedenborg : Naturforscher und Seher.*- Zürich : Swedenborg Verlag, 1969, 2e éd. (1ère édition : 1948).
- *Les sources mystiques de la philosophie romantique allemande.*- Paris : Vrin, 1968.
- *Parapsychologie und Religion : Erfahrungen mit übersinnlichen Kräften.* Mit einem Vorwort von Hans BENDER.- Freiburg : Herder, 1983. *
- *Swedenborg in Deutschland : F.C. Oetinger und Immanuel Kants Auseinandersetzung mit der Person und Lehre Emmanuel Swedenborgs nach neuen Quellen bearbeitet.*- Frankfurt/Main, 1947.
- *Theologie der Elektrizität : Zur Begegnung und Auseinandersetzung von Theologie und Naturwissenschaft in 17. und 18. Jahrundert.*- Wiesbaden : F. Steiner, 1971.

BERGASSE (Nicolas).- *Considérations sur le magnétisme animal ou sur la théorie du monde et des êtres organisés d'après les principes de M. Mesmer, avec des pensées sur le mouvement.*- La Haye, 1784.

BERGER-FIX (Andrea).- "Der Briefwechsel Justinus Kerners mit Prinz Adalbert von Bayern (1850-1862)". *In* : KERNER (Justinus).- *Nur wenn man von Geistern spricht : Briefe und Klecksographien.* Hrsg. v. Andrea Berger-Fix.- Stuttgart : Erdmann, 1986, pp. 125-152.

BERGOLD (Albrecht).- "'[...] ich bin innen nicht so dick, wie aussen !' : Streiflicher zu Justinus Kerners Leben im Spiegel seiner Briefe an die Dichterfreunde". *In* : KERNER (Justinus).- *Nur wenn man von Geistern spricht : Briefe und Klecksographien.* Hrsg. v. Andrea Berger-Fix.- Stuttgart : Erdmann, 1986, pp. 11-28.

BERTRAND (Alexandre).- *Du magnétisme animal en France.*- Paris : Baillère, 1826.

BITTEL (Karl).- *Der berühmte Herr Doktor Mesmer (1734-1815) : Auf seinen Spuren am Bodensee, im Thurgau und in der Markgrafschaft Baden mit einigen neuen Beiträgen zur Mesmer-Forschung.*- Überlingen : August Feyel, 1939 (2e éd. : 1940).

BONGARTZ (Walter).- "Das Erbe des Mesmerismus : Die Hypnose". *In : Franz Anton Mesmer und der Mesmerismus : Wissenschaft, Scharlatanerie, Poesie.* Hrsg. von Gereon WOLTERS.- Konstanz : Konstanzer Bibliothek, 1988, vol. 12, pp. 41-54. **

BONWETSCH (G.N.).- *G.H. Schubert in seinen Briefen : Ein Lebendsbild.*- Stuttgart, 1918.

BREMM (Jakob).- *Der Tiroler Joseph Ennemoser (1787-1854) : Ein Lehrer des tierischen Magnetismus und vergessener Vorkämpfer des entwicklungsgeschichtlichen Denkens in der Medizin.* Arbeiten zur Kenntnis der Geschichte der Medizin im Rheinland und in Westfalen.- Iena : Fischer, 1930.

BRUN (Jean).- "Platon et l'âme du monde". *In : Sophia et l'âme du monde* (ouvrage collectif).- Paris : A. Michel, 1983, coll. "Cahiers de l'Hermétisme", pp. 51-68.

BURDIN (Claude) et DUBOIS (Frédéric).- *Histoire académique du magnétisme animal, accompagnée de notes et de remarques critiques.*- Paris : Baillière, 1841.

BURGER (Heinz Otto).- *Swäbische Romantik : Studie zur Charakteristik des Uhlandkreises.*- Stuttgart : Kohlhammer, 1928.
BUTTIKER (Heinz).- *Justinus Kerner : ein Beitrag zur Geschichte der Spätromantik* (Dissertation). Zürich, 1952.
CAHN (Michael).- "Magnetische Metaphern : Mesmer in England. *In* : *Franz Anton Mesmer und der Mesmerismus : Wissenschaft, Scharlatanerie, Poesie.* Hrsg. von Gereon WOLTERS.- Konstanz : Konstanzer Bibliothek, 1988, vol. 12, pp. 87-106. **
CAILLET (Albert L.).- *Manuel bibliographique des sciences psychiques ou occultes.*- Paris : Dorbon, 1912, 3 volumes.
CARUS (Carl Gustav).- *Ueber Lebensmagnetismus und über die magischen Wirkungen überhaupt* (1857). Unverändert hrsg. und eingeleitet von Christoph BERNOULLI.- Bâle : Benno Schwabe & Co., 1925.
CASSIRER (Ernst).- *Die Philosophie der Aufklärung.*- Tübingen : Mohr, 1932. Trad. fr. par Pierre Quillet : *La philosophie des Lumières.*- Paris, Fayard, 1970.
CASTELLAN (Yvonne).- *Le spiritisme.*- Paris : P.U.F., 1954 (4e éd. 1974), coll. "Que sais-je ?"
CASTLE (Michael).- *Phregnologische Analyse des Charakters des Herrn Doktor Justinus Kerner.*- Heidelberg : Karl Groos, 1844.
CHERTOCK (Léon).- *L'hypnose.*- Paris : Masson, 1963, (3e éd.).
CHERTOK (Léon) et SAUSSURE (Raymond de).- *Naissance du psychanalyste : De Mesmer à Freud.*- Paris : Payot, 1973.
D'ESLON (Charles).- *Observations sur le magnétisme animal.*- Paris, 1780.
DARNTON (Robert).- *Mesmerism and the end of the enlightenment in France.*- Cambridge-Massachusets : Harvard University Press, 1968. (Trad. fr. par Marie-Alyx Revellat : *La fin des Lumières : le mesmérisme et la Révolution.*- Paris : Librairie Académique Perrin, 1984).
DE STAEL (Madame).- *De l'Allemagne.*- Paris, 1813 (autre éd., Paris : Firmin Didot, 1945).
DEGHAYE (Pierre).- "L'oeuvre de Friedrich Christoph Oetinger (1702-1782)". *In : A.R.I.E.S.* (Association pour la Recherche et l'Information sur l'Esotérisme).- Paris : la Table d'Emeraude, 1985, n° 1, pp. 14-21.
- "La théosophie de Friedrich Christoph Oetinger". *In : Les Etudes philosophiques.*- Paris: P.U.F., n° 2, 1983, pp. 147-161.
DEMANGE (Pierre).- "Swedenborg : l'homme qui s'entretenait avec les anges". *In : L'Ange et l'homme.*- Paris : A. Michel, coll. "Cahiers de l'Hermétisme", 1978.
DIDIER (Béatrice).- *Le siècle des Lumières.*- Paris : M.A. Editions, 1987.
DIVISH (Procop).- *Theorie der meteorologischen Electricité.* Hrsg. von F.C. Oetinger.- Tübingen, 1765.
DUPRONT (Alphonse).- *Du sacré : croisades et pélerinages, images et langages.*- Paris : Gallimard, 1987.
EHRHARDT (Georg).- "Justinus Kerner : Dichter, Arzt und Geisterseher". *In : Der junge Buchhandel.* Nr. 19, 1966, pp. 169-177.
ELIADE (Mircea).- *Le Sacré et le profane.*- Paris : Gallimard, Coll. "Idées", 1965.
- *Traité d'histoire des religions.*- Paris : Payot, 1949, dernière éd. : 1983.

ELLENBERGER (Henri-F.).- *Discovery of the Unconscious : The History and Evolution of dynamic psychiatry.*- New-York Basic Books, 1969. (Trad. fr. par J. Feisthauer : *A la découverte de l'inconscient : histoire et évolution de la psychiatrie dynamique.*- Villeurbanne : Simep éditions, 1974.)

ELSCHENBROICH (Adalbert).- *Romantische Sehnsucht und Kosmogonie : eine Studie zu Gotthilf Heinrich Schuberts Geschichte der Seele und deren Stellung in der deutschen Spätromantik.*- Tübingen : Max Niemeyer, 1971.

ENGELHARDT (Dietrich von).- "Mesmer in der Naturforschung und Medizin der Romantik". *In : Franz Anton Mesmer und die Geschichte des Mesmerismus.* Hrsg. von Heinz SCHOTT.- Stuttgart : Steiner, 1985.

ENGELHARDT (Konrad).- *Die Dissertation des Christian Andreas Justinus Kerner, Observata de functione singular(i)um partium auris, Tübingen 1808.* Inaugural - Diss. Erlagen - Nürenberg, 1972.

ENNEMOSER (Joseph).- *Der Magnetismus im Verhältnisse zur Natur und Religion.*- Stuttgart et Tübingen : Cotta, 1842.

- *Der Magnetismus nach der allseitigen Beziehung seines Wesens, seiner Erscheinungen, Anwendung und Enträthselung in einer geschichtlichen Entwicklung von allen Zeiten und bei allen Volkern wissenschaftlich dargestellt.*- Leipzig : Brockhaus, 1919.

ENSELME (J.) et BERGER (M.).- "Le baquet de Mesmer". *In : Revue lyonnaise de médecine.* N° 15, 1966, pp. 909-920.

EULNER (H.H.).- "Johann Christian Reil, Leben und Werk". *In* : *Nova Acta Leopoldina.* Nr. 22, 1960, pp. 7- 50.

FABRY (Jacques).- *Le théosophe de Francfort Johann Friedrich von Meyer (1772-1849) et l'ésotérisme en Allemagne au XIXe siècle.* Berne-Francfort-New York-Paris : Peter Lang, 1989, 2 vol. (Publications Universitaires Européennes. Série 1 : Langue et Littérature allemande, n° 1123).

FAIVRE (Antoine).- "Ame du monde et divine Sophia chez Franz von Baader". *In . Sophia et l'âme du monde* (ouvrage collectif).- Paris : A. Michel, 1983, coll. "Cahiers de l'Hermétisme".

- *L'ésotérisme au XVIIIème siècle en France et en Allemagne.* - Paris, Seghers, 1973.

- "La philosophie de la Nature dans le Romantisme allemand". *In : Histoire de la philosophie.*- Paris : Gallimard, Encyclopédie de la Pléiade, 1974, t. 3, pp. 14-45.

- "Physique et métaphysique du feu chez Johann Wilhelm Ritter (1776-1810)". *In : Les Etudes philosophiques.*- Paris : P.U.F., n° 1, 1983, pp. 25-52.

- *Accès de l'ésotérisme occidental.*- Paris : Gallimard, Bibliothèque des sciences humaines, 1986.

- *Eckartshausen et la théosophie chrétienne.*- Paris : Klincksieck, 1969.

FELDT (Heinrich).- "Magnetisches Fluidum und Nervenkraft : die medizinische Verwendung des Magneten im 18. und 19. Jahrhundert". *In :*

*Schriften des Rheinischen Museumsamtes.* (Ausstellungskatalog : Magische Kräfte edler Steine).- Köln. Nr. 46, 1990. **
- "Vorstellungen von physikalischer und psychischer Energie zur Zeit Mesmers". *In : Franz Anton Mesmer und die Geschichte des Mesmerismus.* Hrsg. von Heinz SCHOTT.- Stuttgart : Steiner, 1985.

FIGUIER (Louis).- *Histoire du merveilleux dans les temps modernes.*- Paris : Hachette, 1860, t. III : "le magnétisme animal".

FILLOUX (Jean-Claude).- *L'inconscient.*- Paris : P.U.F., 1980, coll. "Que sais-je ?"

FLOREY (Ernst).- "Franz Anton Mesmer magische wissenschaft". *In : Franz Anton Mesmer und der Mesmerismus : Wissenschaft, Scharlatanerie, Poesie.* Hrsg. von Gereon WOLTERS.- Konstanz : Konstanzer Bibliothek, 1988, vol. 12, pp. 11-40. **

*Franz Anton Mesmer und der Mesmerismus : Wissenschaft, Scharlatanerie, Poesie.* Hrsg. von Gereon WOLTERS.- Konstanz : Konstanzer Bibliothek, 1988, vol. 12. **

FROESCHLE (Hartmut).- "Bemerkungen zu Uhlands Wirkungsgeschichte". *In : Beiträge zur schwä-bischen Literatur und Geistesgeschichte.*- Weinsberg : Justinus-Kerner-Verein, 1981, Bd. 1, pp. 44-74.
- "Ein Dokument der Spätromantik : Der Briefwechsel zwischen Justinus Kerner und Johann Friedrich von Meyer". *In : Jahrbuch des Wiener Goethe-Vereins,* N° 80, 1976, pp. 75-88.

GASSNER (Johann Joseph).- *Weise, fromm und gesund zu leben, auch gottselig zu sterben, oder nützlicher Unterricht wider den Teufel zu streiten.*- Kempten : Hochfürstliche Buchdruckerei, 1774.

GEHRTS (Heino).- "Der Oberamtsmann und der Aberglaube". (Heilbronner Stimme). Nr. 4, 1958, pp. 2-3.
- "Die Handschriftlichen Tagebücher zur Geschichte des Mädchens von Orlach". *In : Württembergisch Franken.* 1969, pp. 93-108.
- "Justinus Kerner als Verfechter der Wahrheit". *In : Schwaben und Franken,* 15. Nr. 4, 1969, pp. 3-4.
- "Justinus Kerners Forschungsgegenstand". *In : Neue Wissenschaft.* Nr. 10, Heft 3, 1961/1962, pp. 130-143.
- "Märchenwelt und Kernerzeit". *In : Antaios.* Nr 10, 1968/1969, pp. 155-183.
- "Sara Gayer, die Somnambüle von Grossgladbach". *In : Schwäbische Heimat.* 1964, Heft 4, pp. 3-7.
- *Das Mädchen von Orlach : Erlebnisse einer Besessenen.* - Stuttgart : Klett, 1966.

GIROUX (Daniel).- *Lettres d'un physicien théosophe : J.W. Ritter (1776-1810).* Thèse de 3e cycle. Université de Dijon, 1973. (Tapuscrit).

GMELIN (Eberhard).- *Fortgesetzte neue Untersuchungen über den thierischen Magnetismus.*- Tübingen, 1789.

GOETHE (Johann Wolfgang).- *Briefe.* Hrsg. von K.R. MANDELKOV und B. MORAWE.- Hamburg, 1962-1966, 4 vol.
- *Werke.* Weimarer Ausgabe, 1877-1919, 2. Abteilung (Naturwissenschaftliche Schriften), Bd. 13.

GOLDSMITH (Margaret).- *Franz Anton Mesmer : The history of an idea.*- Londres : Barker, 1934.

GRASSL (Hans).- *Aufbruch zur Romantik : Bayerns Beitrag zur Geistesgeschichte (1765-1785)*.- München : Beck, 1968.

GRÜSSER (O.J.).- "Die Entdeckung des Botulismus und die ersten experimentellen Untersuchungen seiner Ursachen". Zum 200. Geburstag von Justinus Kerner am 18. September 1986. Tapuscrit, 22 pages, Berlin, 1986.

GUENON (René).- *L'erreur spirite*.- Paris : Chacornac-Frères, 1952 (2ème éd.: Editions Traditionnelles, 1977).

GUSDORF (Georges).- "Médecine romantique". *In : Les Etudes philosophiques*.- Paris : P.U.F., n° 1, pp. 11-23.

- *Les Sciences Humaines et la Pensée Occidentale*.- Paris, Payot, vol. IV : *Les principes de la pensée au siècle des Lumières* (1971), vol. V : *Dieu, la Nature, l'Homme au siècle des Lumières* (1972), vol. X : *Du néant à Dieu dans le savoir romantique* (1983).

HAGEN (Walter).- "Justinus Kerner als Ludwigsburger im politischen Geschehen der Jahre 1817 und 1848". *In : Ludwigsburger Geschichtsblätter*. Nr. 16, 1964, pp. 127-134.

HANSMANN (Margarethe).- "Franz Anton Mesmers Glanz und Elend in Wien : Entdeckung des 'animalischen Magnetismus' und Kampf um Anerkennung". *In : Beiträge zur schwäbischen Literarur - und Geistesgeschichte*.- Weinsberg : Justinus-Kerner-Verein, 1982, Bd. 2, pp. 61-99.

- *Die Psychologie Franz Anton Mesmers : Gestaltanalytische Untersuchungen der Lehre F.A. Mesmers und ihre Entwicklungsphasen* (Diss.).- Graz, 1957.

HEINRICH (Walter).- *Schellings Lehre von den letzten Dingen*.- Salzburg : Stifterbibliothek-Ferdinand Wagner, 1955.

HEINZMANN (Franz).- *Justinus Kerner als Romantiker*.- Tübingen : Laupp'sche Buchhandlung, 1908.

HELL (Maximilian).- "Schreiben über die allhier in Wien entdeckte Magnetkur an einem Freund". *In : Schaffhauser Zeitung*. 1775.

HENNING (Rudolf).- "Das Geräte der Entzückung : die Maultrommel in der deutschen Romantik". *In : Beiträge zur schwäbischen Literatur - und Geistesgeschichte*.- Weinsberg : Justinus-Kerner-Verein, 1982, Bd. 2, pp. 100-137.

HIRSCHFELD (Ernst).- "Romantische Medizin : Zu einer künftigen Geschichte der naturphilosophischen Aera". *In : Kyklos*. Nr. 3, 1930, pp. 1-89.

*Histoire de la philosophie*.- Paris, Gallimard, 1974, "Encyclopédie de la Pléiade", 3 volumes.

HOFMANN (Karl-Ludwig) et PRAEGER (Christmut).- "Bilder aus Klecksen : Zu den Klecksographien von Justinus Kerner". *In* : KERNER (Justinus).-*Nur wenn man von Geistern spricht : Briefe und Klecksographien*. Hrsg. v. Andrea Berger-Fix.- Stuttgart : Erdmann, 1986, pp. 125-152.

- *Die Psychiatrie A.K.A. Eschenmayers (1768-1852) : Ein Beitrag zur Entstehungsgeschichte der Psychiatrie in Deutschland*. Mit einer Edition des ersten Teils der Vorlesung von 1822. Frankfurt/Main-Berne-Las Vegas : Peter Lang, 1979.

HUFELAND (C. W.).- *Journal der practischen Arzneykunde und Wundarzneikunst.*- Berlin, 1809, Bd. 29, St. 8, pp. 1-68.

HUTIN (Serge).- *Henry More : Essai sur les doctrines théosophiques chez les platoniciens de Cambridge.*- Hildesheim : Olms, 1966.

- *Les disciples anglais de Jacob Boehme.*-Paris : Denoël, 1960.

JASPERS (Karl).- *Introduction à la philosophie.*- Paris : Plon, 1965.

JENNINGS (Lee Byron).- "Der aufgespiesste Schmetterling : Justinus Kerner und die Frage der psychischen Entwicklung". *In : Antaios.* Nr. 10, 1968/1969, pp. 100-131.

- "Geister und Germanisten : Literarisch - parapsychologische Betrachtungen zum Fall Kerner - Mörike". *In : Psi und Psyche : Neue Forschungen zur Parapsychologie.* Festschrift für Hans Bender. Hrsg. von Eberhard Bauer.- Stuttgart, 1974, pp. 95-109.

- "Justinus Kerner und die Geisterwelt". *In : Neue Wissenschaft.* Jg. 14, 1966, Heft 1/2, pp. 75-95.

- "Probleme um Kerners *Seherin von Prevorst*". *In : Antaios.* Nr 10, 1968/1969, pp. 132-138.

JUNG (Carl Gustav).- *Symbole der Wandlungen : Analyse des Vorspiels zu einer schizophrene.*- Zürich, 1952. *In : Gesammelte Werke.*- Olten : Walter Verlag, 1973, t. V. Trad. fr. par Yves LE LAY. *Métamorphoses de l'âme et ses symboles.* Paris : Buchet-Chastel, 1953.

KAECH (René).- "Der Mesmerismus". *In : Ciba-Zeitschrift.* Nr. 6, 1954, pp. 2154-2181.

KAISER (Ernst).- *Paracelsus in Selbstzeugnissen und Dokumenten.*- Reinbeck bei Hamburg : Rowohlt, 1969.

KANT (Emmanuel).- *Träume eines Geistersehers erläutet durch die Träume der Metaphysik* (1766). Trad. fr. par F. COURTES sous le titre : *Rêves d'un visionnaire [éclaircis par les rêves de la métaphysique].* Paris : Vrin, 1967.

KERNER (Justinus).- "Veröffentlichungen Justinus Kerners" in der *Zeitschrift Medizinisches Correspondenz-Blatt des Württembergischen Aerztlichen Verein.* Bd. 13, 1843, pp. 109-116. *In : Beiträge zur schwäbischen Literatur - und Geistesgeschihte.*- Weinsberg : Justinus-Kerner-Verein, 1981, Bd. 1, pp. 187-194.

- *Blätter aus Prevorst : Originalien und Lesefrüchte für Freunde des inneren Lebens.* I-VII Sammlung.- Karlsruhe : Braun, 1831-1835. VIII-XI Sammlung.- Stuttgart : Brodhag, 1837-1838. XII Sammlung.- Stuttgart : Ebner und Seubert, 1839.

- *Das Bilderbuch aus meiner Knabenzeit : Erinnerungen aus den Jahren 1786-1804.*- Braunschweig : Vieweg, 1849. (dernière éd., Frankfurt/Main : Insel, 1978).

- *Der letzte Blütenstrauss.*- Stuttgart : Cotta, 1852.

- *Die Seherin von Prevorst : Eröffnungen über das innere Leben des Menschen und über das Hereinragen einer Geisterwelt in die unsere.*- Stuttgart : Cotta, 1829. 2e éd., 1832. 3e éd. 1838 ; 4e éd., 1846. 5e éd. 1877 ; 6e éd. 1892 ; 7e éd. hrsg von Josef Gaismaier.- Leipzig : 1905/1906 ; 8e éd. hrsg. von Raimund Pissin.- Berlin - Leipzig - Wien - Stutgart : Deutsches

Verlagshaus, : Bong & Co., 1914 ; 9e éd. hrsg. von Joachim Bodamer, 1958 ; 10e éd. hrsg. von Joachim Bodamer, 1973 ; 11e éd. hrsg. von Joachim Bodamer, 1978.

- *Die somnambülen Tische* : Zur Geschichte und Erklärung dieser Erscheinung.- Stuttgart : Ebner und Seubert, 1853.

- *Eine Erscheinung aus dem Nachtgebiete der Natur : durch eine Reihe von Zeugen gerichtlich bestätigt und den Naturforschern zum Bedenken mitgeteilt.*- Stuttgart : Cotta, 1836.

- *Franz Anton Mesmer aus Schwaben Entdecker des tierischen Magnetismus : Erinnerungen an denselben nebst Nachrichten von den letzten Jahren seines Lebens zu Meersburg am Bodensee.*- Frankfurt/Main : Literarische Anstalt, 1856.

- *Geschichte Besessener neuerer Zeit : Beobachtungen aus dem Gebiete kakodämonisch-magnetischer Erscheinungen.*- Karlsruhe : Gottlieb und Braun, 1834.

- *Geschichte des Mädchen von Orlach.*-Stuttgart : Wachendorf, 1834.

- *Geschichte zweier Somnambülen : Nebst einigen andern Denkwürdigkeiten aus dem Gebiete der magischen Heilkunde und Psychologie.*- Karlsruhe : Gottlieb und Braun, 1824.

- *Justinus Kerner und sein münchener Freundeskreis.* Hrsg. von Franz POCCI.- Leipzig : Insel, 1929.

- *Justinus Kerners Briefwechsel mit seinen Freunden.* Hrsg. von Theobald KERNER, durch einleitung und Anmerkungen erlaütert von Ernst MUELLER.- Stuttgart und Leipzig : Deutsche Verlags-Anstalt, 1897, 2 vol.

- *Magikon : Archiv für Beobachtungen aus dem Gebiete der Geisterkunde und des magnetischen und magischen Lebens, nebst andern Zugaben für Freunde des Innern, als Fortsetzung der Blätter von Prevorst.* 5 Bände.- Stuttgart : Ebner und Seubert, 1841, 1846, 1850, 1853.

- *Magikon-Blätter aus Prevorst. Als Forschungsmaterial bearbeitet von E. Umbeck.*- Heusenstamm : Orion, 1962.

- *Nachricht vom Vorkommen des Besessenseins eines dämonisch-magnetischen Leidens und seiner Heilung durch magisch-magnetisches Einwirken.*- Stuttgart : Cotta, 1836.

- *Sämmtliche poetische Werke.* Hrsg. von Josef GAISMAIER.- Leipzig : Hesse und Becker, [1905], 4 tomes en 2 vol.

KERNER (Theobald).- *Das Kernerhaus und seine Gäste.* (Auswahl). -Heilbronn : Salzer, 1964.

KIEFER (Klaus H.).- "Goethe und der Mesmerismus". *In : Mesmer : Wirkungen eines spekulierenden Arztes der Goethezeit.* Freiburger Universitätsblätter, Heft 93.- Freiburg : Rombach, 1986, pp. 55-74.*

- "Goethe und Magnetismus : Grenzphänomene des naturwissenschaftlichen Verständnisses". *In : Philosophia Naturalis.* Nr. 20, 1983, pp. 264-311. *

KLUCKHOHN (Paul).- *Das Ideengut der deutschen Romantik..* -Tübingen : Max Niemeyer, 1941 (3e éd. : 1953).

KOYRE (Alexandre).- *Mystiques, Spirituels, Alchimistes du XVIe siècle allemand.*- Paris : A. Colin, 1955, "Cahiers des Annales", n° 10 (Deuxième éd. à Paris : Gallimard, 1971, coll. "Idées").

KUHN (Dorothea).- "Uhrwerk oder Organismus : Karl Friedrich Kielmeyers System der organischen Kräfte". Beiträge zur Geschichte der Präsidenten der Deutschen Akademie der Naturforscher Leopoldina. *Nova Acta Leopoldina* (Neue Folge, 36), Nr. 198, 1970, pp. 157-167.

LAMM (Martin).- *Swedenborg.* Préface de Paul VALERY.- Paris : Stock, 1936.

LANG (Rudolf).- "Der Löwensteiner Grossvater der Seherin von Prevorst : Aus dem Leben des Johann Georg Schmidgall (1743-1825) nach einer 1981 wieder aufgefundenen Handschrift von Christian Schmidgall". *In : 700 Jahre Stadt Löwenstein.* Hrsg. von K.-H. DAEHN.- Weinsberg, 1987, pp. 251-258. *

- "Die Seherin von Prevorst (1801-1829) : Ihr Leben und ihre Verbindung zur Stadt Löwenstein". *In : 700 Jahre Stadt Löwenstein.* Hrsg. von K.-H. DAEHN.- Weinsberg, 1987, pp. 232-241. *

- *Neues zur Seherin von Prevorst..*-Innsbrück : Resch, 1983. *

LAVATER (Johann Caspar).- *Ausgewählte Schriften.* Hrsg. von SCHULTHESS.- Zurich : Orelli, 1841-1844, 8 volumes.

- *Aussichten in die Ewigkeit in Briefen an Herrn Georg Zimmermann.*- Zurich, 1768.

LE FORESTIER (René).- *La Franc-Maçonnerie templière et occultiste aux XVIIIe et XIXe siècles.* Publié par Antoine FAIVRE.- Paris : Aubier-Nauwelaerts, 1970.

- *Les illuminés de Bavière et la Franc-maçonnerie allemande.*- Paris : Hachette, 1914.

LECHNER (Wilhelm).- *Gotthilf Heinrich von Schuberts Einfluss auf H. von Kleist, Justinus Kerner und E.T.A. Hoffmann : Beiträge zur deutschen Romantik.* (Diss.).- Münster : Robert Noske, 1911.

LEIBBRAND (Werner).- *Der göttliche Stab des Aeskulap.*- Salzburg et Leipzig, 1939.

- *Die spekulative Medizin der Romantik.*- Hamburg : Claassen, 1956.

- *Romantische Medizin..*- Hamburg et Leipzig: Goverts Verlag, 1937.

LEVI (Eliphas).- *Histoire de la magie avec une exposition claire et précise de ses rites et de ses mystères.*- Paris, 1860.

LEWIS (A.).- "J.C. Reil : Innovator and Battler". *In : Journal of the History of Behavior Sciences.* Nr. 1, 1965, pp. 178-190.

MARIE (Gisèle).- *Les fragments de Johann Caspar Lavater et leur place dans la physiognomonie.* Thèse d'Etat. Université de Bordeaux III, 1986. (Tapuscrit).

MARQUET (Jean-François).- *Liberté et existence : étude sur la formation de la philosophie de Schelling.*- Paris : Gallimard, 1973.

MARTINI (Fritz).- *Deutsche Literaturgeschichte.*- Stuttgart : Kröner, 1968.

MATZENAUER (Ernst).- *Der Mesmerismus im Spiegel von Wolfarts Jahrbüchern für den Lebensmagnetismus (1818-1823).*- Mayence. Thèse de médecine, 1964.

MELLOR (Alec).- *Le problème des guérisseurs : essai historique et critique*.- Paris : La Colombe, 1958.

MESMER (Franz Anton).- *Mesmerismus oder System der Wechselwirkungen. Theorie und Anwendung des thierischen Magnetismus als die allgemeine Heilkunde zur Erhaltung des Menschen von Dr. Friedrich [sic] Anton Mesmer*. Herausgegeben von Karl Christian Wolfart.- Berlin : Nikolaische Buchhandlung, 1814. Rééd. en fac-similé à Amsterdam : Bonset, 1966.

- *Oeuvres*. Publiées par Robert AMADOU avec des commentaires et des notes de Frank A. PATTIE et Jean VINCHON.- Paris : Payot, 1971. "Bibliothèque scientifique", coll. "Science de l'Homme".

MOZZANI (Eloïse).- *Magie et superstitions de la fin de l'Ancien Régime à la Restauration*. Préface de Jean TULARD. - Paris : Robert Laffont, 1988. *

MÜLLER (Götz).- "Magnetismus und Erotik : Bemerkungen zu Kleist, E.T.A. Hoffmann, Thomas Mann und Alfred Kubin". *In : Mesmer : Wirkungen eines spekulierenden arztes der Goethezeit*. Freiburger Universitätsblätter. Heft 93.- Freiburg : Rombach, 1986, pp. 75-85. *

- "Modelle der Literarisierung des Mesmerismus : Mesmers Versuche, das Unbekannte zu erklären". *In : Franz Anton Mesmer und der Mesmerismus : Wissenschaft, Scharlatanerie, Poesie*. Hrsg. von Gereon WOLTERS.- Konstanz : Konstanzer Bibliothek, 1988, vol. 12, pp. 71-86. **

- "Die Literarisierung des Mesmerismus in Jean Pauls Roman 'Der Komet'". *In : Franz Anton Mesmer und die Geschichte des Mesmerismus*. Hrsg. von Heinz SCHOTT.- Stuttgart : Steiner, 1985, pp. 185-199.

MÜLLER-FUNK (Wolfgang).- "E.T.A. Hoffmanns Erzählung 'Der Magnetiseur' : ein poetisches Lehrstück zwischen Dämonisierung und neuzeitlicher Wissenschaft". *In : Franz Anton Mesmer und die Geschichte des Mesmerismus*. Hrsg. von Heinz SCHOTT.- Stuttgart : Steiner, 1985, pp. 200-214.

NAUDON (Paul).- *La Franc-maçonnerie*.- Paris : P.U.F., 1967, coll. "Que sais-je ?"

NOVALIS (Friedrich von HARDENBERG).- *Fragments*. Choisis et traduits par Armel GUERNE, précédés d'un essai par Charles DU BOS. Paris : Aubier-Montaigne, 1973, coll. "Bilingue".

- *Oeuvres complètes*. Edition établie, traduite et présentée par Armel GUERNE.- Paris: Gallimard, 1975. Tome I : *Romans-Poésies-Essais* ; tome II : *Les Fragments*.

- *Schriften*. Hrsg. von Richard SAMUEL, Hans-Joachim MAEHL, Gerhard SCHULZ et Dirk SCHROEDER.- Stuttgart : Kohlhammer, 1960-1975, 4 vol.

OETINGER (Friedrich Christoph).- *Biblisches und emblematisches Wörterbuch* (1776). Reprod. en fac-similé à Hildesheim: Olms, 1969.

- *Swedenborg und anderer irdische und himmlische Philosophie*.- Frankfurt und Leipzig, 1765.

OKEN (Lorenz).- "Ueber Mesmer". *In : Jenaische Allgemeine Literaturzeitung Intelligenzblatt.*- Jena, 1810, Nr. 6.

PAGEL (Walter).- *Paracelse : introduction à la médecine philosophique de la Renaissance.*- Paris : Arthaud, 1963.

*Paracelse* (Ouvrage collectif).- Paris : A. Michel, 1980, coll. "Cahiers de l'Hermétisme".

PATTIE (Frank-A.).- "Bibliographie sommaire". *In* : F.A. MESMER. *Oeuvres* publiées par Robert AMADOU.- Paris : Payot, 1971. Bibliothèque scientifique, coll. "Science de l'Homme", pp. 25-31.

PAUL (Jean-Marie).- *D.-F. Strauss (1808-1874) et son époque.*- Paris: Société Les Belles-Lettres, 1982. (Publications de l'Université de Dijon, n° 61).

PAULET (Jean-Jacques).- *L'antimagnétisme ou origine, progrès, décadence, renouvellement et réfutation du magnétisme animal.*- Londres, 1784.

- *Mesmer justifié.*- Paris, 1784.

PETZOLD (I.).- "Johann Christian Reil : Begründer der Psychotherapie ?" *In : Sudhoffs Archiv.* Nr 41, 1957, pp. 159-179.

PICHLER (Karoline).- *Denkwürdigkeiten aus meinem Leben.*- Wien, 1844.

PILZ (H.).- "The conceptions of vital energy by the physician and psychologist Johann Christian Reil (1759-1813)". *In : Actes du XIe Congrès international d'histoire des sciences* (Varsovie et Cracovie, 1965).- Wroclav, 1968, t. V, pp. 189-192.

POPE (Alexander).- *Essay on Man.*- Londres : Clarendon Press, 1975.

PUYSEGUR (A.M.J.C. Marquis de).- *Du magnétisme animal considéré dans ses diverses branches de la physique générale.*- Paris : Dentu, 1820. (1ère éd. : 1784).

QUETEL (Claude).- "Mesmer a-t-il découvert l'inconscient". *In : L'Histoire.* Nr. 117, décembre 1988, pp. 71-73. *

RAUSKY (Franklin).- *Mesmer ou la révolution thérapeutique.*- Paris : Payot, 1977, coll "Science de l'homme".

RITTER (Johann Wilhelm).- *Fragmente aus dem Nachlasse eines jungen Physikers.* Ausgewält von Friedrich von DER LEYEN.- Frankfurt/Main : Insel, 1946, n° 532.

- *Fragmente aus dem Nachlasse eines jungen Physikers : Ein Taschenbuch für Freunde der Natur.*- Heidelberg : Mohr & Zimmer, 1810, 2 vol. (Réimp. en fac-similé à Heidelberg : Lambert Schneider, 1969. Postface de Heinrich SCHIPPERGES).

*Romantik in Deutschland : Ein interdisziplinäres Symposion.* Hrsg. von Richard BRINKMANN. Sonderband der *Deutschen Vierteljahresschrift für Literaturwissenschaft und Geistesgeschichte.*- Stuttgart : Metzler, 1978.

ROOS (Jacques).- *Aspects littéraires du mysticisme philosophique et l'influence de Böhme et de Swedenborg au début du Romantisme : William Blake, Novalis, Ballanche.*- Strasbourg : P.-H. Heitz, 1947.

ROTSCHUH (Karl, Ed.).- "Naturphilosophische Konzepte der Medizin aus der Zeit der deutschen Romantik". *In : Romantik in Deutschland : Ein interdisziplinäres Symposion.* Hrsg. von Richard BRINKMANN. *Sonderband der Deutschen Vierteljahresschrift für*

*Literaturwissenchaft und Geistesgeschichte*.- Stuttgart : Metzler, 1978, pp. 243-266.

SCHELLING (Friedrich Wilhelm Joseph).- *Clara ou du lien de la nature au monde des esprits. (Clara oder über den Zusammenhang der Natur mit der Geisterwelt)*. Traduit de l'allemand par Elisabeth KESSLER avec un avant-propos de Jean-François MARQUET.- Paris : L'Herne, 1984.

- *Sämmtliche Werke*.- Stuttgart- Augsburg : Cotta, 1856-1861, 14 vol.

SCHNEIDER (Emil).- *Der animale Magnetismus : Seine Geschichte und seine Beziehungen zur Heilkunst*.- Zurich : Lampert, 1950.

SCHOPENHAUER (A.).- " Animalischer Magnetismus und Magie". *In : Ueber den Willen in der Natur*.- Leipzig : Brockhaus, 1836.

- *Ueber den Willen in der Natur* (1836). *In : Sämmtliche Werke*. Wiesbaden, 1946, Bd. V, pp. 239-329. Trad. fr. par Edouard SANS : *De la volonté dans la nature*. Paris : P.U.F., 1969.

SCHOTT (Heinz).- "Der 'Okkultismus' bei Justinus Kerner : Eine medizinhistorische Untersuchung". *In* : KERNER (Justinus).- *Nur wenn man von Geistern spricht : Briefe une Klecksographien*. Hrsg. v. Andrea Berger-Fix.- Stuttgart : Erdmann, 1986, pp. 71-103, 227-232.

- "Die 'Strahlen' des Unbewussten : Von Mesmer zu Freud". *In : Mesmer : Wirkungen eines spekulierenden Arztes der Goethezeit. Freiburger Universitätsblätter*. Heft 93. Freiburg : Rombach, 1986, pp. 35-54.

- "Die Mitteilung des Lebensfeuer : Zum therapeutischen Konzept von Franz Anton Mesmer (1734-1815). *In : Medizinhistorisches Journal*. Nr. 17, 1982, pp. 195-214.

- "Fluidum, Suggestion, Uebertragung : Zum Verhältnis von Mesmerismus, Hypnose und Psychoanalyse". *In : Wunderblock : Eine Geschichte der modernen Seele*. Hrsg. von den Wiener Festwochen.- Vienne, 1989, pp. 85-95. **

- "Fluidum und Seele : Der Mesmerismus als psychotherapeutische Bewegung". *In : Streit um die Seele*. Hrsg. von Otto-Joachim GRÜSSER et Ferdinand HUCHO. Aus Forschung und Medizin. Nr 5, 1990, pp. 57-64. **

- "Über den thierischen Magnetismus und sein Legitimationsproblem : Zum 250. Geburtstag von F. A. Mesmer (1734-1815)". *In : Medizinhistorisches Journal*. Nr. 21, 1986, pp. 104-112. *

- "Zum Begriff der Übertragung : Mesmerismus, Hypnotismus, Psychoanalyse". *In : Praxis der Psychotherapie und Psychosomatik*. Nr. 32, 1987, pp. 178-183. **

SCHUBERT (Gotthilf Heinrich).- *Geschichte der Seele*.- Stuttgart/Tübingen, 1830. (Réimp. en fac-similé à Hildesheim : Olms, 1961).

SCHULER (Manfred).- "Musik im Mesmerismus". *In : Mesmer : Wirkungen eines spekulierenden Arztes der Goethezeit. Freiburger Universitätsblätter*. Heft 93. Freiburg : Rombach, 1986, pp. 23-31. *

SCHÜRER-WALDHEIM (Fritz).- *Anton Mesmer : Ein Naturforscher ersten Ranges. Sein Leben und Wirken.*- Wien : Selbstverlag, 1930.
SERVADIO (Emilio).- "Psychoanalyse und Parapsychologie". *In : Psi und Psyche : Festschrift für Hans Bender.* Hrsg. v. Eberhard Bauer.- Stuttgart : Deutsche verlagsanstalt, 1974, pp. 197-205.
SIEFERT (Helmut).- "Mesmer und die 'Jungfer Paradis' : Überlegungen zum Abbruch einer Psychotherapie aus heutiger Sicht". *In : Franz Anton Mesmer und die Geschichte des Mesmerismus.* Hrsg. von Heinz SCHOTT.- Stuttgart : Steiner, 1985.
SIERKE (Eugen).- *Schwärmer und Swindler zu Ende des achtzehnten Jahrhunderts.*- Leipzig : Hirzel, 1874.
*Sophia et l'âme du monde* (Ouvrage collectif).- Paris : A. Michel, 1983, coll. "Cahiers de l'Hermétisme".
STEINHART (Albert).- *Der Mesmerismus in Tübingen.*- Dissertation. Tübingen, 1947. (Tapuscrit).
STEINWACHS (Burkhart).- "Die Bedeutung des mesmerismus für den französischen Roman um 1830 : Honoré de Balzac (1799-1850) und Frédéric Soulié (1800-1847)". *In : Franz Anton Mesmer und der Mesmerismus : Wissenschaft, Scharlatanerie, Poesie.* Hrsg. von Gereon WOLTERS.- Konstanz : Konstanzer Bibliothek, 1988, vol. 12, pp. 107-120. **
STRAUMANN (Heinrich).- *Justinus Kerner und der Okkultismus in der deutschen Romantik.*- Zurich et Leipzig : Horgen, 1928.
SUDRE (René).- *Introduction à la métapsychique humaine.*- Paris : Payot, 1926.
SWEDENBORG (Emmanuel).- *Diarium spirituale.*- Londres, 1846.
- *Le Ciel et ses merveilles et l'enfer d'après ce qui a été entendu et vu.* Paris : Cercle Swedenborg, 1973. (Titre original : *De Coelo et ejus mirabilibis et inferno ex auditis et visis.*- Londres, 1758).
TATAR (Maria).- *A Study of G.H. Schubert and the Impact of his Works on Heinrich von Kleist and E.T.A. Hoffmann.* Diss.- Princeton, 1971.
- *Spellbound : Studies on Mesmerism and Literature.* -Princeton-New Jersey : Princeton University Press, 1978.
TESTE (Alphonse).- *Le magnétisme animal expliqué.*- Paris : Baillière, 1845.
THUILLIER (Pierre).- "De la philosophie à l'électro-magnétisme : le cas Oersted". *In : La Recherche.* Nr. 219, mars 1990, pp. 344-351. *
TILLIETTE (Xavier).- *Schelling : une philosophie en devenir.*- Paris : Vrin, 1970, 2 vol.
TIPHAINE (Jean).- *Swedenborg et le néoplatonisme.* Mémoire pour le Diplôme d'Etudes Supérieures. Paris IV. Sorbonne, 1950. (Tapuscrit).
TISCHNER (Rudolf) et BITTEL (Karl).- *Mesmer und sein Problem : Magnetismus, Suggestion, Hypnose.*- Stuttgart : Hippokrates, 1941.
VARNHAGEN von ENSE (Karl August).- *Denkwürdigkeiten und vermischte Schriften.*- Leipzig, 1843.
VIATTE (Auguste).- *Les sources occultes du romantisme : Illuminisme, Théosophie (1770-1820)*, 2 vol.- Paris : Champion, 1928, rééd. 1969.
VINCHON (Jean).- "Esquisse biographique". *In* : F.A. MESMER. *Oeuvres* publiées par Robert AMADOU.- Paris : Payot, 1971. Bibliothèque scientifique, coll. "Science de l'Homme", pp. 15-24.

- "La société de l'harmonie universelle". *In* : F.A. MESMER. *Oeuvres* publiées par Robert AMADOU.- Paris : Payot, 1971. Bibliothèque scientifique, coll. "Science de l'Homme", pp. 203-208.

- *Mesmer et son secret.* Préface du Docteur Lévy-Valenci.- Paris : Legrand, 1936.

WERNER (Heinrich).- *Die Schutzgeister oder merkwürdige Blicke zweier Seherinnen in die Geisterwelt.*- Stuttgart et Tübingen : Cotta, 1939.

WILHELM (Ermann).- *Der tierische Magnetismus in Preussen vor und nach den Freiheitskriegen.*- München : Oldenburg, 1925.

WOLFART (Karl Christian).- *Erläuterungen zum Mesmerismus.*- Berlin : Nikolaische Buchhandlung, 1815.

WOLTERS (Gereon).- "Mesmer und sein problem : Wissenschaftliche Rationalität. *In : Franz Anton Mesmer und der Mesmerismus : Wissenschaft, Scharlatanerie, Poesie.* Hrsg. von Gereon WOLTERS.- Konstanz : Konstanzer Bibliothek, 1988, vol. 12, pp. 121-139. **

WUTTKE (Walter).- "Materialien zu Leben und Werk Adolph Karl August von Eschenmayers". *In : Sudhoffs Archiv.* Nr. 56, 1972, pp. 255-296.

ZELLER (Gustav).- "Der Philosoph K.A. Eschenmayer als parapsychologischer Forscher". *In : Psyche.* Nr. 11, 1927, pp. 271-276.

ZIMMERMANN (J.A.).- *Johann Joseph Gassner, der berühmte exorzist : Sein Leben und wundersames Wirken.*- Kempten : Joseph Kösel, 1879.

ZIMMERMANN (Rolf Christian).- *Das Weltbild des jungen Goethe.*- Münich : Fink, 1969, t. 1 : *Elemente und Fundamente* ; t. 2 : *Interpretation und Dokumentation*, 1979.

ZWEIG (Stefan).- *Die Heilung durch den Geist : Mesmer, Mary Baker Eddy, Freud.*- Leipzig : Insel, 1931 (trad. fr. par Alzir Hella et Juliette Pary : *La guérison par l'esprit : Mesmer, Baker-Eddy, Sigmund Freud.* -Paris : Stock, 1934.

ZYBURA (Marek).- "Das Naturverständnis in Justinus Kerners Lyrik". *In : Suevica : Beiträge zur schwäbischen Literatur - und Geistesgeschichte.* Hrsg. von Hartmut FROESCHLE.- Stuttgart : Hans Dieter Heinz Akademischer Verlag, 1987, t. 4, pp. 35-56. *

# TABLE DES MATIERES

# Psychologie — Psychanalyse —
# Santé, Société et Culture

**ANTHROPOLOGIE D'UNE MALADIE ORDINAIRE. Étude de la diarrhée de l'enfant en Algérie, Thaïlande, Chine et Égypte**
*Dominique DESJEUX, Isabelle FAVRE, Joëlle SIMONGIOVANI*
La diarrhée de l'enfant est considérée depuis une vingtaine d'années comme l'une des principales causes de mortalité infantile dans le Tiers-Monde et pourtant elle n'est souvent pas perçue comme une maladie. Une équipe de chercheurs en sciences humaines s'est attachée à comprendre les raisons cachées de l'écart entre l'efficacité d'un traitement contre une maladie et son adoption limitée autant par les familles que par les médecins.
*(Coll. Nutrition et Santé, 256 p., 140 F)* ISBN : 2-7384-1979-8

**LE CERVEAU : LA MACHINE-PENSÉE**
*Denys de BECHILLON (éd.). E. MORIN, R. DADOUN, J.-D. VINCENT, E. PACHERIE, D. LECOURT, J.- F. LAIREZ, J. PITRAN, B. AMORIEU*
Penser le cerveau qui nous pense; penser aussi le Sujet pensant. Le développement des neuro-sciences nous, astreint chaque jour un peu plus à la discipline d'un regard proprement réflexif, et nous impose la prudence. Fausses portes, réductionnismes, connaissances souveraines, toutes les facilités nous sont offertes pour
tendre vers l'échec si rassurant d'une conception partielle et impériale de l'être humain. En explorant diverses approches du cerveau et de la pensée, philosophes, psychanalystes, neuro-biologistes et spécialistes de l'intelligence artificielle tentent d'ouvrir les portes d'un dialogue véritable.
*(142 p., 80F)* ISBN: 2-7384-1818-X

**LE CORPS DISPERSÉ. Une histoire du corps au XXème siècle**
*Bernard ANDRIEU*
L'histoire de nos attitudes corporelles est le résultat d'une lutte d'influence entre les trois grands courants de pensée du XXème siècle: la psychanalyse, la phénoménologie, les sciences cognitives. Chaque courant aura constitué son analyse du corps humain autour d'un seul modèle: l'image du corps pour la psychanalyse, le corps vécu pour la phénoménologie, le cerveau/ordinateur pour les sciences cognitives. Ce livre propose des itinéraires dans ce corps dispersé par le développement des sciences humaines.
*(Coll. Santé, Sociétés et Cultures, 220F, 450 p)* ISBN. 2-7384-2220-9

**LE CORPS DANS LA PSYCHÉ. La psychothérapie de relaxation**
*Sous la direction de Marie-Lise ROUX et de Monique DECHAUD-FERBUS*
Ce livre parle du lien étroit entre corps et psychisme. Certaines personnes présentent une défaillance de ce lien entre le somatique et le psychique. La psychothérapie de relaxation s'adresse plus particulièrement à ces personnes. On trouvera ici un écho des investigations actuelles des psychanalystes et psychothérapeutes à partir de leur clinique.
*(Coll. Santé, Sociétés et Cultures, 183 p., 110 F)* ISBN : 2-7384-2093-1

**LE CORPS EN SOUFFRANCE. Une anthropologie de la santé en Corse**
*Marie-Françoise POIZAT-COSTA. Préface de François LAPLANTINE*
La consommation médicale en Corse est une des premières de France, sinon du monde. A travers elle, l'auteur se pose la question du corps méditerranéen. Pour comprendre cette surconsommation, il est nécessaire de faire une anthropologie du corps. Celle-ci, à travers une anthropologie de la maladie, nous conduit à une anthropologie culturelle et politique.
*(Coll. Santé, Sociétés et Cultures, 127 p., 85 F)* ISBN . 2-7384-1976-3

**LA CRÉATION DU MONDE PAR LE TOUT-PETIT**
*Maurice RINGLER*
Lorsqu'il vient au monde, le nourrisson ne sait rien encore des personnes qui l'entourent. Il lui faudra créer de toutes pièces son corps, les Autres et les divers objets qui l'environnent, afin de pouvoir réellement naître à lui-même. C'est l'aventure de la conscience et la naissance progressive du désir de liberté que raconte ce livre. Il essaie de faire sentir le déploiement de cette activité la plus fondamentale de la vie, celle de créer et d'inventer des formes et des perspectives toujours renouvelées.
*(Coll. Psychologiques, 175 p., 90 F)* ISBN : 2-7384-1643-8

**LES ÉTATS-LIMITES**
*Collectif. Préface de Jean BERGERET*
Fragiles, en danger, guettés par la dépression ou l'explosion pulsionnelle, les sujets classés "états-limites" ont acquis au fil des années une "authentique notoriété". Ils ont bousculé les idées reçues, joué des coudes et construit définitivement leur place.
Ces sujets classés états-limites posent de façon inéluctable une question fondamentale . quelles capacités de changement et de transformation existe-t-il chez eux ?
*(Éditions Findakly, diffusion L'Harmattan, 395 p., 180 F)*
ISBN : 2-86805-016-6

**LES FANTÔMES DE L'ÂME. À propos des héritages psychiques**
*Claude NACHIN*
Entre les théories qui affirment sans preuve l'hérédité des troubles mentaux et celles qui mettent l'accent exclusivement sur le rôle de l'éducation, cet essai sur les «Fantômes de l'âme» montre l'importance de l'héritage psychique précoce des effets des deuils et des traumatismes non surmontés des ascendants sur leur descendance à travers plusieurs générations. Il évoque également la place des revenants et des fantômes dans l'histoire des pays occidentaux. Il tente enfin de préciser la métapsychologie du travail du fantôme dans l'inconscient et d'aborder les particularités de la cure psychanalytique de ces patients.
*(Coll. Psychanalyse et Civilisations. 212 p., 120F)* ISBN. 2-7384-15784

**FERENCZI ET L'ÉCOLE HONGROISE DE PSYCHANALYSE**
*Éva BRABANT-GERÖ*
L'école hongroise, issue des interrogations et des recherches de Ferenczi, a fortement marqué la pensée psychanalytique contemporaine. Les préoccupations majeures des analystes hongrois des années 30 – le rapport entre le corps et la culture, entre la mère et l'enfant... – demeurent au centre de notre intérêt en cette fin de siècle. L'ouvrage d'Éva Brabant-Gerö relate à la fois l'histoire du groupe, la trajectoire individuelle de ses participants et l'évolution de leur pensée, évoquant la Hongrie du début du siècle jusqu'à 1948. Son enquête apporte des éléments nouveaux sur l'histoire de la psychanalyse tout en enrichissant des idées.
*(Coll. Psychanalyse et civilisations , 317 p., 170 F)* ISBN : 2-7384-1974-7

**L'HYPNOSE, SUGGESTION ET AUTOSUGGESTION**

*Michel LARROQUE*

Reléguée au silence par la psychanalyse, l'hypnose doit aujourd'hui se redéfinir dans la continuité de son champ clinique et à l'éclairage de l'évolution actuelle, notamment du renouveau Ericksonien. Michel Larroque analyse ici avec pertinence l'évolution de ce grand courant de l'hypnose, ses relations avec les autres modes thérapeutiques, et la dimension philosophique de ses applications cliniques.

*(Coll. Psychologiques, 171 p., 80 F)* ISBN : 2-7384-1829-5

**L'INJURE À FLEUR DE PEAU**

*Évelyne LARGUECHE*

C'est d'abord celle qui colle à la peau de chacun : l'injure dite "raciste"

C'est aussi celle qui apparaît à fleur du droit du sang et du droit du sol. "Injuria sanguinis", "Injuria soli". L'injure à fleur de peau c'est enfin celle qui interroge l'"intention de nuire dans ses rapports avec l'inconscient". Trois approches intriquées qui tout en se situant dans une perspective psychanalytique élargissent

le champ d'investigation en s'attaquant à ses frontières, "à sa peau" zone de sensibilité où surgissent des questions d'une brûlante actualité.

*(Coll. Santé, Sociétés et Culture, 188 p., 90 F)* ISBN : 2-7384-1882-1

**MALADIES, MÉDECINES ET SOCIÉTÉS. Approches historiques pour le présent (2 vol.)**

*Sous la direction de François-Olivier TOUATI*

Cet ouvrage collectif offre un panorama étendu dans le temps (du Néolithique à nos jours) et dans l'espace (Europe, Afrique) des différentes méthodes mises en œuvre et des thèmes actuellement abordés par l'ensemble des sciences humaines concernant l'étude des relations entre les maladies, les médecins et les sociétés.

*Tome 1 : 294 p., 200 F*

*Tome 2 : 338 p., 200 F* ISBN : 2-7384-2063-X

**PAROLES AU CORPS. Essai**

*Claude BOCHURBERG*

L'être pourrait s'arracher à lui-même au moyen de "la parole-geste". C'est ce que Claude Bochurberg, fort d'une authentique culture humaine et philosophique vise à démontrer dans cet ouvrage, de manière subtile et cohérente. Il fallait, pour oser cette aventure, briser l'enfermement dans lequel on confine l'ostéopathie. Et l'auteur, se plaçant dans une double perspective physiologique et ontologique, a bien réussi un difficile pari : hisser la médecine manuelle, ostéopathique, au rang d'une catégorie philosophique.

*(142 p., 80 F)* ISBN : 2-7384-1855-4

**LA PERCEPTION QUOTIDIENNE DE LA SANTÉ ET DE LA MALADIE. Théories subjectives et représentations sociales**

*Sous la direction d'Uwe FLICK. Préface de Serge MOSCOVICI*

Quelles représentations, sociales ou subjectives, les gens ont-ils de la maladie ou de la santé ? De quoi dépendent-elles ? La perception quotidienne de la maladie et de la santé ne détermine pas seulement le comportement quotidien mais influe également de façon décisive sur le succès du traitement thérapeutique. Son étude apporte des éclaircissements sur la compréhension subjective de la santé et de la maladie dans la vie quotidienne et des idées pour le traitement des maladies, notamment chroniques ou devenues guérissables.

*(Coll. Santé, Sociétés et Cultures, 398 p., 190F)* ISBN: 2-7384-1539-3

**PSYCHOLOGIE CLINIQUE ET INTERROGATIONS CULTURELLES**

*Sous la direction de Micheline REY-VON ALLMEN*

Quel est le soutien psychologique et thérapeutique que les psychologues travaillant dans le champ éducatif peuvent offrir aux enfants, aux jeunes et aux familles de cultures différentes ? Et que faut-il penser des tests psychopédagogiques lorsqu'on s'adresse à des élèves dont les compétences linguistiques et culturelles, de même que les rapports à l'école, peuvent être différents de ceux de la communauté de référence ?

*(Coll. Recherches Universitaires et Migrations, 375 p , 180 F)*

ISBN : 2-7834-1833-3

**PSYCHOLOGUES ET THÉRAPEUTES. Sciences et techniques cliniques en psychologie**

*Loick M. VILLERBU*

La démarche clinique en psychologie a contribué à entretenir une révolution silencieuse des types et des modes d'action des psychologues Les concepts, les méthodes et les dispositifs y ont acquis une telle spécificité qu'il est possible de parler des sciences et techniques des cliniciens psychologues, se différenciant des modèles issus des pensées expérimentales et génétiques ou psychanalytiques. En prenant comme exemple l'école, le cabinet de consultation, l'hôpital psychiatrique et la rue, l'auteur pose les premiers éléments de compréhension d'une nouvelle axiomatique et évalue en détail les principales procédures thérapeutiques.

*(Coll. Psychologiques, 205 p., 110 F)* ISBN . 2-7384-1904-6

**REGARDS SUR LA FOLIE. Investigations croisées des sciences de l'homme et de la société.**

*Sous la direction de Bernard DORAY et Jean-Marc RENNES*

Toute une série de thèmes sont traités ici : la citoyenneté des "malades mentaux", la désagrégation, les évolutions et stagnations institutionnelles, les représentations sociales de la folie et les diversités culturelles, l'épidémiologie, les problèmes de l'évaluation, la recherche clinique, les situations de travail, etc.

Une diversité dont l'ambition est de s'efforcer de couvrir l'essentiel du champ de la psychiatrie et de la santé mentale.

*(Coll. Logiques Sociales, 438 p., 240 F)* ISBN : 2-7384-1019-7

666487 - Juillet 2016
Achevé d'imprimer par
1livre.com
du rêve à la réalité !

Made in United States
Orlando, FL
04 November 2026

90202161R00142